ALTERNATIV HEILEN

Herausgegeben von Gerhard Riemann

David Hoffmann lebt in Kalifornien und lehrt Kräuterheilkunde. Seit 1979 ist er Mitglied des englischen »National Institute of Medical Herbalists«. Außerdem ist er der Begründer der »American Herbalists Guild«. Als Autor zahlreicher Bücher über Heilpflanzen hat er sich international einen Namen gemacht.

W0292708

Dieses Buch wurde auf chlor- und säurefreiem Papier gedruckt.

Deutsche Erstausgabe April 1995
© 1995 Droemersche Verlagsanstalt Th. Knaur Nachf., München
Das Werk einschließlich aller seiner Teile ist urheberrechtlich geschützt. Jede Verwertung außerhalb der engen Grenzen des Urheberrechtsgesetzes ist ohne Zustimmung des Verlages unzulässig und strafbar. Das gilt insbesondere für Vervielfältigungen, Übersetzungen, Mikroverfilmungen und die Einspeicherung und Verarbeitung in elektronischen Systemen.
Originalverlag: Healing Arts Press, Rochester, Vermont
Originaltitel: An Elders' Herbal
Umschlagillustration: Susannah zu Knyphausen, München
Satz: Franzis-Druck, München
Druck und Bindung: Ebner Ulm
Printed in Germany
ISBN 3-426-76068-1

5 4 3 2 1

David Hoffmann

Mit Kräutern jung bleiben

Heilpflanzen für Gesundheit und Lebensfreude

Aus dem Amerikanischen
von Clemens Wilhelm

Knaur

Für Dolores und Chris von ihrem Bruder, der niemals erwachsen werden und eine richtige Arbeit bekommen wird!

»Ach ja, ein Hauch Grau
paßt irgendwie zu Ihnen!«

Robert Hunter und Jerry Garcia

Ich danke von Herzen allen Menschen, die dieses Buch ermöglicht haben, vor allem aber Alan, der mich auf der Main Street ansprach und überhaupt erst den Anstoß dazu gab. Weiterhin danke ich Joel, Cherie und Dylan für ihre Seelenfreundschaft sowie Barry und Sue für ihre großartige Unterstützung und Hilfe.
Dieses Land muß erst noch die tiefe Weisheit und Menschenliebe ihrer Kräuterheilkundigen entdecken, der ich wie durch eine göttliche Gnade begegnet bin. Gottes Segen mit Ihnen allen!
Für Hilfe und Einsichten, die wie Juwelen in den Morast meiner Weitschweifigkeiten eingebettet sind, danke ich insbesondere Rob McCaleb, Brigitte Mars, Kathi Keville, Jim Green, Jeannie Rose, Rosemary Gladstar, David Winston, Christopher Hobbs, Roy Upton, Mary Moss, Michael Tierra und Autumn Summers.
Danke, Diana, daß Du mich verjüngt und mir neue Lebenskraft gegeben hast.
Denken Sie immer daran, daß all dies ohne die Engel der Photosynthese nicht möglich gewesen wäre.

Inhalt

Vorwort

Lesen Sie dieses aktuelle und wunderbare Buch, lassen Sie sich einführen in die Kunst des Heilens mit Pflanzen und lernen Sie, wie man auf natürlichem Wege auch im Alter gesund bleiben kann. Erleben Sie selbst die Kraft, die aus einer ganzheitlichen Beziehung zum Wachstum der Erde entsteht. Als Internistin und Gerontologin, d.h. Fachärztin für die Erkrankungen des älteren Menschen, bin ich ständig mit der erschütternden Tatsache konfrontiert, daß die vorbeugende Gesundheitsfürsorge versagt und unsere älteren Mitmenschen mit ihren Symptomen allein läßt. Ich war fünfzehn Jahre an Kliniken und ambulanten Einrichtungen tätig, doch habe ich erst in den letzten fünf Jahren die nützliche Wirkung der Kräuterheilkunde bei der Unterstützung und Stärkung des alternden Stoffwechselsystems erkannt. Erst vor etwa einem Jahr erfuhr ich, daß pflanzliche Zubereitungen (in komplementärer Anwendung) bei akuten oder schweren chronischen Erkrankungen außerordentlich helfen können. David Hoffmanns enzyklopädisches Wissen und sein Enthusiasmus lieferten weitgehend das Fundament für meine eigenen Beobachtungen auf diesem medizinischen Spezialgebiet.

Besonders Hoffmanns Kapitel über das Nervensystem ist für eine Generation interessant, die oft in der Furcht vor nachlassenden geistigen Fähigkeiten lebt, obwohl nur bei einer Minderheit tatsächlich die pathologischen Züge einer Altersdemenz (Alzheimer-Krankheit) auftreten. Ungeachtet der heutigen demographischen Realität fürchten viele Ältere einen Schwund der Leistungsfähigkeit. Sie leiden unter Verunsicherung, dem Verlust der familiären Rolle, situationsbedingten Depressionen oder unter Einsamkeit. Hoffmann hat erkannt, wie wichtig es ist, Angst und Streß selbst zu bewältigen, und bietet hilfreiche Strategien für eine eigenständige Anpassung an sich verändernde Lebens-

umstände, ohne dabei in die Fallstricke einer groben Vereinfachung oder Verallgemeinerung zu geraten.
Das Kapitel über die Zubereitung von Kräuterpräparaten ist sicher ein Hochgenuß für all diejenigen unter uns, die sich schon immer gerne als Chemiker oder Koch betätigen wollten. Es befriedigt ungeheuer, seine eigenen Rezepturen, Tinkturen, Salben und Einreibemittel herzustellen. Wer Arzneien selbst zubereitet, stellt die Verbindung zu vielen früheren Generationen weiser Kräuterkundiger her und gewinnt Zugang zu altem erdverbundenem Heilwissen. Die Unabhängigkeit, die man sich erobert, und die Liebe, die mit »selbstgemachter« Arznei geschenkt wird, ist gewiß nicht der unbedeutendste Aspekt dieses Weges. Danke, Diana, daß Du mir diese praktischen Fertigkeiten nahegebracht hast und sie in diesem Buch jetzt auch anderen verfügbar machst!
Die ganzheitliche Vorgehensweise mit Kräutern bietet auch der Familie eine Chance, ihr Kräutererbe wieder zu entdecken und ein Wissen aufzubauen, das bei Mißbefindlichkeiten und Beschwerden allen zugute kommt. Wenn Heilen die gemeinschaftliche Aktivität einer kundigen Familie ist, dann entstehen auf diesem Wege nicht nur Heilung, sondern auch die Möglichkeit zu Wachstum und tieferen Beziehungen.
Ich lade Sie mit Begeisterung in diese Welt des »grünen« Heilens ein. Mögen Sie viele neue Helfer in der Pflanzenwelt finden und beginnen, sich als Teil des Gartens zu fühlen, in den Sie hineingeboren wurden.

Dr. Cheri Quincy
Innere Medizin und Gerontologie
Santa Rosa Medical Group
Santa Rosa, Kalifornien

Einleitung

Sie halten einen Führer zur Verwendung von pflanzlichen Arzneimitteln für die Behandlung von Gesundheitsproblemen bei älteren Menschen in den Händen. Der Schwerpunkt dieses Buchs liegt auf praktischen Informationen, deren sich jeder bedienen kann, der mit unbedenklichen und wirksamen Kräutern die Gesundheit kräftigen und Krankheiten vorbeugen bzw. heilen möchte.

Dennoch ersetzt dieses praktische Kräuterbuch nicht die ärztliche Hilfe.

Es will kein umfassendes ärztliches Nachschlagewerk mit einer Fülle von Quellenverweisen und Zitaten sein. Im Mittelpunkt steht die Anwendung von Kräutern im Dienste der Gesundheit des älteren Menschen; dabei kommen jedoch auch Gedanken und Themen zur Sprache, die meist nicht so umfassend dargestellt werden, wie sie es verdient hätten. Der Leser, der weiter in diesen Komplex biologischer, wirtschaftlicher, soziologischer, politischer und spiritueller Fragen eintauchen möchte, sei auf die im Anhang erwähnten Bücher und Organisationen verwiesen.

Wenn in diesem Buch vom älteren Menschen die Rede ist, dann ist dabei immer der eigene Wert und die große Bedeutung des Alters gemeint. Unsere Kultur übertreibt den »Kult der Jugendlichkeit« und ignoriert zu ihrem eigenen Nachteil die Weisheit und Erfahrung der Alten.

Warum ein Kräuterbuch für alte Menschen?

Wie uns der alte chinesische Fluch prophezeite, leben wir heute in interessanten Zeiten. Wie interessant sie sind, zeigt sich unter anderem an der massiven und bedrohlichen Abholzung der Wälder. Weil ein großer Teil dieses Holzes zur Herstellung von Büchern verwendet wird, sollten Autoren ihre Arbeit rechtfertigen und zeigen, daß neue Bücher mehr sind als nur ein Wirtschaftsgut.

Warum also ein Kräuterbuch für ältere Menschen? Es gibt viele ausgezeichnete Bücher über die Verwendung von Kräutern bei bestimmten Gesundheitsproblemen, aber keines speziell für ältere Menschen. Dies besagt viel über die Interessen von Autoren und Verlagen, aber nichts über die Wirksamkeit von Kräutern. Das vorliegende Buch ist aus folgenden Gründen notwendig:

Die Bedeutung der Kräutermedizin

- *Sie hilft!* Dies mag für viele Menschen überraschend sein, denen Ärzte und Pharmazeuten jahrelang eingehämmert haben, daß das Leben vor den Steroiden und Antibiotika die Hölle war. Natürlich hat die Kräuterheilkunde Grenzen, aber innerhalb dieser Grenzen ist sie sehr wirksam. Ihre Stärken und Schwächen werden im weiteren näher erläutert.
- *Sie kann mit anderen Verfahren kombiniert werden.* Man muß sich nicht auf eine bestimmte Therapie festlegen, da sich Heilpflanzen in jeden Behandlungsplan eingliedern lassen.
- *Sie ist umweltfreundlich.* Die Umweltproblematik wird allmählich fester Bestandteil unseres kulturellen Bewußtseins, und immer mehr Menschen erkennen, daß eine »grüne« Medizin für den Menschen wie für die Umwelt gesünder ist.
- *Sie besitzt viriditas.* Dieser lateinische Begriff (wörtlich »grünende Kraft«) geht auf Hildegard von Bingen zurück, die damit den tief spirituellen Aspekt der Heilpflanzen bezeichnete. Kräuter erlauben uns, das Eingehülltsein in die Natur und dadurch die wunderbare Berührung des Göttlichen zu erleben.

- *Man kann eine persönliche Beziehung zu seiner Arznei aufbauen.* Die Kräutermedizin bietet die einzigartige Möglichkeit, eine Hausapotheke aufzubauen. Man kann seine eigenen Kräuter anbauen und mit ihnen vertraut werden.
- *Wir erleben heute eine Renaissance der Kräuterheilkunde.* In unserer Gesellschaft entwickelt sich eine neue Beziehung zur Natur. Kräutermedizin wird nicht mehr als Quacksalberei oder »Außenseitermedizin« betrachtet, sondern immer mehr als wertvolle Heilweise akzeptiert.

Persönliche Transformation

- *Selbsthilfe und gestärkte Eigenverantwortlichkeit.* Es ist wichtig, daß wir das Gefühl haben, unser Leben zu bestimmen und selbst Verantwortung für unsere Gesundheit zu übernehmen. Beim älteren Menschen spielt dies oft eine wichtige Rolle für die Genesung. Die einfachen Möglichkeiten der Kräuterheilkunde können diese Eigenverantwortlichkeit stärken.
- *Die Generation alternder Hippies!* Die Generation, die bis 1969 den Vietnamkrieg beenden, bis 1972 den Welthunger beseitigen und bis 1990 die Umwelt heilen wollte, kann fünfundzwanzig Jahre später nicht einmal ihren Cholesterinspiegel senken. Viele Angehörige dieser Generation fühlen sich zur natürlichen Lebensweise hingezogen, doch geht diese Tendenz zurück, je älter sie werden und je mehr sie auf Arzneimittel angewiesen sind. Die Vision, die einst Lebensinhalt so vieler war, kann durch die »grüne« Medizin wieder konkretere Formen annehmen.

Gesellschaftliche Veränderungen

- *Veränderung der Alterskurve.* Da die Generation des Babybooms in die Wechseljahre kommt, wird die Gruppe der älteren Menschen in unserer Bevölkerung immer größer. Dies ist ein auffälliger Kontrast zu dem so überheblich als »Dritte Welt« bezeichneten Erdteil, in dem der Bevölkerungsdurchschnitt sich verjüngt.

– *Kosten des Gesundheitswesens.* Die Krise des Gesundheitswesens in unserer Gesellschaft hat dazu geführt, daß viele Menschen kaum mehr ihre Krankenversicherungsbeiträge aufbringen können. Gleichzeitig sinken die Leistungen der Versicherer.

Mängel des Gesundheitswesens

– *Iatrogene Krankheiten.* Die Krise unseres Gesundheitswesens verschärft sich, je mehr die Folgen der einseitigen Fixierung auf technische Lösungen sichtbar werden. Während die degenerativen Erkrankungen allmählich epidemische Ausmaße annehmen, wird der vorbeugenden Gesundheitspflege wenig oder keine Aufmerksamkeit gewidmet. Ein neuer Zweig der Medizin beschäftigt sich heute mit sogenannten »iatrogenen« Krankheiten, die durch ärztliche Maßnahmen erzeugt werden.
– *Vorbeugende Medizin.* Man hat die Schulmedizin aus gutem Grund »Schlachtfeldmedizin« genannt: Ihre Stärke liegt im Bereich der Notfälle und akut lebensbedrohlichen Situationen. Über diese Fortschritte können wir nur froh sein! Andererseits kann die Schulmedizin damit der zunehmenden Herausforderung der chronischen und degenerativen Krankheiten nicht begegnen. Im Gegensatz dazu bietet die Kräuter- und ganzheitliche Medizin die Möglichkeit, die Gesundheit optimal zu erhalten.

Ganzheitliche Medizin: Das Umfeld des Heilens

Die neue Auffassung von Gesundheit, die in den letzten Jahrzehnten sowohl hinsichtlich der Einstellung wie auch der Vorgehensweise entstanden ist und oft als ganzheitliche oder holistische Medizin bezeichnet wird, bietet viele wertvolle Erkenntnisse über die gesundheitlichen Bedürfnisse älterer Menschen. Was ist Gesundheit aus dieser Sicht? Die Weltgesundheitsorganisation hat eine Definition vorgelegt, in der die Perspektive der ganzheitlichen Medizin hervorragend zusammengefaßt ist: *»Gesundheit ist mehr als die bloße Abwesenheit von Krankheit. Sie ist der aktive Zustand körperlichen, emotionalen, seelischen und sozialen Wohlbefindens.«*

Die ganzheitliche Medizin geht davon aus, daß Gesundheit ein positiver, aktiver Zustand und wesentliches Merkmal des ganzen und integrierten Menschen ist. Aus holistischer Sicht ist ein Mensch nicht ein Patient mit einem Krankheitssyndrom, sondern ein ganzes Wesen. Deshalb muß der ganzheitliche Therapeut nicht nur den körperlichen, sondern auch die seelischen, emotionalen, geistigen und sozialen Aspekte seiner Patienten berücksichtigen. Ein holistischer Heilkundiger jeglicher Therapierichtung hat eine tiefe Achtung vor den inneren Selbstheilungskräften des Menschen. Durch diese Achtung wird eine aktive Partnerschaft im Heilungsprozeß möglich, bei der nicht auf der einen Seite der Fachmann und auf der anderen Seite der passive Empfänger steht.

Natürlich ist die Behandlung des ganzen Menschen nicht neu. Sie gehört vielmehr zum Erbe des Heilers: Seit Hippokrates wurde von jedem Arzt, jedem Kräuterheilkundigen, jeder Krankenschwester eine zutiefst liebevolle Hinwendung zum Patienten erwartet. Daß dieser Ansatz in der heutigen holistischen Medizin wieder betont wird, ist nichts als ein Versuch, der Tendenz der modernen Medizin entgegenzuwirken, Gesundheitspflege mit der Behandlung eines »Krankheitsbildes« gleichzusetzen.

Die ganzheitliche Medizin liefert keine vorgefertigten medizinischen Techniken oder Theorien. Sie bildet einen Rahmen, innerhalb dessen der ganze Mensch berücksichtigt wird, seine körperliche Gesundheit wie auch seine seelische/emotionale Verfassung, seine Beziehungen und sein Handeln in der Welt. Ein schulmedizinischer Arzt kann ebenso »holistisch« sein wie ein Kräuterkundiger oder ein Heilpraktiker. Holismus umfaßt ein breites Spektrum an therapeutischen Richtungen, gleich ob sie der Schulmedizin oder der »alternativen« Medizin entstammen. Alle Verfahren können in einer relevanten und schlüssigen Weise angewandt werden, solange der ganze Mensch behandelt wird und nicht nur eine Gruppe von Symptomen oder ein Syndrom.

Die ganzheitliche Medizin stellt die sehr persönliche Natur des Heilungsprozesses in den Vordergrund. Alle ganzheitlich orientierten Therapeuten teilen die Auffassung, daß der Mensch die Fähigkeit zur Selbstheilung besitzt; im besten Fall unterstützt der Heiler lediglich diesen Prozeß. Heilen darf sich nicht auf die Bekämpfung eines pathologischen Zustandes beschränken. Die Definition der Weltgesundheitsorganisation mahnt uns, daß Gesundheit mehr ist als Abwesenheit von Krankheit: Sie ist ein aktiver Zustand des Wohlbefindens. Die Fähigkeit zur Selbstheilung ist allen Menschen gegeben, denn im Kern unseres Menschseins ruht ein göttlicher Funke, der uns zu Ganzheit und Erfüllung hinführt. Damit wird nicht die Bedeutung der Heilkunst geleugnet, sondern der große Rahmen gezeigt, in dem wir sie sehen müssen.

Der mit der Fähigkeit zur Selbstheilung versehene Mensch ist Teil einer, wie man sagen könnte, therapeutischen Ökologie, deren verschiedene Komponenten untereinander und mit der übrigen Welt in Beziehung stehen. Der Mensch bildet den Kern dieses therapeutischen Ökosystems, das vier Gruppen oder Zweige von Therapien umfaßt.

Der erste Zweig beinhaltet diejenigen Techniken, bei denen es um die Einnahme einer »Arznei« zum Zwecke der Heilung geht. Hierzu gehören unter anderem die Kräuterheilkunde, die Homöopathie, die Naturheilkunde und die allopathische Medizin. Gemeinsam haben sie den Gebrauch einer stofflichen Arznei, die in den Körper aufgenommen wird, um ein therapeutisches Ziel zu erreichen. Hierbei gibt es natürlich spezifische Unterschiede, doch können alle diese Arzneimittel als Gaben der Erde betrachtet werden. Sie haben, ob es sich um pflanzliche oder synthetische Mittel handelt, letztlich ihren gemeinsamen Ursprung in der physischen Welt.

Die zweite Abteilung umfaßt »Körperarbeit«. Dazu zählen Methoden, die aktiv etwas mit oder am physischen Körper tun. Im Körperbau begründete Faktoren werden hier entweder als Ursache oder Mitursache einer Erkrankung betrachtet. Zu diesem Bereich gehören manipulatorische Therapien, von Osteopathie und Chiropraktik über die verschiedenen Formen der Massage bis hin zur Chirurgie.

Die dritte therapeutische Richtung wendet psychologische Techniken an, um emotionale und seelische Faktoren in Gesundheit und Krankheit zu identifizieren und zu beeinflussen. Hierzu gehören alle Zweige der Psychotherapie, insbesondere die ganzheitlich orientierten Richtungen der humanistischen und transpersonalen Psychologie.

Schließlich werden heute auch in der materialistischen westlichen Medizin immer mehr spirituelle Faktoren für die Heilung des Menschen anerkannt. Dieser Therapiezweig umfaßt Meditations- und Gebetstechniken, wobei der Betreffende Kontakt mit höheren Wesen aufnimmt, und Therapien, bei denen mit dem »Energiekörper« des Patienten gearbeitet wird.

Das ganzheitliche Vorgehen verlangt, daß wir uns auf die einmalige Situation eines Menschen einstellen und nicht einfach ein diagnostiziertes Krankheitssymptom behandeln. Innerhalb dieser therapeutischen Ökologie ist es zum Beispiel möglich, daß der eine Patient mit einer Dickdarmentzündung am besten auf Diät, Kräuter und chiropraktische Anwendungen anspricht, während ein anderer synthetische Arzneimittel, Psychoanalyse und Operation benötigt. Die in den Heilberufen Tätigen werden bezüglich der Vor- und Nachteile der verschiedenen Vorgehensweisen ihre festen Meinungen haben, doch ist der Patient immer wichtiger als das Glaubenssystem des Therapeuten.

Solche sich gegenseitig unterstützenden therapeutischen Wechselbeziehungen können die jeweils einer bestimmten Therapie anhaftenden Schwächen ausgleichen. Mit homöopathischen Mitteln kann man keinen Bruch schienen, auch nicht mit Antibiotika. In einer positiveren Perspektive kann aus Zusammen-

arbeit ein synergistischer Effekt entstehen, durch den die Gesamtheit eines Behandlungsprogramms mehr ist als die Summe seiner Teile. Es entwickelt sich so ein umfassender Zusammenhang, der den Behandlungserfolg optimiert. Statt Anlaß hitziger Debatten und Auseinandersetzungen zu sein, könnten die Unterschiede in den Therapien zu einer sinnvollen Nutzung der therapeutischen Vielfalt führen. Die grundlegenden Hindernisse bei der Verwirklichung einer solchen Vision in unseren Krankenhäusern sind die Ich-Bezogenheit der Praktiker, die Berufsorganisationen und vor allen Dingen das Profitdenken der medizinischen Machteliten und Pharmafirmen.
Die vielen Therapieformen stellen nichts weiter als verschiedene Richtungen innerhalb des »Glaubenssystems« der Medizin dar. Angesichts des schnellen Wandels in den Heilberufen wäre es ein Fehler, die Kräuterheilkunde als eine »alternative« Medizin zu betrachten. Ist sie eine Alternative zu Akupunktur, Chiropraktik oder Psychiatrie? Natürlich nicht; sie ergänzen einander und schaffen ein Beziehungsgefüge, in dem das Ganze mehr ist als die Summe der Teile. Im Lichte der besonderen Stärken und Schwächen jeder Vorgehensweise kann nur die gegenseitige Unterstützung und Zusammenarbeit der Weg zu einem wirklich ganzheitlichen Heilen sein. Die Bedürfnisse des Patienten lassen alle Therapieformen komplementär erscheinen.
Der Sprachgebrauch behindert oft die Kommunikation und das gemeinsame Streben in der Medizin. Unterschiedliche Begriffe können die grundsätzlichen Gemeinsamkeiten der Ideen und Vorgehensweisen verdecken. Zugleich täuscht mangelnde Klarheit über wichtige Unterschiede in den Grundprinzipien und Techniken hinweg. Allzu viele Menschen kleben dogmatisch an Wörtern und spezifischen Formulierungen von Überzeugungen, Ansichten und Theorien, wobei die Prämisse gilt, daß derjenige, der nicht die »richtigen« Wörter oder Sätze gebraucht, Unrecht haben muß. Die verbissene Konfrontation zwischen entschiedenen Anhängern der Allopathie und entschiedenen Anhängern einer ganz-

heitlichen Vorgehensweise wird im Zusammenhang mit der therapeutischen Ökologie irrelevant. Offenheit und Toleranz sollten die Grundtugenden aller sein, die am Gesundheitswesen als Praktiker, Forscher oder Patienten beteiligt sind. Heilweisen, die ihre Grundlagen außerhalb des biomedizinischen Modells haben, dürfen nicht einfach deshalb ignoriert oder verworfen werden, weil sie Ausdruck eines anderen Glaubenssystems sind oder am Status quo rütteln. Sie müssen als eine Erweiterung der Möglichkeiten respektiert werden.

Alle in den Heilberufen Tätigen könnten von einem Klima der gegenseitigen Unterstützung profitieren. Im öffentlichen Gesundheitswesen lassen sich durch weniger teure Medizintechniken Einsparungen erzielen. Ein Teil der Verfahren und Behandlungen, bei denen heute teure Arzneimittel oder Operationen eingesetzt werden, kann durch geeignetere Techniken aus anderen Therapierichtungen ersetzt werden. So ließen sich zum Beispiel die meisten routinemäßigen Gallenblasenresektionen durch Anwendung von pflanzlichen oder homöopathischen Mitteln vermeiden, und bestimmte teure orthopädische Maßnahmen könnte man durch chiropraktische Behandlungen ersetzen.

Wo ist im Rahmen eines solchen Heilsystems der Platz der Kräuterheilkunde? Ein besonderer Vorzug der Kräuterheilkunde liegt darin, daß sie einerseits tief in der traditionellen Heilkunde verwurzelt ist und andererseits sich ganz auf die moderne Wissenschaft und Medizin stützt. Paradoxerweise ist die Kräuterheilkunde eine wunderbar einfache und verwirrend komplexe Therapie zugleich. Ihre Einfachheit liegt darin, daß man ohne weiteres Klettenlabkraut aus einer Hecke zupfen oder einen Vogel-Sternmierenstengel kauen kann; die Komplexität liegt in den Forschungen, mit deren Hilfe man die Prozesse verstehen will, die den vielfältigen biochemischen Wechselwirkungen zwischen den chemischen Bestandteilen einer Pflanze und dem Stoffwechsel des Menschen zugrunde liegen. Die Fülle und Intensität der Wechselwirkungen ist atemberaubend.

Die Anwender der Kräuterheilkunde haben die einzigartige

Möglichkeit, ihre Patienten mit ihrer Arznei vertraut zu machen! Es kann eine Brücke zwischen dem Menschen und der Heilpflanze geschlagen werden, so daß der Patient im Heilungsprozeß als Verantwortlicher eingebunden ist. Man kann ihm ein Päckchen Kräutersamen geben, wodurch er unmittelbar den Lebenszyklus der Pflanze erlebt. Diese Erfahrung eines pflanzlichen Lebens verwandelt sich in eine tiefere Beziehung zu der ansonsten unpersönlichen »Medizin«, die er einnimmt. Der Patient empfängt nicht nur die Heilwirkung der Pflanze, sondern macht auch die anregende Erfahrung, daß er sein eigenes Heilmittel anbauen und zubereiten kann. Wer keinen Garten hat, kann diesen vorbereitenden Teil seiner Heilbehandlung auch auf dem Fensterbrett verwirklichen.

Was ist Altern?

Die Antwort auf diese Frage muß in gewissem Umfang subjektiv bleiben, weil Fakten ebenso eine Rolle spielen wie Überzeugungen, doch lohnt es sich, die Natur des biologischen und psychischen Alterns (Entwicklungen, die zwangsläufig in einem kulturellen Kontext ablaufen und damit auch wirtschaftliche und politische Faktoren beinhalten) kurz zu skizzieren.

Die Biologie des Alterns

Man kann die aktuellen wissenschaftlichen Theorien über die Natur und Ursachen des Alterungsprozesses in genetische und nichtgenetische Hypothesen unterteilen.
Die genetischen Theorien beruhen auf den Erkenntnissen der Molekularbiologie über DNS und RNS, die verketteten Nukleinsäuremoleküle, die den genetischen Code beinhalten. Es wurden Theorien vorgelegt, denen zufolge im Laufe der Zeit die Stabilität der DNS abnimmt oder die Übertragung von Informationen zwischen DNS und RNS ungenauer wird. Kern einiger die-

ser Ideen ist die Vorstellung, daß das Altern genetisch bedingt und in gewisser Weise von der Evolution programmiert ist.
Die nichtgenetischen Theorien beziehen sich auf Ursachen, die leichter therapeutisch beeinflußbar sind. Man kann sie wie folgt gliedern (auch wenn die Wahrheit, wie es bei wissenschaftlichen Theorien oft der Fall ist, in einer Kombination dieser Erkenntnisse liegen mag):

- Die *immunologische Theorie* geht davon aus, daß Veränderungen im Immunsystem an den altersbedingten Veränderungen beteiligt sind. Mit zunehmendem Alter nimmt die Effektivität des Immunsystems ab, d. h. seine Fähigkeit, Infektionen abzuwehren, und die Wahrscheinlichkeit von Autoimmunreaktionen nimmt zu.
- Die *Bindegewebstheorie* bringt das Altern in einen Zusammenhang mit Veränderungen im Kollagen, dem Elastin und der Grundsubstanz dieses im ganzen Körper vorhandenen Gewebes. Da auf das Kollagen 25 Prozent des gesamten Körpereiweißes entfallen, haben Veränderungen an diesen Fasern erhebliche Auswirkungen.
- Die *Theorie der freien Radikale* wird oft als Schlüsselerkenntnis der Altersforschung angeführt. Freie Radikale sind Substanzen, in deren Molekülstruktur ein freies äußeres Elektron vorhanden ist, wodurch sie äußerst reaktionsfreudig sind. Der Alterungsprozeß soll darin bestehen, daß solche Substanzen mit essentiellen Molekülen reagieren. Freie Radikale können erhebliche Schäden auslösen, doch verfügt der Körper über verschiedene Mechanismen, um damit fertig zu werden.

Was bringen uns alle diese Theorien? Jedes System, Organ und Gewebe des Körpers erleidet beim Altern spezifische Veränderungen. Bei der Besprechung der Körpersysteme in diesem Buch werden Form und Funktion dieser Veränderungen jeweils beschrieben.

Die Psychologie des Alterns

Gesellschaftliche und individuelle Annahmen bezüglich des Alterns und seiner Folgen können zu sich selbst erfüllenden Erwartungen werden und dadurch wesentlichen Einfluß darauf haben, wie man altert. In seinem 1989 erschienenen Buch *Aging Well* überprüft Dr. James Fries stereotype Annahmen über den älteren Menschen, die oft in gesellschaftlichen und familiären Interaktionen zu Tage treten und krankheitsverstärkend wirken können. Er empfiehlt, diese Stereotypen in einer anderen Weise zu betrachten, so daß die daraus sich ergebenden Haltungen und Reaktionen eine lebensbejahende Funktion haben.

Alte Stereotypen	*Neue Stereotypen*
	Körperlich
Schwach	Aktiv
Langsam	Überlegt und effektiv
Ist im Weg	Gleicht seine Beschränkungen aus
Fährt langsam und rücksichtslos	Achtet auf Höflichkeit
Verursacht Unfälle	Nutzt seine Zeit positiv
Unproduktiv	Leistet ungewöhnliche Beiträge
	Geistig
Übellaunig und reizbar	Weisheit und Rat
Rechthaberisch, unmöglich, stur	Lernt aktiv
Nicht offen für neue Ideen	Sucht neue Gedanken
Wiederholt immer dieselben alten Geschichten	Verfügt über einen großen Schatz an Erinnerungen
Kritisiert ständig jüngere Generationen	Hat besondere Perspektiven und Erfahrungen
Lebt in der Vergangenheit	Sucht neue Erfahrungen

	Gesellschaftlich
Auf Hilfe angewiesen	Mitfühlend und hilfsbereit
Alle alten Menschen sind ziemlich gleich	Hat viele gute Freunde
Fällt der Familie zur Last	Liefert konstruktive Beiträge
Verlangt Pseudorespekt	Will aktiv genießen
Ist eine wirtschaftliche Bürde	Relativer Wohlstand
Ältere warten nur auf den Tod	Blickt nach vorn und hat Pläne

Schließlich zieht Dr. Fries einige allgemeine praktische Schlußfolgerungen:

- *Vermeiden Sie erlernte Hilflosigkeit.* Betrachten Sie Rückschläge als zufällige, isolierte Ereignisse, die wieder vorübergehen.
- *Entwickeln Sie Selbsteffizienz.* Erkennen Sie, daß Ihre Entscheidungen Ihre Zukunft verändern können, und nehmen Sie Ihr Recht zu freien Entscheidungen wahr.
- *Wählen Sie die richtigen Bewältigungsstrategien.* Versuchen Sie bei persönlichen Krisen die gute Seite zu sehen, und bewältigen Sie sie mit Humor und Altruismus.
- *Sehen Sie die positiven Seiten dieser Lebensphase.* Nutzen Sie die positiven Merkmale des Alters, um ein erfülltes Leben führen zu können.

Der kulturelle Kontext des Alterns

Am Altersprozeß sind nicht nur biologische und psychologische Faktoren beteiligt. Auch soziologische, ökonomische, politische, spirituelle Einflüsse spielen eine wesentliche Rolle, doch fühlt sich der Autor nicht kompetent, diesen Komplex angemessen zu behandeln. Trotzdem müssen einige Punkte angesprochen werden.

Altern ist keine Krankheit. Der Tod ist kein Übel, das man um jeden Preis vermeiden muß. Unsere Kultur hat einige verzerrte Auffassungen bezüglich des Alters entwickelt und sieht es als das unerwünschte Gegenteil der Jugend. Diese beschränkte Auffas-

sung ignoriert den unglaublichen Wert der Weisheit und der Erfahrung, gibt den Älteren kein Mitspracherecht und weigert sich, ihren Beitrag zu würdigen. Hierunter leidet unsere ganze Kultur. Dies ist die spirituelle Seite. Wir müssen eine positive Einstellung zum Altern und zum Tod entwickeln und sie als die Übergangsriten begreifen, die sie sind.
Ein Großteil der Beschwerden bei älteren Menschen ist entweder eine direkte Folge sozialer und wirtschaftlicher Faktoren, die in keiner Weise die Medizin betreffen, oder diese Beschwerden werden durch solche Faktoren verschärft. Probleme wie Einsamkeit und Armut können sich als Kreislauferkrankung äußern, doch hilft hier Weißdorn nicht. Wenn unsere Kultur freundlicher und mitfühlender werden soll, müssen wir uns mit diesen dornigen Fragen auseinandersetzen.

Was die Kräutermedizin älteren Menschen bietet

Die Kräutermedizin hat so viel für die Gesundheit zu bieten, daß ich am besten zuerst sagen würde, was sie nicht leisten kann! Dieses Buch berichtet, wie man mit Kräutern das Wohlbefinden steigern und Krankheiten behandeln kann, nicht von Zauberpillen und Wunderkräutern. Es will die Lebensqualität des älteren Menschen in einer sinnvollen und erfüllenden Weise verbessern, nicht einfach die Zahl seiner Lebensjahre steigern.
Die extremeren Verfechter der sogenannten Langlebigkeitsbewegung behaupten, daß Altern nichts als die Konsequenz schlechter Ernährung und beschränkter Auffassungen ist, und Kräuter sind Teil ihrer Bemühungen, das Leben zu verlängern. Eine ganze Industrie setzt heute ihre überteuerten Produkte gewinnbringend an die gläubigen Jünger der Langlebigkeitsidee ab. Ich muß gestehen, daß ich dabei erhebliche Bedenken habe, weil diese Produkte außerordentlich teuer sind und diese Kreise Krankheit gerne als etwas sehen, das der Betreffende selbst erzeugt oder auf sich zieht. In gewisser Hinsicht mögen sie sogar

recht haben, denn Krankheit kann ein großes Geschenk oder eine bereichernde Erfahrung sein, doch ist diese Auffassung zu einem mächtigen Werkzeug der Einschüchterung und Profitsucht sowie zur Ursache von Schuldgefühlen und Vorurteilen geworden.
Eine entsprechende Ernährung kann ganz allgemein viel zur Verbesserung der Lebensqualität und der Gesundheit beitragen und bestimmte Krankheiten beheben. Eine ebenso wichtige Rolle nehmen Vision und Spiritualität im Leben eines Menschen ein. Ich bejahe dies voll und ganz, möchte aber daran erinnern, daß es in der Bibel heißt: »Ohne Visionen sterben die Menschen«, und *nicht*, daß die Menschen mit Visionen ewig leben werden. Die fundamentale Bedeutung von Vision und Spiritualität liegt im qualitativen, nicht im quantitativen Bereich, und indem wir solche Qualitäten in unserem Leben verwirklichen, heilen und transformieren wir uns selbst und die uns umgebende Welt. Nur zeitlich länger leben zu wollen, geht am Wesentlichen vorbei.
Diese Suche nach (oft teuren importierten) Kräutern, die die ewige Jugend verheißen, ähnelt der Jagd auf das Nashorn, das wegen seines Horns inzwischen beinahe ausgerottet ist. Dieses kleine Beispiel der Umweltplünderung wird durch einen weltweiten Absatzmarkt für das angeblich aphrodisische Horn angetrieben. Weil Männer ihre verlorene Jugend wiedergewinnen wollen, müssen Nashörner sterben. In der Welt der Kräuter gibt es hierzu viele Parallelen. So wurde zum Beispiel die brasilianische Suma-Pflanze (*Pfaffia paniculata*) in jüngster Zeit als »Immunstimulans« beliebt. Abgesehen von der Fraglichkeit ihrer Wirkung wird diese Rebenart an Wasserläufen im brasilianischen Regenwald gesammelt, die äußerst empfindlich auf Erosion und äußere Eingriffe reagieren. Ist es nicht widersinnig, daß die Kräutersammler der Langlebigkeitsbewegung bei ihrer Suche nach verbesserter Gesundheit und längerem Leben Mitschuld an der Zerstörung des Regenwaldes, am Treibhauseffekt und damit an einem möglicherweise drastisch verkürzten Leben ihrer Kinder und Enkel auf sich laden?

Obwohl einige dieser »Langlebigkeitskräuter« therapeutisch nützlich sind, ist das Konzept der Langlebigkeit unrealistisch. Wie schon dargestellt, ist Gesundheit nur ein Aspekt des ganzen Systems, und der Mensch lebt nicht in einem Vakuum, sondern in vielen Kulturen unserer Erde. Wenn Gesundheitspflege in irgendeiner Weise sinnvoll sein soll, dann muß sie über High-Tech-Intensiveinrichtungen oder »Langlebigkeitskräuter« hinausgehen und die Gesundheit der Familie, der Gesellschaft und der Umwelt mit einbeziehen. Die Gier unserer Kultur nach größerer und schnellerer Bequemlichkeit vernichtet uns und unseren Lebensraum, und dagegen ist kein Wunderkraut gewachsen. Wir selbst müssen diesen Irrsinn stoppen.

Viele Kräuterkundige und Hersteller von Ergänzungsmitteln sind auf den Zug gesprungen und produzieren Seiten um Seiten von »Informationen«, die etwa den Gehalt der Klatschspalten der Regenbogenpresse haben. Zum Glück gibt es einige wichtige und bemerkenswerte Ausnahmen. Hierzu zählt vor allem ein ungewöhnlich gut recherchierter, fundierter und klarer Artikel von Rob McCaleb, Direktor der Herb Research Foundation. 1991 schrieb er in der Aprilnummer der Zeitschrift *Longevity*:

> Die Verlängerung des Lebens hat nichts mit einer geheimnisvollen Suche nach Langlebigkeitspillen zu tun. Im großen und ganzen geht es darum, die wichtigsten vorhersehbaren Todesursachen zu bestimmen und das Risiko zu beschränken, daß man ihnen zum Opfer fällt. In Amerika sind die Haupttodesursachen Herzkrankheiten und Krebs. Die dritthäufigste Todesursache – ohne Unfälle – sind Lungenentzündung und Grippe, doch ist dies oft nur eine euphemistische Umschreibung für Altersschwäche. Menschen, die ein hohes Alter erreicht haben, sterben oft an einer Lungenentzündung, die sich als Komplikation bei Grippeerkrankungen entwickelt, durch die ihre Abwehr geschwächt ist. An vierter Stelle stehen Lebererkrankungen, gefolgt von Diabetes. Pflanzliche und sonstige Ergänzungsmittel können uns bei der Abwehr solcher

Krankheiten helfen oder sie zumindest dämpfen oder verzögern. Die Strategie ist einfach: Die Risiken erkennen und auf ein Mindestmaß begrenzen.

- Schützen Sie Herz und Arterien. Zu den günstigen Wirkungen pflanzlicher Mittel zählen unter anderem eine Senkung der Blutfette einschließlich des Cholesterins, Verbesserung des Verhältnisses des Cholesterins hoher Dichte zu Cholesterin niedriger Dichte, »Verdünnung« des Blutes zur Vorbeugung gegen Blutgerinnsel, Herz- und Schlaganfälle sowie Herzstärkung zur Kräftigung und Verlangsamung des Pulsschlags.

- Senkung des Krebsrisikos. Viele Kräuter sind Antikarzinogene oder regen das Immunsystem an, wodurch sie die Fähigkeit des Körpers steigern, abnorme Zellen aufzuspüren und zu zerstören.

- Schützen Sie sich vor Schadstoffen und Strahlungen, Verunreinigungen in der Nahrung, im Wasser und in der Luft sowie freiwillig aufgenommenen Giftstoffen wie Alkohol.

- Nutzen Sie die allgemein schützenden Wirkungen von Antioxidantien und Mitteln, die sehr reaktionsfreudige Ionen in unseren Zellen entfernen, die zu Leberschäden und Zellmutationen führen können.

- Bauen Sie Streß ab und sorgen Sie für erholsamen Schlaf.

- Stärken Sie Ihre Widerstandskraft gegen Infektionskrankheiten wie Erkältungen und Grippe.

Ich kann Rob McCaleb nur voll und ganz zustimmen, wenn er die Kräuteranwendungen denjenigen Mitteln zuordnet, die die identifizierbaren Risiken senken. Wie später noch deutlich werden wird, ist dies mit sicheren, wirksamen und relativ preiswerten

Kräutermitteln möglich. Er nennt im weiteren einige wichtige pflanzliche Arzneien, die zu diesem Zweck eingesetzt werden können. Diese werden sämtlich in diesem Buch behandelt.

- *Knoblauch:* Ein großartiges Mittel mit einem breiten Wirkungsspektrum. Als antiseptische Droge unterstützt er das Immunsystem bei der Abwehr und Bekämpfung von Infektionen. Er senkt den Cholesterinspiegel und den Blutdruck. Die Hinweise häufen sich, daß Knoblauch auch gegen Tumore wirkt.
- *Ginseng und Sibirischer Ginseng:* Diese enthalten wirksame Adaptogene, die den Körper bei der Streßbekämpfung unterstützen.
- *Mariendistel:* Die vielleicht wichtigste Pflanze zur Behandlung oder Vorbeugung von Leberschäden aufgrund von Toxinen oder Lebererkrankungen.
- *Süßholz-Tragant:* Ein allgemeines Immunstimulans, das die Funktion des Abwehrsystems kräftigt.
- *Sonnenhut:* Eines der bekanntesten pflanzlichen Antiseptika, das die Widerstandskraft gegen Infektionen wirksam erhöht.
- *Ginkgo:* Diese alte Heilpflanze regt die periphere und zerebrale Durchblutung an und verbessert die Sauerstoffversorgung des Gehirns. Außerdem hat sie oxidationshemmende Wirkung.
- *Weißdorn:* Dieses sicherste der pflanzlichen Herzmittel erweitert die Herzkranzgefäße, senkt den Blutdruck und den Cholesterinspiegel und verbessert allgemein den Herztonus.
- *Baldrian:* Ein Beispiel aus einer Gruppe pflanzlicher Mittel, die für einen tiefen und erfrischenden Schlaf sorgt.

Helfen Kräuter?

Im Lichte des kulturellen Gedächtnisschwundes und der modernen schulmedizinischen Verachtung für natürliche Therapien kann man eigentlich niemandem mehr für die Frage böse sein, ob Kräuter wirklich helfen! Pflanzen können eine wichtige medizinische Rolle spielen, auch wenn dies nicht heißt, daß Kräuter immer die Therapie der Wahl sind. Pflanzliche Mittel sind *nicht* die beste Methode, wenn es um einen Armbruch oder eine lebensbedrohliche Infektion wie Gehirnhautentzündung geht. Daß wir über eine Vielfalt von Heilverfahren verfügen, sollte als Vorzug, nicht als Anlaß zu Auseinandersetzungen und kleinlichen Vorrangsstreitigkeiten gesehen werden. Alle Verfahren können zusammenwirken und sich unterstützen. Die Stärken der einen Methode können die Schwächen der anderen zum beiderseitigen Nutzen ausgleichen, wenn Kooperation statt dogmatische Auseinandersetzung gepflegt wird. Die Bedürfnisse des Patienten müssen immer den Vorrang vor den Überzeugungen des Therapeuten haben!

Kräuter können in allen Heilverfahren eine einzigartige Rolle spielen. Alle therapierbaren gesundheitlichen Beschwerden sind für eine pflanzliche Behandlung geeignet, deren besondere Stärke jedoch in der vorbeugenden Medizin und in der Behandlung chronischer Erkrankungen liegt. Auch für die meisten akuten Gesundheitsprobleme ist sie hilfreich, doch wirken Kräuter oft nicht schnell oder spezifisch genug. Dies gilt insbesondere für akute Infekte. Bei degenerativen Erkrankungen aller Art, die heute in der westlichen Welt epidemische Ausmaße erreichen, könnten pflanzliche Therapien dagegen ihre Stärke unter Beweis stellen. Erkrankungen wie zum Beispiel Osteoarthritis, bei denen sich degenerative Prozesse im Körper zeigen, sprechen auf schulmedizinische Behandlungen kaum an, während eine entsprechende pflanzliche Therapie durchaus erfolgreich sein kann.

Wie wirken solche Mittel? Meist bleibt diese Frage unbeantwortet, weil es bisher keine wissenschaftlichen Forschungen über den Mechanismus gibt, der die klinischen Befunde erklären könnte. Dies kann daran liegen, daß sich bisher kein Forscher dafür interessierte, keine Mittel zur Verfügung standen, oder die beteiligten Faktoren so komplex sind, daß praktisch keine schlüssige Analyse möglich ist.

Es ist nicht immer einfach, andere von der Wirksamkeit der

Kräuter zu überzeugen. Zunächst kommt es darauf an, welchen »Beweis« der Betreffende akzeptiert! Manchen genügt die subjektive Erfahrung einer persönlichen Heilung durch Kräutermittel oder die ebenso subjektive Beobachtung, daß einem anderen Menschen solche Mittel halfen. Für das medizinische Establishment und viele andere, die die Welt aus einer ähnlichen Perspektive wahrnehmen, haben solche subjektiven Erfahrungen nichts zu besagen. Sie verlangen objektive, quantifizierbare und reproduzierbare Daten, Labor- oder klinische Befunde, die dann einer statistischen Analyse unterworfen werden, damit der Beweis zu einem neutralen mathematischen Prozeß ohne die wirren Wahrnehmungen von Menschen wird. Das Streben nach wissenschaftlicher Objektivität verschließt dabei die Augen vor der Tatsache, daß es hier um Menschen mit all ihren Verschiedenheiten und Eigenheiten geht. Ein Buch wie das vorliegende ist nicht der Ort, die Stärken und Schwächen der naturwissenschaftlichen Methode zu erkunden. Jedoch bekommt der Kräuterheilkundige in einer Welt, in der die Schiedsrichter der medizinischen Wahrheit nach wie vor die statistische Methode für den einzig gültigen Maßstab halten, erhebliche Probleme.

Auf der einfachsten empirischen Ebene läßt sich oft ohne weiteres zeigen, daß Kräuter »wirken«. Eine der weltweit am häufigsten benutzten Pflanzen ist Senna, ein Abführmittel, das innerhalb von zwölf Stunden nach der Aufnahme durch die biochemische Anregung der Peristaltik wirkt, der Muskelkontraktionen des Dickdarms, die zu einer Entleerung des Darms führen. Diese Wirkung hängt nicht von einer Überzeugung, einem Placeboeffekt oder auch von dem Wissen ab, daß die Pflanze eingenommen wurde. Ebenso haben die Blätter des gewöhnlichen Löwenzahns starke harntreibende Wirkung. Der französische Name der Pflanze, *pissenlit*, drückt diese Wirkung sehr klar aus. Eine Pflanze, die man nicht unbedingt am Abend essen sollte!

Die Kräuterheilkundigen der ganzen Welt haben reiche Erfahrungen bezüglich der Wirksamkeit ihrer Mittel, und ihre Erfahrung kann jeder nachvollziehen, der Senna gegen Verstopfung einnimmt. Aber auch in den medizinischen und naturwissenschaftlichen Fachzeitschriften findet sich eine Fülle von Nachweisen. Wer Kräuterheilkunde für Quacksalberei und Kräuter bestenfalls für Placebos hält, beweist nichts als seine Ignoranz.

Forschungen

Wer die therapeutischen Wirkungen pflanzlicher Mittel genauer erkunden will, muß sich auf die empirischen Erfahrungen professioneller Kräuterheilkundiger und ihrer Patienten stützen, denn es gibt sehr wenige statistische Analysen klinischer Befunde. Das mangelnde Interesse seitens der Forschung und der Institutionen, die Fördermittel vergeben, erschwert alle Versuche ungemein, die Behauptungen der Kräutermedizin zu untermauern, doch bedeutet dies nicht, daß diese Therapierichtung a priori wertlos wäre. Es ist lediglich ein Hinweis auf die Einäugigkeit der wissenschaftlichen Forschung.

Ein Großteil der Forschungen über Heilkräuter beschränkt sich leider auf die Suche nach den aktiven chemischen Inhaltsstoffen. In der Praxis sagt uns die Identifizierung bestimmter chemischer Verbindungen pflanzlichen Ursprungs, die beim Tier oder Menschen physiologisch wirksam sind, wenig über den Wert der ganzen Pflanze, aus der sie isoliert wurden.

Darüber hinaus bestehen erhebliche ethische Bedenken bezüglich der pharmakologischen Untersuchungsmethoden. Ist es wirklich notwendig, das alte Wissen, auf dem die Kräutertherapie beruht, im Tierversuch zu bestätigen? Solche moralischen Zugeständnisse mögen für den klinischen Biochemiker akzeptabel sein, während sie für den Kräuterheilkundigen untragbar sind.

Nehmen wir das Mädesüß, eine Pflanze, die Kräuterheilkundige seit jeher gerne benutzen. Dieses wertvolle Mittel hat eine lange Geschichte – es wurde schon von den alten Griechen und Römern benutzt –, doch fand es erst vor kurzem die Aufmerksamkeit der Forscher. Man kann Mädesüß für so unterschiedliche Beschwerden wie Osteoarthritis, Magenge-

schwüre und bestimmte Formen der Verdauungsschwäche einsetzen.
Da der Mensch nicht so sehr ist, was er ißt, sondern was er resorbieren kann, kommt es entscheidend auf den Zustand der Darmwand an. Es gibt Hinweise darauf, daß eine mangelhafte Nahrungsaufnahme wesentlicher Begleitumstand bei degenerativen und chronischen Erkrankungen ist. Mädesüß und andere Pflanzen können diesen Zustand beheben, so daß durch eine verbesserte Resorption eine allgemeine Besserung des Gesundheitszustandes eintritt.
Die Forschung hat sich auf die ausgeprägte entzündungshemmende Wirkung des Mädesüß konzentriert, das zur Verringerung der Magensäure, gegen verschiedene Arten von Entzündungen oder bei Drogen- und Alkoholmißbrauch eingesetzt wird. Dabei enthält die Pflanze ausgerechnet Salicylate, eine Gruppe chemischer Substanzen, die oft Magenreizungen hervorrufen. Dieser offenbare Widerspruch wirft ein Schlaglicht darauf, daß sich die Wirkung einer Pflanze nicht einfach aus der Analyse ihrer chemischen Bestandteile ermitteln läßt. Die Pflanze ist ein synergistisches Ganzes, das auf einen Körper wirkt, der mehr ist als die Summe seiner Teile. Im Tierversuch an Laborratten stellten Forscher fest, daß eine Abkochung von Mädesüßblüten die Geschwürbildung hemmt, die durch verschiedene Verfahren wie zum Beispiel Unterbrechung des Magenpförtners, Einspritzung reizender Mittel in die Magenwand und Immobilisierung der Tiere ausgelöst wurden. In allen Fällen verringerte Mädesüß die experimentellen Störungen. Das Kräutermittel erwies sich als wirksam bei der Vorbeugung gegen Magenstörungen, die durch Acetylsalicylsäure (Aspirin)[1] hervorgerufen werden, und förderte die Heilung alkoholbedingter chronischer Geschwüre.[2]

1 Der Name »Aspirin« geht in der Tat auf »Spierstrauch« zurück, wie das Mädesüß auch genannt wird. Anm. d. Übers.

2 O. D. Barnaulov und P. P. Denisenko, Antiulcer action of a decoction of the flowers of the dropwort, Filipendula ulmaria (L.) Maxim, »Farmakol Toksikol« 43/6 (November/Dezember 1980: S. 700–705).

Solche barbarischen Techniken zum »Nachweis« und zur »Rechtfertigung« der Anwendung von Kräutermitteln sind eine Pervertierung des Strebens nach Erkenntnis und dem Wunsch zu heilen. Die Wirkung und der Wert der Pflanzen ist seit den Zeiten der alten Griechen und Römer belegt. Man muß sich fragen, ob solche Experimente nicht vordringlich dem Zweck dienen, die eigene Anstellung zu rechtfertigen oder einen Doktorgrad zu bekommen.

Kräuter zur Gesunderhaltung

Besonders faszinierend sind die Möglichkeiten von Kräutermitteln in der Hand fähiger Ärzte, wenn sie zur Kräftigung und Stabilisierung »Gesunder« eingesetzt werden. Die stärkenden, nährenden und unterstützenden Wirkungen von Kräutern sind oft dann besonders hilfreich, wenn der Körper durch größere Umstellungen belastet wird.

Eine Herausforderung für den Kräuterheilkundigen liegt darin, über die herkömmliche Vorstellung hinauszugelangen, daß Kräuter nur der Linderung von Symptomen dienen. Natürlich ist es eine wichtige Rolle des Therapeuten, Schmerzen und Mißbefindlichkeit durch die Behandlung der Symptome zu lindern. Heilen ist aber nicht nur eine Frage der Linderung von Symptomen, sondern ein tiefergehender Prozeß, der eine pathologische, psychologische und sogar spirituelle Ebene hat. In den Händen eines Anwenders, der durch persönliche Integrität und Einsicht zur ganzheitlichen Perspektive gelangt ist, können pflanzliche Mittel tiefgreifende körperliche Veränderungen bewirken, die die inneren Selbstheilungstendenzen des Körpers unterstützen und den Weg zu gesteigertem Wohlbefinden ebnen.

Leider vermag sich die moderne Kräuterheilkunde noch nicht ganz aus dem allopathischen Schema zu lösen, das seit 60 Jahren in der Medizin tonangebend ist. Vielleicht liegt das Problem der Kräuterheilkunde gerade darin, daß sie wirkt! Allzuoft wenden

Praktiker pflanzliche Mittel an, ohne sich der Herausforderung einer ganzheitlichen Vorgehensweise zu stellen. Der Patient erfährt zwar die Beseitigung der Symptome und sogar eine »Heilung« der Krankheit, ohne daß die tiefergehende Heilung eintritt, die das Ziel einer wirklich ganzheitlichen Medizin sein muß. Wenn man den Reichtum pflanzlicher Mittel, die die Erde für uns bereithält, in einem umfassenden Kontext nutzt, ergeben sich für Anwender aller therapeutischen Richtungen große Möglichkeiten, mit dem Körper und seinem Stoffwechsel in einer sicheren und dennoch zutiefst transformierenden Weise zu arbeiten.
An der Pflanze läßt sich nicht unmittelbar ablesen, in welcher Weise sie eingesetzt werden muß. Die Erde hält eine solche Fülle an Heilpflanzen für uns bereit, daß Kräuterheilkundige nicht ohne schlüssige Auswahlkriterien auskommen. Über 500000 Pflanzenarten teilen sich mit uns den Platz auf der Erde. Ein britischer Kräuterheilkundiger setzt routinemäßig 250 Arten ein, während einem chinesischen Kräuterarzt in Apotheken etwa 2000 Mittel zur Verfügung stehen. Offensichtlich werden bestimmte Kriterien angewandt, um die Zahl von 500 000 in einer sinnvollen Weise einzuschränken, doch welche sind dies?
Es gibt verschiedene brauchbare Möglichkeiten, um eine entsprechende Auswahl zu schaffen. Innerhalb der westlichen Kräuterheilkunde haben sich die folgenden drei Kategorien bewährt:

- Prüfung der Wirkung einer jeden Pflanze auf Körper und Geist.
- Verwendung der Pflanzen im Kontext eines bestimmten Systems.
- Außertherapeutische Kriterien wie zum Beispiel Ästhetik, Wirtschaft und Ökologie.

Die Anwendung dieser drei Kriterien erlaubt die Festlegung von Behandlungen, die spezifisch auf die Bedürfnisse des Patienten abgestimmt und gleichzeitig umweltfreundlich und wirtschaftlich vertretbar sind.

Beurteilung der Pflanzenwirkung

Die Wirkungskraft der pflanzlichen Mittel schwankt zwischen potentiellem Gift (in einer zu hohen Dosierung) und milden Mitteln, die man fast als Nahrungsmittel betrachten könnte. Der Kräuterheilkundige geht von der Vorstellung aus, daß der Körper sich selbst heilt und der Therapeut lediglich diesen inneren Heilungsprozeß unterstützt. Daher spielen tonische Kräuter eine überragende Rolle, weil genau dies ihre Funktion ist. Tonika sind sanft wirkende Heilmittel, die eine milde, aber nachhaltige Wirkung auf den Körper haben. Natürlich sind nicht alle Heilkräuter Tonika. Viele haben eine so starke Wirkung auf die menschliche Physiologie, daß sie mit großer Zurückhaltung eingesetzt werden müssen und Krankheiten vorbehalten sind, für die starke Mittel notwendig sind.

Die Bestimmung der Wirkungsintensität eines Heilkrauts auf den Menschen liefert ein nützliches Auswahlkriterium. Man kann die Mittel wie folgt einteilen:

Normalisierende Mittel: Sie unterstützen die inneren Wachstums-, Heilungs- und Erneuerungsprozesse des Körpers. Solche Tonika werden oft als »pflanzliche Nahrungsmittel« betrachtet. Beispiele hierfür sind Brennessel, Klettenlabkraut und Vogel-Sternmiere.

Effektoren: Mittel mit einer feststellbaren Wirkung auf den Körper. Sie werden zur Behandlung des gesamten Krankheitsspektrums eingesetzt und lassen sich nach ihrer Wirkungsweise in zwei Gruppen unterteilen:

- *Die ganze Pflanze ist wirksam.* Hier wirkt die ganze Pflanze auf den menschlichen Körper. Ein Beispiel hierfür wäre das antiseptische Mittel Sonnenhut oder die entzündungshemmende Pflanze Mädesüß.
- *Spezifische wirksame Substanzen.* In diesen Fällen steht eine bestimmte Wirkung so sehr im Vordergrund, daß meist keine gesamtpflanzliche Wirkung beobachtet wird. Solche stark wirk-

samen Substanzen sind potentiell giftig, wenn sie in zu hoher Dosierung oder in einer falschen Weise eingenommen werden. Beispiel hierfür sind die herzwirksame Pflanze Fingerhut und der Schlafmohn.

Tonisierende Kräuter

Der Wert der tonisierenden Kräuter liegt zunächst in ihrer normalisierenden, nährenden Wirkung, doch haben diese wertvollen Mittel meist noch weitere Eigenschaften, die ihr Einsatzspektrum erweitern. Ein hervorragendes Beispiel ist das Herztonikum Weißdorn, das den ganzen Körper stärkt, während es spezifisch die Blutgefäße erweitert und den Blutdruck senkt. Für den Kräuterheilkundigen sind dies Mittel der ersten Wahl; die stärkeren Effektoren werden nur eingesetzt, wenn es unbedingt notwendig ist. Die chemisch orientierten Effektoren, die die Grundlage der modernen allopathischen Medizin bilden, werden im allgemeinen selten benutzt.
Tonika und sanft normalisierende Mittel haben nicht nur wenig Nebenwirkungen, sondern bieten oft auch die Möglichkeit, das Wohlbefinden zu erhalten und Altersbeschwerden vorzubeugen. Insbesondere sichern sie ein Höchstmaß an Gesundheit und Vitalität. Der Grad dieses Wohlbefindens ist individuell verschieden, doch tritt praktisch bei jedem Menschen eine Verbesserung des Allgemeinbefindens ein. Tonika können auch spezifisch eingesetzt werden, um ein bekanntes Gesundheitsproblem zu beseitigen oder eine familiär bedingte Schwäche auszugleichen. Nachfolgend einige Beispiele für Mittel, die tonisierend auf bestimmte Körperbereiche wirken.

- *Herz und Kreislauf:* Weißdorn, Ginkgo und Knoblauch
- *Atemwege:* Königskerze, Alant und Huflattich
- *Verdauungstrakt:* Ein Universaltonikum gibt es hier nicht, da das Verdauungssystem in Form und Funktion sehr vielfältig ist. Oft helfen die bitteren Tonika wie zum Beispiel Enzian, Oder-

mennig oder Löwenzahnwurzel. Am ehesten wirken noch Kamille und Mädesüß so allgemein auf den Verdauungsprozeß, daß man sie als Universaltonika betrachten könnte.

- *Leber:* Bittere Tonika, insbesondere Mariendistel
- *Harntrakt:* Bärentraube und Maisgriffel
- *Geschlechtsorgane:* Bei Frauen kommen Himbeerblätter, Falsche Einhornwurzel in Frage, bei Männern Zwergpalme, Damiana und eventuell Sarsaparilla.
- *Nervensystem:* Hafer, Helmkraut, Johanniskraut, Eisenkraut und Beifuß sind hervorragende tonisierende Mittel.
- *Bewegungsapparat:* Selleriesamen, Fieberklee und Brennessel beugen allen Erkrankungen in diesem Bereich vor. Beinwell und Schachtelhalm kräftigen die Knochen und das Bindegewebe.
- *Haut:* Klettenlabkraut, Brennessel, Rotklee und die meisten umstimmenden Mittel (siehe Seite 284).
- *Infektionen:* Knoblauch, Sonnenhut und spezifische Antiseptika wie zum Beispiel Bärentraube für die Harnwege.

Kräuter im ganzheitlichen Zusammenhang

Der Kräuterheilkundige stellt Rezepturen nach den Bedürfnissen des ganzen Menschen zusammen. Die kräuterheilkundliche Komponente muß im Zusammenhang mit weiteren Faktoren wie Ernährung, Lebensweise und emotionalen, seelischen und spirituellen Faktoren eingesetzt werden, die wiederum im sozioökonomischen Kontext zu betrachten sind. Eine solche Auffassung versetzt den Anwender in die Lage, eine Vielzahl von Problemen zu erkennen und anzugehen, von den Symptomen und pathologischen Befunden bis zur Konstitution und Tonisierung des ganzen Körpers.

Diese Sichtweise ist nicht neu; überhaupt gibt es auf einem so alten Gebiet wie der Kräuterheilkunde wenig wirklich Neues! Im Grunde werden nur altbewährte und erprobte Vorgehensweisen mit ganzheitlichen Begriffen beschrieben. Die Wahl der geeigneten Mittel aus dem großen Angebot der Natur ist keine leichte Aufgabe. Man kann sie sich vereinfachen, indem man die nachfolgenden Schritte beachtet. Der Anwender muß zunächst mit den Grundlagen der menschlichen Physiologie und des Krankheitsgeschehens vertraut sein und sollte dann diese Faktoren heranziehen:

1. Pflanzenwirkung
2. Affinität des Körpers
3. Spezifische Mittel für die Krankheit
4. Pflanzliche Biochemie
5. Intuition

1. Pflanzenwirkung beschreibt, wie das Mittel auf die menschliche Physiologie wirkt. Pflanzen haben eine unmittelbare Wirkung auf die physiologische Aktivität, und man kann sie entsprechend auswählen, wenn man weiß, welcher körperliche Prozeß unterstützt bzw. geheilt werden soll. Selbstverständlich setzt dies eine genaue Diagnose voraus. Die einzelnen Wirkungen werden später ausführlicher dargestellt.

2. Manche Kräuter weisen eine tonische *Affinität* zu bestimmten Organen, Körpersystemen oder Gewebearten auf. Sie wirken als Stärkungsmittel oder Nährstoffe für die jeweiligen Bereiche. Viele Kräuter kann man nach Belieben und unbedenklich anwenden, ohne sie sich als »Arzneimittel« vorstellen zu müssen. Sie sind vor allen Dingen dann geeignet, wenn es um die Pflege der Gesundheit und Vitalität geht. Bei Krankheit steigern sie in Kombination mit Mitteln, die wegen ihrer spezifischen Wirkung ausgewählt wurden, die Allgemeingesundheit des Organs oder des betroffenen Bereichs. Besonders wirksam sind sie, wenn eine Krankheitsneigung festgestellt wird, ohne daß die Krankheit bereits ausgebrochen ist. In diesem Fall können Kräuter helfen, eine Schwäche zu überwinden, die sich später als Krankheit manifestieren könnte.

3. Das reiche Kräuterwissen, das im Laufe vieler Generationen

gesammelt wurde, kennt viele Pflanzen, die *spezifisch* zur Behandlung einzelner Erkrankungen oder Symptome eingesetzt werden können. Es ist zwar das Ziel des ganzheitlichen Heilens, über eine symptomatische Therapie hinauszugelangen, doch kann die Kenntnis spezifischer Mittel eine Anwendung wesentlich verbessern.

4. Immer größere Aufmerksamkeit wird heute der *Biochemie* der wirksamen Pflanzenbestandteile gewidmet. Dies hat zur Entwicklung vieler lebensrettender Mittel geführt, doch ist ihre Vorgehensweise bei der Verwendung ganzer Pflanzen nur bedingt tauglich. In den Händen eines erfahrenen Kräuterheilkundigen kann die Kenntnis der Phytopharmakologie die Heilungsmöglichkeiten erweitern, jedoch nicht in dem Umfang, wie oft angenommen wird.

5. Wir erleben oft ein Aufblühen der *intuitiven* Beziehungen zwischen Kräuterheilkundigen und ihren Pflanzen. Die Intuition kann beim Heilen eine ganz besondere Rolle spielen, um so mehr, als eine ganz besondere Beziehung zwischen Pflanze und Mensch besteht. Eine solche erhellende Intuition stellt sich nicht immer ein, doch sollte man sie nutzen, wenn dies der Fall ist. Allerdings sollte man intuitive Erkenntnisse möglichst nachprüfen. Wenn sich der Praktiker zum Beispiel nicht über den Unterschied zwischen Bärentraube, Bärlauch und Bärlapp im klaren ist, könnte dies zu schwerwiegenden Fehlern führen.

Kategorien pflanzlicher Wirkung

Die pharmazeutische Forschung beschäftigt sich mit der Analyse von Heilpflanzen, um herauszufinden, wie und warum sie wirken. Die wesentlich ältere und relevantere Vorgehensweise besteht darin, die Kräuter nach den Beschwerden zu kategorisieren, bei denen sie eingesetzt werden können. In manchen Fällen ist die Wirkung in der Tat auf eine bestimmte chemische Substanz in der Pflanze zurückzuführen (wie die antiasthmatischen

Wirkungen von Ephedra); bei anderen beruht sie auf einer komplexen synergistischen Wechselwirkung zwischen verschiedenen Pflanzenbestandteilen (zum Beispiel bei dem Beruhigungsmittel Baldrian). Am besten stellt man sich die Wirkungen als Eigenschaften der ganzen Pflanze vor, wobei chemische Kenntnisse nichts weiter als eine Hilfestellung bei der Verordnung sind. In diesem Buch sind stets die Wirkungen die Grundlage für die Auswahl der Mittel.

Abführmittel: Abführende Mittel regen die Verdauung an. Stimulierende Laxativa dürfen jedoch nicht langfristig angewandt werden. Wenn dies notwendig zu sein scheint, müssen die Ernährung, der allgemeine Gesundheitszustand und Streßbelastungen sorgfältig überprüft werden. Beispiele hierfür sind Sennesblätter und Krauser Ampfer.
Adaptogene: Diese Kräuter steigern die Widerstandskraft gegenüber Streß und ermöglichen es dem Körper, durch Anpassung an äußeren Druck mit Problemen fertig zu werden und einen Zusammenbruch zu vermeiden. Adaptogene wirken durch eine Unterstützung der Nebennieren. Ein Beispiel hierfür ist Panax-Ginseng.
Antikatarrhalische Mittel: Antikatarrhalische Mittel helfen dem Körper, sich von übermäßigem Schleim zu befreien, sei es in den Nebenhöhlen oder an anderen Stellen im Körper. Der Katarrh selbst ist nicht das Problem; wenn zuviel Schleim erzeugt wird, ist dies in der Regel eine Reaktion auf eine Infektion oder der Versuch des Körpers, sich von einem Übermaß an Kohlehydraten zu befreien. Beispiele hierfür sind Goldrute und Augentrost.
Antiseptische Mittel: Antiseptika helfen dem Körper, sich gegen pathogene Erreger zu wehren oder sie zu zerstören. Sie steigern die Widerstandskraft des Körpers gegenüber Mikroorganismen. Manche Mittel enthalten antiseptische Substanzen oder wirken als spezifische Gifte gegen bestimmte Erreger, doch liegt in der Regel die Wirkung in einer Steigerung der natürlichen Abwehrkräfte des Körpers. Beispiele hierfür sind Sonnenhut und Knoblauch.

Bittermittel: Kräuter mit bitterem Geschmack spielen in der vorbeugenden Medizin eine besondere Rolle. Ihr Geschmack löst im Zentralnervensystem eine sensorische Reaktion aus, bei der Verdauungshormone ausgeschüttet werden, die wiederum eine ganze Reihe von Wirkungen haben, wie zum Beispiel Appetitanregung, Stimulierung der Verdauungssäfte, Steigerung des Galleflusses und Unterstützung der Entgiftungstätigkeit der Leber. Beispiele hierfür sind Odermennig und Enzian.

Blähungstreibende Mittel (Karminativa): Pflanzen, die reich an flüchtigen aromatischen Ölen sind, regen die Funktion des Verdauungssystems an. Sie wirken lindernd auf die Darmwand, wirken vorhandenen Entzündungen entgegen, helfen bei Bauchschmerzen und beseitigen Blähungen im Darmtrakt. Beispiele hierfür sind Melisse und Pfefferminze.

Blutdrucksenkende Mittel: Diese pflanzlichen Mittel senken überhöhten Blutdruck. Beispiele sind Weißdorn und Lindenblüten.

Entzündungshemmende Mittel: Diese Pflanzen wirken bei Entzündungen lindernd oder bauen direkt den Entzündungszustand des Gewebes ab. Sie wirken in unterschiedlicher Weise, hemmen jedoch meist nicht die entzündliche Reaktion als solche, sondern unterstützen und aktivieren die natürlichen Abwehrreaktionen des Körpers. Beispiele hierfür sind Kamille, Mädesüß und Yamswurzel.

Harntreibende Mittel (Diuretika): Diuretika steigern die Bildung und Ausscheidung von Harn. In einem weiteren Sinne wird dieser Begriff manchmal auch auf Kräuter angewandt, die auf die Harnwege wirken. Sie helfen dem Körper, sich von Schlackenstoffen zu befreien, und unterstützen den Prozeß der inneren Reinigung. Beispiele sind Löwenzahn und Bärentraube.

Hautrötende Mittel: Die Heilpflanzen in dieser Kategorie regen bei Anwendung auf die Haut die lokale Durchblutung an und fördern dadurch die Heilung, Reinigung und Versorgung mit Nährstoffen. Sie werden oft zur Linderung der Schmerzen und Schwellung an entzündeten Gelenken angewandt. Beispiele sind Senf und Ingwer.

Herzmittel: Herzmittel wirken unterstützend auf die Herztätigkeit. Einige der Mittel in dieser Gruppe wirken stark anregend auf das Herz, wie zum Beispiel Fingerhut, während andere eine sanftere Wirkung haben, wozu unter anderem Weißdorn und Herzgespann zählen.

Hustenlösende Mittel (Expektorantia): Im engeren Sinne regen diese Kräuter das Abhusten von Schleim aus den Lungen an, doch werden mit diesem Begriff manchmal auch allgemein Tonika für das Atemsystem bezeichnet. Stimulierende Expektorantia »reizen« die Lungenbläschen, wodurch Schleim ausgetrieben wird. Entspannende Expektorantia lösen Verkrampfungen der Lungenmuskulatur und lockern Schleimabsonderungen, wodurch sie bei trockenem Reizhusten hilfreich sind. Beispiele hierfür sind Königskerze und Andorn.

Krampflösende Mittel: Krampflösende Mittel lösen Muskelkrämpfe, bauen die Muskelspannung ab und können, da viele von ihnen auch Nervenmittel sind, auch psychologische Spannungen lindern. Einige krampflösende Mittel wirken gegen Muskelkrämpfe im ganzen Körper, während andere nur auf bestimmte Organe oder Bereiche wirken. Beispiele hierfür sind Schneeball und Baldrian.

Leberstärkende Mittel: Diese Mittel tonisieren und stärken die Leber und steigern teilweise den Gallefluß. Innerhalb der ganzheitlichen Medizin sind sie wegen der wichtigen Rolle der Leber für die Funktion des ganzen Körpers von großer Bedeutung. Beispiele hierfür sind Kanadische Gelbwurz und Mariendistel.

Menstruationsfördernde Mittel (Emmenagoga): Emmenagoga regen die Menstruationstätigkeit an. In vielen Kräuterbüchern wird der Begriff jedoch in einem weiteren Sinne für Mittel gebraucht, die das weibliche Fortpflanzungssystem normalisieren und tonisieren. Beispiele hierfür sind Falsche Einhornwurzel und Polei.

Nervenstärkende Mittel (Nervine): Diese Mittel unterstützen das Nervensystem und können in drei Kategorien gegliedert werden. *Tonisierende* Nervine stärken das Nervensystem. *Entspannende* Nervine befreien von Angst und Anspannung, indem sie Körper und Geist beruhigen. *Stimulierende* Nervine regen die Nerventätigkeit direkt an. Beispiele für entspannende Nervenmittel sind Helmkraut und Baldrian.

Schleimstoffe (Demulcentia): Schleimstoffe schützen gereiztes oder entzündetes Gewebe. Sie lindern die Reizung im ganzen Darmtrakt, senken die Empfindlichkeit gegenüber möglicherweise ätzenden Magensäuren, beugen Durchfall vor, lösen Muskelkrämpfe, die zu Koliken führen, dämpfen den Hustenreiz und lösen schmerzhafte Krämpfe im Blasenbereich. Beispiele hierfür sind Eibisch und Ulme.

Schweißtreibende Mittel: Diese Mittel regen das Schwitzen an, wobei Schlackenstoffe durch die Haut ausgeschieden werden. In dieser Weise sorgen sie für eine saubere und harmonische innere Welt. Einige bilden feststellbaren Schweiß, während andere den normalen Flüssigkeitstransport durch die Haut unterstützen. Schweißtreibende Mittel bewirken oft eine Erweiterung der oberflächlichen Haargefäße, wodurch auch eine Verbesserung der Durchblutung eintritt. Sie unterstützen die Nieren bei ihrer Arbeit, indem sie die Reinigung durch die Haut steigern. Beispiele sind Wasserhanf und Ingwer.

Stärkungsmittel (Tonika): Die tonisierenden Heilkräuter sind sanfte Mittel, die nähren und beleben. Beschreibung und Beispiele hierfür siehe auf Seite 142–144 und 173.

Umstimmende Mittel: Diese Kräuter stellen allmählich die Funktionstüchtigkeit des Körpers wieder her und steigern Gesundheit und Vitalität. Einige umstimmende Mittel unterstützen die natürliche Ausscheidung von Schlacken über Niere, Leber, Lunge oder Haut. Andere stimulieren die Verdauungsfunktion oder sind antiseptisch, während andere »einfach wirken«! Beispiele hierfür sind Klette und Klettenlabkraut.

Wundheilende Mittel: Hierbei handelt es sich um Heilpflanzen für Hautverletzungen, doch wirken sie zum Beispiel auch bei Magengeschwüren. Dazu zählen Beinwell und Ringelblume.

Zusammenziehende Mittel (Adstringentia): Adstringentia haben eine zusammenziehende Wirkung auf Schleimhäute, Haut und andere Gewebe, die durch Gerbstoffe hervorgerufen wird. Diese Kräuter fällen Eiweißmoleküle aus und wirken damit gegen Reizungen und Entzündungen, indem sie eine Sperre gegen Infektionen aufbauen (besonders hilfreich bei Wunden und Verbrennungen). Beispiele hierfür sind Odermennig oder Eichenrinde.

Nichttherapeutische Kriterien

Die Anwendung der therapeutischen Kriterien liefert eine Reihe möglicher Mittel, die in gleicher Weise in Frage kommen. Um die Auswahl weiter einzugrenzen, können einige ***nichttherapeutische*** Faktoren herangezogen werden.

Ästhetische Kriterien

Pflanzliche Arzneimittel müssen keineswegs immer unangenehm schmecken. Wenn mehrere Mittel zur Wahl stehen, können Geschmack, Aroma und optisches Erscheinungsbild berücksichtigt werden. Dies bleibt dem persönlichen Geschmack vorbehalten, und man darf aus den in Frage kommenden Heilpflanzen nach therapeutischen Kriterien und eigenen Vorlieben auswählen. Die einzige Ausnahme bilden Bitterstoffkräuter: Wenn Bitterkeit indiziert ist, muß die Bitterkeit auch zu schmecken sein; andernfalls besteht keine Heilwirkung.
Ein angenehmes Hustenmittel wird in Frankreich sehr häufig verwendet und aus den Pflanzenblüten hergestellt, die den Hustenreflex lindern und das Abhusten des Schleims aus den Lungen erleichtern. Natürlich kann man sich damit begnügen, eine wirkungsvolle pflanzliche Hustenmixtur herzustellen; leider bestehen solche wirksamen Kombinationen oft aus Pflanzen mit einem scharfen und unangenehmen Geschmack. Bei dem Mittel aus Frankreich sind die therapeutischen Wirkungen dieselben, doch hat es darüber hinaus ein köstliches Aroma, einen feinen Geschmack und eine schöne Farbe.

Wirtschaftliche Kriterien

Im Idealfall sollten Heilpflanzen kostenlos sein. Die Natur verlangt nichts für Kräuter, sondern läßt sie wild und frei wachsen. Durch das Sammeln können Kosten entstehen, doch ist dies eine andere Frage. Wenn Sie die Wahl haben, entscheiden Sie sich für häufige und billige Kräuter. Teure, seltene oder importierte Pflanzen sind in vielen Fällen keineswegs wirksamer als gewöhnliche und ganz bescheidene Brennessel oder Klettenlabkraut. Natürlich hat die aufstrebende Heilkräuterindustrie ein finanzielles Interesse daran, neue »Wunderdrogen« aus exotischen Teilen der Welt anzupreisen – aber exotisch ist immer nur das, was man selbst noch nicht kennt.

Umweltkriterien

Wenn man die Auffassung teilt, daß ökologische Zusammenhänge eine Auswirkung auf die Heilkunst haben, kommt man zu wichtigen Schlußfolgerungen. Die Wahl der wirksamsten Therapie muß von den individuellen Bedürfnissen ausgehen; andererseits kann Donnes Erkenntnis, daß »niemand eine Insel ist«, nicht übergangen werden. In einer Welt, in der die Aktivitäten des Menschen zu einer Bedrohung des Lebens geworden sind, müssen auch die weiteren Folgen der Gesundheitspraxis berücksichtigt werden. Neben den bereits beschriebenen Kriterien kann auch die Umweltverträglichkeit eine Möglichkeit sein, geeignete und ungeeignete Behandlungen zu unterscheiden (diese wichtigen Themen werden in meinem Buch *Elements of Herbalism* ausführlich behandelt).

Gesundheitsfragen beim älteren Menschen

In den folgenden Kapiteln werden Möglichkeiten vorgestellt, wie eine Vielzahl von Erkrankungen des älteren Menschen behandelt werden können. Dabei ist es nicht einfach mit der Erkennt-

nis getan, daß ältere Menschen niedrigere Dosen brauchen. Der Kräuterheilkundige muß vielmehr eine Reihe von Faktoren berücksichtigen, die im Alter häufiger auftreten, denn die biologische Entwicklung und die Stoffwechselveränderungen haben oft nachhaltigen Einfluß auf das Krankheitsgeschehen.
Ältere Menschen neigen eher zu Unverträglichkeitsreaktionen als jüngere Patienten. 1986 entfielen etwa 33 Prozent aller derartigen Reaktionen und 50 Prozent aller Todesfälle durch iatrogene Ursachen auf Patienten über sechzig Jahre. Diese Zahlen haben mehrere Gründe.

- Chemische Veränderungen im Blut können zu einem erhöhten oder verlängerten Plasmaspiegel der Heilmittel führen.
- Ebenso können Veränderungen des Stoffwechsels die erwartete Reaktion auf ein pflanzliches Mittel verstärken oder abschwächen.
- Durch die erhöhte Zahl von Ärzten, Erkrankungen und Medikationen je Patient sind Ältere besonders für medizinisch verursachte (iatrogene) Erkrankungen disponiert.

Angesichts des Zusammenhangs zwischen chronischen Erkrankungen und Altern überrascht die Tatsache nicht, daß älteren Patienten manchmal bis zu zwölf Mittel gleichzeitig verordnet werden, was in den meisten Fällen zuviel ist. Wenn eine pflanzliche Therapie durchgeführt werden soll, muß man sich über einige der altersbedingten pharmakologischen Veränderungen im klaren sein. Eine verantwortungsbewußte pflanzliche Verordnung für ältere Patienten muß die Veränderungen berücksichtigen, die der Alterungsprozeß hinsichtlich der Aufnahme-, Verteilungs- und Ausscheidungsmechanismen mit sich bringt. Diese Probleme sind für den Kräuterheilkundigen zwar weniger akut, aber dennoch vorhanden. Die pharmakologische Forschung hat für die Verordnung von pflanzlichen und synthetischen Präparaten insbesondere auf die Bedeutung der folgenden Punkte hingewiesen:

- *Resorption des Mittels.* Eine chemische Substanz oder ein Pflanzenauszug kann bei oraler Einnahme nur dann in den Blutstrom übergehen, wenn die Schleimhaut des Magen-Darm-Traktes gesund ist. Die Mittel müssen lange genug mit der Schleimhaut in Kontakt sein, außerdem muß der Resorptionsort ausreichend durchblutet sein. Die normalen alterungsbedingten Veränderungen wirken sich auf alle diese Faktoren aus: Die Oberfläche des alternden Körpers nimmt ab, die Durchblutung der Organe wird schlechter, und es treten Veränderungen der Drüsentätigkeit ein.
- *Plasmabindung.* Nach der Aufnahme durch die Organe werden pflanzliche Substanzen mit dem Blut transportiert. Die komplexeren Moleküle sind oft an Bluteiweiß wie Albumin gebunden. Solche eiweißgebundenen Substanzen konkurrieren oft um Bindungsstellen, was wiederum Folgen für die Verfügbarkeit von Arzneimitteln hat. Dieser Bindungsprozeß unterliegt beim Altern komplexen Veränderungen.
- *Verteilung im Körper.* Mit zunehmendem Alter nimmt der Anteil an Körperflüssigkeit und Muskelmasse ab, während das Körperfett zunimmt. Dadurch werden fettlösliche Substanzen besser verteilt als wasserlösliche Substanzen.
- *Ausscheidung.* Die Wirkung eines Arzneimittels hört auf, wenn es aus dem Körper ausgeschieden oder in eine inaktive Form überführt wird. Hierfür spielen der Leberstoffwechsel, die Nierenfunktion und die Ausscheidung an anderen Körperstellen eine Rolle. Alle diese Funktionen verlieren mit dem Alter an Wirksamkeit.

Aufgrund dieser Fakten muß sorgfältig dosiert werden. Im allgemeinen wird eine niedrigere Dosierung gegeben als beim jüngeren Erwachsenen. Das Hauptproblem ist die Gefahr einer paradoxen Reaktion, d. h. bei sehr alten Menschen haben Mittel oft nicht die erwartete, sondern eine gegenteilige Wirkung. So kann zum Beispiel das Beruhigungsmittel Valium auf das Nervensystem älterer Menschen eine ausgeprägt anregende Wirkung haben. Dies ist eine unvorhersehbare Reaktion, weshalb anfänglich vorsichtig dosiert werden muß und der Patient sorgfältig zu beobachten ist.

Die »Krankheit« der Medizin

Allzu viele Erkrankungen älterer Menschen haben ihre direkte Ursache in einer vorangegangenen medikamentösen Behandlung. Jahrelange Medikation (einschließlich der damit verbundenen Nebenwirkungen) schlägt sich in Verbindung mit medizinischen Verfahren jeglicher Art letztlich in einem erhöhten Auftreten iatrogener Erkrankungen nieder, d. h. Erkrankungen, die in irgendeiner Weise durch eine ärztliche Behandlung ausgelöst sind. Wenn festgestellt wird, daß die Symptome durch ein häufig verordnetes Mittel ausgelöst wurden, besteht die beste Behandlung natürlich darin, das betreffende Mittel abzusetzen. Dies ist aber nicht immer möglich, und es kann sogar gefährlich sein, ein verordnetes Mittel einfach wegzulassen. In Absprache mit dem Arzt kann man oft eine Vorgehensweise festlegen, bei der jeweils ein Mittel unter sorgfältiger Beobachtung abgesetzt wird. (Innerhalb der geriatrischen Ärzteschaft ist heute der Nutzen eines gelegentlichen »Arzneimittel-Feiertags« weithin anerkannt.)

Symptom	*Möglicherweise verantwortliches Mittel*
Ausscheidungsstörung	Entzündungshemmende Mittel, Steroide, viele andere Mittel
Ausschläge	Antibiotika, fast alles
Benommenheit	Antihistamine, Kodein, Tranquilizer, Sedativa
Bluterguß	Aspirin, Steroide (zum Beispiel Prednison)

Blutung	Aspirin, Heparin, gerinnungshemmende Mittel
Durchfall	Einige Antazida; praktisch alles
Gedächtnisverlust/Verwirrung	Tranquilizer, Kodein, Sedativa, Antihistamine
Geschwüre	Aspirin, andere nichtsteroidale entzündungshemmende Mittel
Schwindel	Unter anderem Mittel zur Behandlung von hohem Blutdruck
Übelkeit	Fast alles

Die Nebenwirkungen schulmedizinischer Mittel bilden ein großes Problem, dem die Pflanzenheilkunde begegnen könnte. Leider weiß man heute noch sehr wenig über die komplexen Wechselwirkungen der allopathischen Mittel und den biochemischen Wechselwirkungen zwischen einzelnen Pflanzen und allopathischen Mitteln, und hinsichtlich der vielversprechenden potentiellen Einsatzgebiete von Kräutern gibt es praktisch keine Forschungen. Dennoch kann man Pflanzen unbedenklich bei Menschen einsetzen, die sich von iatrogenen Krankheiten erholen sollen, und sie sind sehr gut bei der ganzheitlich vorbeugenden Gesundheitspflege sowie der Behandlung von postoperativen Zuständen anwendbar.

Vorbeugende Gesundheitspflege

Sofern keine spezifischen pathogenen oder kausalen Faktoren vorliegen, kann man durch entsprechende Gesundheitspflege Krankheiten vorbeugen. Gesundheit ist mehr als die Abwesenheit von Krankheit, und man kann Wohlbefinden aktiv erlangen, statt zu warten, ob es sich einstellt. Der Schlüssel zu einer erfolgreichen vorbeugenden Medizin ist Gleichgewicht und Harmonie in allen Bereichen:

- Die *Ernährung* muß so gestaltet werden, daß der Körper alles bekommt, was er für seine Gesundheit und Ganzheit braucht.
- *Haltungsfehler* müssen behoben werden, gegebenenfalls durch kompetente Therapeuten; vorbeugend wirken entsprechendes Training, Tanz oder sonstige körperliche Ausdrucksformen, die Spaß machen. Die Körperhaltung hat eine nachhaltige Wirkung auf alle Aspekte des menschlichen Lebens, und Kräuter können die Knochen nicht bewegen!
- Ein bewußtes und freies *emotionales Leben* ist für die Erlangung einer inneren Harmonie unerläßlich. Dies bedeutet nicht, daß jeder eine psychotherapeutische Behandlung braucht – jeder sollte aber seinen jeweiligen emotionalen Bedürfnissen die entsprechende Aufmerksamkeit widmen. (Natürlich muß man nicht unaufhörlich lächeln! Die Auseinandersetzung mit seinem Ärger oder Kummer gehört einfach dazu.)
- *Seelische Faktoren* spielen eine ganz wesentliche Rolle, denn wir sind, was wir denken! Ohne eine persönliche Vision wird das Leben zu einem Prozeß langsamer Degeneration und fortschreitender Hinfälligkeit. Achten Sie auf ihr Selbstbild, ihre persönlichen Zielsetzungen usw.
- Eine gewisse Offenheit für *Spiritualität* ist ebenfalls von Bedeutung. Hierzu gehört zum Beispiel die Fähigkeit, die Schönheit eines Sonnenuntergangs zu bewundern, Empfindsamkeit für Dichtung oder Malerei, ein religiöses Bekenntnis oder ganz einfach eine undogmatische Freude am Leben.

Bei der vorbeugenden Gesundheitspflege sind die verschiedenen Wirkungen der Heilkräuter zu berücksichtigen.
Systemtonika nähren und tonisieren den ganzen Körper, seine Form und Funktion, ohne eine spezifische physiologische oder biochemische Reaktion auszulösen.
Nachfolgend eine Übersicht über die allgemeinen Tonika, die in der europäischen und nordamerikanischen Kräuterheilkunde eingesetzt werden:

- *Herz und Kreislauf:* Weißdorn, Knoblauch, Ginkgo
- *Atemwege:* Königskerze, Alant, Huflattich
- *Verdauung:* Ein Allgemeintonikum gibt es hier nicht, mit Ausnahme vielleicht von Kamille und Mädesüß; in Betracht kommen die bitteren Tonika
- *Leber:* Bittermittel, Mariendistel, Löwenzahnwurzel
- *Harnwege:* Maisgriffel, Quecke, Bärentraube
- *Geschlechtsorgane:* Bei Frauen Himbeere und andere Uterustonika; bei Männern Ginseng, Zwergpalme oder Damiana.
- *Nerven:* Hafer, Helmkraut, Johanniskraut
- *Bewegungsapparat:* Selleriesamen, Brennessel
- *Haut:* Klettenlabkraut, Brennessel, Rotklee, Klette

Bittermittel haben insgesamt eine allgemein tonisierende Wirkung.
Stärkung des Immunsystems kann wichtig sein.
Die *Entgiftung* kann durch die Unterstützung der Ausscheidung des Körpers in sanfter Weise gefördert werden.

Nachsorge bei Operationen

Kräutermittel können sehr viel zum Erfolg chirurgischer Maßnahmen beitragen, sie aber natürlich nicht ersetzen. Die nachfolgenden Empfehlungen setzen voraus, daß die in Betracht gezogene Operation für den Patienten angemessen ist. Selbstverständlich sind sie kein Versuch, dasselbe zu erreichen wie die Operation selbst; Zweck des Einsatzes pflanzlicher Mittel ist es vielmehr, die Heilung nach dem Eingriff zu beschleunigen und zu unterstützen. Hierfür sind mehrere Faktoren zu berücksichtigen, die sich von Fall zu Fall unterscheiden, doch sind einige allgemeine Angaben möglich und hilfreich.
Der besondere Beitrag der Kräuterheilkunde sind die sanft normalisierenden Tonika, völlig unbedenkliche, ungiftige Pflanzen, die man geradezu als Nahrungsmittel betrachten könnte. Wenn man sich auf diese Kräuter konzentriert, dürfte der begleitende

Arzt keine Einwendungen haben, da schädliche Wechselwirkungen nicht bekannt sind.
Die tonisierenden Mittel werden so ausgewählt, daß der Heilungsprozeß in jenen Geweben, Organen oder Körpersystemen unterstützt wird, die durch die Operation am stärksten verletzt wurden. Dort können Kräuter beim Heilungsprozeß ihre unmittelbare Wirkung entfalten. Man kann die tonisierenden Mittel entsprechend der Zielsetzung gliedern:

1. Die Operation selbst. Alle oben aufgeführten Tonika haben eine spezielle pflegende Wirkung auf einen oder mehrere Körperteile. So wäre zum Beispiel Weißdorn das geeignete Mittel bei Herzoperationen.
2. Gewebe, das durchschnitten wird (zum Beispiel Haut, Bindegewebe, Herzgefäße oder Nerven). Bei jeder Operation werden Hautschichten durchschnitten, kleine Blutgefäße und möglicherweise Nerven durchtrennt. Normalerweise heilt der Körper solche Wunden ohne weiteres; je älter der Mensch jedoch ist, desto hilfreicher ist eine Unterstützung. Hier wirken die sanften Mittel am besten: Brennessel für die Haut, Weißdorn und Ginkgo für die Blutgefäße und Johanniskraut für die Nerven.
3. Der ganze Körper, der angesichts der bevorstehenden Belastungen unterstützt werden muß. Dieser Streß umfaßt nicht nur die Besorgnis wegen des Eingriffs, sondern auch die physiologische Belastung während der Operation selbst. Die Art der Reaktion, die als Adaptationssyndrom bezeichnet wird, bestimmen weitgehend die Nebennieren. Die Kräuterheilkunde kennt Pflanzen, sogenannte Adaptogene, die diesen Drüsen und damit dem ganzen Körper helfen, die Auswirkungen von Streß zu bewältigen. Sie steigern die Widerstandskraft gegenüber Streß und helfen dem Körper, durch Anpassung an die Beschwerden einen Zusammenbruch zu vermeiden. Diese großartigen Mittel werden in dem Abschnitt über Streß besprochen (siehe Seite 177); in erster Linie ist hier Ginseng zu nennen.

4. Das Immunsystem. Die Wirkung von Heilpflanzen auf das menschliche Immunsystem findet heute große Beachtung. Beim optimalen Vorgehen müssen viele Faktoren berücksichtigt werden, weshalb ich auf den Abschnitt über das Immunsystem (Seite 303) verweise. Wenn man sich bezüglich der Wirksamkeit und Unbedenklichkeit für den betreffenden Patienten nicht völlig sicher ist, sollte man die stärkeren Immunstimulanzien vermeiden und mild umstimmende Mittel wie zum Beispiel Brennessel, Klettenlabkraut oder Rotklee verwenden.
5. Leber und Nervensystem, die die Wirkungen der Narkose bewältigen müssen. Die Leber ist in erster Linie für den Abbau und die Ausscheidung der Stoffwechselprodukte des bei der Operation eingesetzten Narkosemittels verantwortlich. Manche Menschen spüren tagelang die Nachwirkungen der Narkose. Mit den geeigneten Mitteln kann die Leber die Stoffwechselprodukte schneller aus dem Körper ausscheiden, so daß der Patient sich rascher erholt. Hier kommt vor allen Dingen Mariendistel in Frage, besonders dann, wenn die stärkeren Leberstimulanzien nach einer Operation vermieden werden müssen. Die sehr milden Bittermittel haben eine sanft anregende und unbedenkliche Wirkung auf das Nervensystem und unterstützen die Wirkung der Mariendistel.
6. Symptomatische Beschwerden (falls eine Bekämpfung möglich oder erwünscht). Diese sind natürlich je nach Operation und Patient unterschiedlich, jedoch kann mit sanft wirkenden Effektoren ein großer Teil der postoperativen symptomatischen Beschwerden gelindert werden.
7. Narbenbildung. Der Körper verfügt über eine wunderbare Wundheilungsfähigkeit. Bei jeder Wundheilung bilden sich Narben, doch können verschiedene pflanzliche Mittel die Bildung von Narbengewebe auf ein Mindestmaß begrenzen, ohne die Wirksamkeit des Wundverschlusses zu beeinträchtigen. Die Wundkräuter wie Ringelblume oder Johanniskraut besitzen hervorragende Wirkung, insbesondere in Kombination mit Vitamin-E-Öl.

Lassen Sie mich im folgenden ein Beispiel geben, wie tonisierende Kräuter zur optimalen Heilung eingesetzt werden können:

Entfernung der Gallenblase

Vor und nach der Operation: Schneeball
Geeignet sind auch alle anderen mild tonisierenden Lebermittel; eine Alternative wäre Kahles Schildblumenkraut. Heilpflanzen, die die Galleproduktion stark anregen, müssen vermieden werden. Gestaute Galle kann jedoch mit milden Mitteln in Bewegung gebracht werden.

Haut, Bindegewebe und Blutgefäße

Vor der Operation: Weißdorn und Schachtelhalm
Nach der Operation: Ginkgo und Ringelblume
Vor der Operation sollte das Gewebe gekräftigt werden; danach muß die Heilung beschleunigt werden. Ginkgo tritt als Mittel für Herz und Kreislauf an die Stelle von Weißdorn, weil es die nach einer Narkose wertvolle Eigenschaft besitzt, das Gehirn verstärkt mit Sauerstoff zu versorgen.

Nervensystem

Vor und nach der Operation: Johanniskraut.
Johanniskraut eignet sich besonders gut zur Förderung der Heilung physisch beschädigter Nerven.

Linderung der Streßreaktion

Vor und nach der Operation: Sibirischer Ginseng
Streß hat eine beträchtliche Auswirkung auf die Physiologie und bestimmt dadurch die Heildauer; hier haben die Adaptogene eine unmittelbare Wirkung (siehe Seite 189). Nervine sind nicht unbedingt geeignet, da der Körper einer chemischen Sedierung unterworfen ist.

Unterstützung des Immunsystems

Vor und nach der Operation: Brennessel, Klettenlabkraut und Rotklee
Die Unterstützung des Immunsystems in irgendeiner Form kann von großer Bedeutung sein; halten Sie sich am besten an die bewährten mild umstimmenden Mittel.

Entgiftung

Vor und nach der Operation: Mariendistel
Die Leber muß in erster Linie die Auswirkungen der Narkose bewältigen. Die milden Bittermittel haben eine unbedenkliche stimulierende Wirkung auf das Nervensystem und kräftigen die Leber.

Linderung der Symptome

Die Auswahl der Kräuter für eine Unterstützung vor und nach der Operation richtet sich nach den Symptomen. Ein mögliches Problem bildet die Verstopfung, bei der man anfänglich ein mild umstimmendes Abführmittel wie zum Beispiel Krausen Ampfer einsetzt. Stimulierende Laxativa dürfen nicht verwendet werden, da sie Pressen beim Stuhlgang auslösen und die Operationsnarbe beschädigen können.

Narbenbildung

Äußerlich Vitamin-E-Öl in Kombination mit einem Wundheilmittel wie Ringelblume oder Johanniskraut anwenden. Gegebenenfalls antiseptische und entzündungshemmende Öle benutzen.
Neben den hier empfohlenen Heilkräutern kann man auch vor der Operation eine homöopathische Arnika-Zubereitung verwenden. Selbstverständlich ist sorgfältig auf die Ernährung zu achten (siehe den Abschnitt über die Gallenblase). Wichtig ist für den Patienten auch die Zuwendung von Verwandten und Freunden.

Heilpflanzen bei Gesundheit und Krankheit

Mit einer Pflanzentherapie kann man viele Beschwerden des älteren Menschen in einer einfachen, sicheren und wirksamen Weise behandeln. In den nachfolgenden Kapiteln werden einige dieser Anwendungen vorgestellt, jedoch sind nicht alle Erkrankungen für eine Behandlung durch den Laien geeignet. Die hier gegebenen Empfehlungen sind sicher und zuverlässig, können aber nicht die diagnostischen Fähigkeiten, die Erfahrung und das therapeutische Wissen eines guten Mediziners ersetzen.
Der Kräuterheilkundige richtet seine Aufmerksamkeit auf Körpersysteme, weniger auf Krankheiten, und aus diesem Grund stehen auch das Wohlbefinden und die Vorbeugung im Vordergrund. Bei der Besprechung der einzelnen Körpersysteme stelle ich jeweils die folgenden Fragen:

- In welcher Weise wirkt sich das Altern auf die normale Aktivität und Struktur aus?
- Wie kann man dem Wohlbefinden des entsprechenden Körpersystems am besten dienen?
- Welche pflanzlichen Wirkungen und Heilmittel eignen sich für dieses Körpersystem?

Anschließend erläutere ich die gebräuchlichsten Pflanzentherapien der häufigsten Erkrankungen, wobei ich zunächst eine kurze Beschreibung des Krankheitsbildes gebe; es folgt eine Übersicht über die möglichen Wirkungen der Heilpflanzen und schließlich eine Auflistung in Frage kommender Heilkräuter und Stärkungsmittel. Die Mittel, die ich im einzelnen empfehle, werden bei der jeweiligen Erkrankung seit langem angewendet. Dies bedeutet für mich auch, daß die Mittel bewährt sind. Für den

Naturwissenschaftler ist dies »bloß« eine empirische Beobachtung und daher nicht wissenschaftlich. Für den Kräuterheilkundigen dagegen ist dies der unmißverständliche Ausdruck, daß die Heilpflanze eine erprobte Wirkung hat, denn Generationen von Menschen haben klinische Tests unter den härtesten Bedingungen durchgeführt – nämlich im Krankenbett!
Jedes Kapitel enthält ein Heilpflanzenrezept, dem die zuvor entwickelten Gedanken zugrunde liegen. Beachten Sie, daß dies nicht die einzig mögliche Verordnung für die Erkrankung oder in irgendeiner Weise »die richtige Antwort« ist! Die Befähigung des professionellen Kräuterheilkundigen liegt gerade in seinem kompetenten Umgang mit den Variablen, die bei jedem Einzelfall im Spiel sind. Weiterhin gebe ich kurze Hinweise zur Dosierung und Zubereitung. (Näheres hierzu in dem Abschnitt über die Herstellung von Kräutermitteln auf Seite 335.)
Weil die Kräuterheilkunde schließlich am besten wirkt, wenn sie in einer ganzheitlichen Perspektive eingesetzt wird, werden auch Hinweise zu Ernährung und Lebensweise gegeben, die die Pflanzentherapie unterstützen.
Weiterführende Informationen können jeweils in anderen Teilen dieses Buchs nachgeschlagen werden. Wenn zum Beispiel eine Heilpflanze erwähnt wird, die man nicht kennt, kann man sich in der Materia medica am Ende des Buches informieren (Seite 359). Die Techniken für die Zubereitung wirksamer Heilpflanzenrezepturen werden in dem Abschnitt über die Herstellung von Arzneien ab Seite 335 dargestellt.

Das Verdauungssystem

Heilkräuter sind für die Behandlung des Verdauungssystems unübertroffen. Viele ihrer Wirkungen beruhen auf dem Stoffwechsel und der Resorption der ganzen Fülle pflanzlicher Wirkstoffe, während andere durch die unmittelbare Einwirkung auf das Gewebe zustande kommen. Darüber hinaus beruhen in unserer Gesellschaft viele Erkrankungen des Verdauungstrakts auf nichts anderem als falscher Ernährung. Die heutige Durchschnittskost zeichnet sich durch einen hohen Anteil denaturierter Nahrungsmittel, chemischer Zusätze und Reizstoffe wie Alkohol und kohlensäurehaltige Getränke aus. Auch Tabak reizt die Verdauungswege, und verschluckter Teer kann Magengeschwüre hervorrufen. Aus diesem Zusammenhang wird klar, warum Heilpflanzen bei den verschiedenen Entzündungen und Reaktionen so hilfreich sind. Die unmittelbar lindernde Wirkung der Schleimstoffdrogen, die Heilwirkung der zusammenziehenden Mittel und die allgemeine Stärkung durch die Bittermittel können solche Schäden sehr gut beheben.

Wie bei jeder wirklichen Heilung hängt die »Genesung« letztlich nicht von der Arznei ab, gleich ob es sich um ein Kräutermittel oder ein allopathisches Mittel handelt. Zum Heilungsprozeß gehört immer auch die Beseitigung von Ernährungsfehlern und gegebenenfalls die Änderung eines streßbetonten Lebensstils. Kräutermittel können selbst bei schwerwiegenden Verdauungsbeschwerden eine beeindruckende Besserung herbeiführen, doch hängt es vom Patienten ab, ob der Erfolg dauerhaft oder nur vorübergehender Natur ist.

Das Verdauungssystem ist in erster Linie ein langer Schlauch, der vom Mund bis zum Darmausgang etwa zwölf Meter mißt. Vereinfacht dargestellt verläuft die Verdauung beim gesunden Menschen wie folgt:

1. Beim Kauvorgang wird die Nahrung mit Speichel durchmischt, womit die Verdauung von Kohlehydraten beginnt.
2. Die geschluckten Speisen wandern die Speiseröhre hinab, die vom Zungengrund zum Magen führt.
3. Im Magen wird die Speise durch die Knetbewegung des Magens weiter zerkleinert und chemisch zu einem dickflüssigen Speisebrei verdaut, dem Chymus.
4. Der Chymus tritt in den Zwölffingerdarm über, den oberen Teil des Dünndarms. Während Muskelkontraktionen (Peristaltik) den Speisebrei durch den Darm schieben, vollenden Darmsäfte, Bauchspeicheldrüsensäfte und Galle mit Hilfe von Enzymen die Zerlegung der Nahrung. Die bei diesem Vorgang frei werdenden Nährstoffe werden durch die Wand des Dünndarms resorbiert und treten in den Blutstrom über, der sie im Körper verteilt.
5. Unverdautes Material gelangt weiter in den Dickdarm, wo das Wasser in den Körper zurückgeführt wird.
6. Das restliche Material wandert in den Mastdarm über, der es ausscheidet.

Wenn bei einem dieser Schritte Probleme auftreten, können diese mit normalen Alterserscheinungen zusammenhängen und müssen kein Anzeichen für einen Krankheitsprozeß sein.

Das Verdauungssystem des älteren Menschen

Im ganzen menschlichen Körper führt der Altersprozeß zu Funktions- und Strukturveränderungen. Diese wiederum haben bestimmte Auswirkungen, die Wissenschaftler für normal halten. Der Umfang der Veränderungen und ihre Auswirkungen auf den übrigen Körper sind individuell verschieden. Hier erhebt sich wiederum die Frage: Was ist beim Menschen »normal«? Die altersbedingten Veränderungen haben Auswirkungen auf die Verdauungssäfte, die Leistungsfähigkeit der Bauchmuskulatur sowie die allgemeine Kontrolle und Integration von Funktionen.

1. Es werden weniger *Verdauungssäfte* erzeugt.
   - Die Speicheldrüsen erzeugen weniger Speichel mit einer niedrigeren Konzentration von Verdauungsenzymen.
   - Im Magen nimmt die Erzeugung von *Magensäften* ab dem 20. Lebensjahr ab. Im mittleren Lebensalter treten vermehrt chronische Magenentzündungen mit einer gleichzeitigen Degeneration der Magenschleimhaut auf. Durch solche Veränderungen nimmt ein älterer Körper weniger Eisen und Vitamin B_{12} auf als ein jüngerer.
   - Eine altersbedingte Veränderung des Darmtraktes, die manchen Menschen Beschwerden bereitet, ist eine zunehmenden *Unverträglichkeit von Milchprodukten*, da das Enzym, das Milchzucker abbaut, im Darmtrakt immer weniger zur Verfügung steht.
   - Auch die Leber unterliegt altersbedingten Veränderungen, wozu unter anderem ebenfalls ein Rückgang der Enzymkonzentrationen zählt.
   - Die Bauchspeicheldrüse weist ebenfalls altersbedingte Veränderungen bei der Herstellung und Absonderung von Verdauungsenzymen auf.
2. Die Muskulatur des gesamten Systems wird schwächer, die Darmwand wird dünner, und die Därme selbst büßen ihre Elastizität ein. Dadurch können in der Dickdarmwand Ausstül-

pungen entstehen, sogenannte Divertikel. Diese Ausstülpungen können sich entzünden.
3. Die Darmaktivität wird schwächer, und der Dickdarm büßt seine Effizienz ein.
   - Die Speisen verweilen länger in der Speiseröhre, weil die peristaltische Bewegung schwächer wird, durch die die Speise zum Magen getrieben wird.
   - Der Chymus kann länger im Dünndarm bleiben.
   - Im Dickdarm kann mehr Wasser entzogen werden, womit die Verstopfungsgefahr zunimmt.

Gesunderhaltung des Verdauungssystems

Noch wichtiger als die Behandlung von Erkrankungen ist die Erhaltung der Vitalität und Gesundheit. Dies klingt vielleicht wie ein unerreichbares Ideal, doch können in der Praxis einige einfache Regeln Krankheiten vorbeugen. Um das natürliche »Wohlbefinden« des Verdauungssystems zu erhalten, sollte man die folgenden Richtlinien beachten:

- Faserreiche Kost essen. Eine gute Füllung des Dickdarms sorgt für eine einwandfreie Funktion des Systems. Mangel an faserreicher Kost ist die Ursache vieler Darmleiden wie zum Beispiel Verstopfung und Divertikulose. Reich an Fasern sind Kleie, Vollkornbrot und Getreideflocken, frisches Obst und Gemüse.
- Verzichten Sie auf Nahrungsmittel, die zu Verdauungsbeschwerden führen. Probleme kann unter anderem blähendes Gemüse wie zum Beispiel Brokkoli, Blumenkohl und Kohl hervorrufen. Für andere sind möglicherweise Milchprodukte immer schlechter verdaulich. Wenn Darmkrämpfe, Blähungen, Durchfall oder Verstopfung auftreten, kann die Ursache in den Speisen zu suchen sein, die man in den letzten 48 Stunden zu sich genommen hat.

- Überessen kann zu Völlegefühl, Sodbrennen und Darmbeschwerden führen. Kalorienreiche Kost wird mit Gallensteinen in Verbindung gebracht.
- Sorgen Sie dafür, daß die Mahlzeiten ein fröhliches und entspannendes Ereignis sind. Man sollte das Essen niemals hinunterstürzen. Dieser ganz einfache Ratschlag kann eine entscheidende Rolle bei der Vorbeugung von Verdauungsbeschwerden, Sodbrennen und sogar Magengeschwüren spielen.
- Verzichten Sie auf Alkohol, Koffein und Nikotin oder schränken Sie deren Genuß zumindest ein. Diese allgemein gebräuchlichen Genußmittel sind Reizstoffe, die zu Sodbrennen und Verdauungsbeschwerden führen und bestehende Erkrankungen wie zum Beispiel Magengeschwüre oder Reizkolon verschärfen können.
- Bestimmte Arzneimittel bilden eine Belastung für den Verdauungstrakt. Aspirin, Antihistamine, harntreibende Mittel, blutdrucksenkende Mittel, Sedativa und andere Substanzen können Beschwerden hervorrufen. Fragen Sie Ihren Arzt, Apotheker oder Kräuterheilkundigen nach den möglichen Nebenwirkungen der Mittel, die Sie einnehmen müssen (siehe auch Seite 54).
- Beschränken Sie den Gebrauch von Abführmitteln und Mitteln gegen Magensäure oder verzichten Sie am besten ganz hierauf. Diese können im besten Fall nur Symptome lindern. Im schlimmsten Fall führen sie zu einer Gewöhnung.
- Entwickeln Sie Strategien zur Streßbekämpfung. Wer Anspannung und Ärger in sich hineinfrißt, kann dadurch seinem Verdauungssystem ganz erheblichen Schaden zufügen.
- Sorgen Sie für regelmäßige körperliche Bewegung. Damit halten Sie Ihr Gewicht unter Kontrolle, bauen Streß ab und regen die Darmtätigkeit an.

Magen-Darm-Beschwerden

Schätzungen zufolge sind täglich etwa 200 000 Amerikaner durch Magen-Darm-Beschwerden verschiedener Art arbeitsunfähig. Dies verdeutlicht, wie wichtig es ist, den Unterschied zwischen einem harmlosen Mißbefinden und ernsthaften Beschwerden feststellen zu können. Nachfolgend einige Beschwerden des Verdauungstrakts, die meist harmlos sind:

- *Rückfluß* und *Sodbrennen* durch übermäßiges Essen oder Trinken oder den Genuß von Speisen, die dem Betreffenden nicht bekommen. Ein häufiges Symptom ist ein starkes Brennen in der Mitte der Brust, das manchmal sogar für einen Herzanfall gehalten wird.
- Die häufigste Ursache für Unwohlsein sind *Blähungen*. Darmgas kann die Ursache für Aufgetriebensein, Mißbefindlichkeit, lästige Schmerzen und Unsicherheit in der Öffentlichkeit sein.
- *Verdauungsstörungen* ist ein sehr unscharfer Begriff, mit dem fast jegliche Magenbeschwerde umschrieben wird. Zu den Symptomen zählen Blähungen, Aufstoßen und Leibwinde, gespannter Magen und leichte Schmerzen.
- *Laktoseunverträglichkeit* entsteht durch das Fehlen von Laktase, des Enzyms, das Milchzucker verdaut. Nach dem Genuß von Milchprodukten verursacht der unverdaute Milchzucker Blähungen, Leibwinde, Übelkeit, Durchfall und sogar Krämpfe.
- *Darmgrippe*, eine der Hauptursachen für Krankheitstage. Die Symptome sind Übelkeit, Erbrechen, Durchfall und Krämpfe.
- *Arzneimittelreaktionen.* Viele allopathische Mittel haben eine Wechselwirkung mit der Magensäure, wodurch manchmal Krämpfe, starker Durchfall, Sodbrennen oder Verdauungsbeschwerden auftreten. Die häufigsten Verursacher sind Antibiotika und entzündungshemmende Mittel. Aspirin kann Sodbrennen, Verdauungsbeschwerden, Magenreizung, Magengeschwüre und innere Blutungen hervorrufen.

– *Reizkolon.* Symptome sind »Schmetterlinge« im Magen, Durchfall oder Verstopfung, Krämpfe, Übelkeit und Blähungen.

Wenn diese im allgemeinen gutartigen Anzeichen ohne offensichtliche Ursache zwei- bis viermal im Monat auftreten, könnte eine ernsthafte Erkrankung vorliegen. Beschwerden im Bauchbereich können durch verschiedene schwere Erkrankungen hervorgerufen werden, die später in diesem Kapitel besprochen werden. Hierzu zählen:

Divertikulitis. Symptome sind Fieber und ein dumpfer, beständiger Schmerz links unten im Magen, der bei Bewegung schlimmer wird.
Gallensteine. Das erste Symptom ist oft ein Spannungsgefühl unter den Rippen. Schwere Schmerzen treten meist in Wellen rechtsseitig im Oberbauch auf, ziehen zur Mitte des Rückens und teilweise bis zum rechten Schulterblatt.
Appendizitis. Ein dumpfer Schmerz im Bereich des Bauchnabels, der nach rechts unten im Bauch zieht und ständig schlimmer wird. Dies kann von Übelkeit, Erbrechen und Fieber begleitet sein.
Magengeschwüre. Ein nagender, brennender Schmerz, der sich wie Heißhunger anfühlt, aber meist eine bis zwei Stunden nach dem Essen oder bei leerem Magen auftritt, kann auf ein Magengeschwür hinweisen.
Nierenbeschwerden wie zum Beispiel Nierensteine können zu unerträglichen Schmerzwellen in der Mitte des Rückens führen, wo die Rippen an der Wirbelsäule ansetzen.
Darmverschluß verhindert den Weitertransport des Darminhalts. Es kommt zu Erbrechen, Übelkeit und heftigen Schmerzen. Erbrochenes, das wie gemahlener Kaffee aussieht, weist auf eine Magenblutung hin.
Krebs des Dickdarms, der Bauchspeicheldrüse, des Magens oder der Speiseröhre. Leider ist Krebs im Magen-Darm-Trakt erst in einem späten Stadium zu diagnostizieren.

Bauchspeicheldrüsenentzündung. Symptome sind schwere Magenschmerzen, die oft zum Rücken ausstrahlen. Es beginnt mit leichten Schmerzen, die sich jedoch innerhalb von Stunden verschlimmern und dann heftig bleiben. Aufrecht sitzen oder Nach-vorne-Beugen verschafft oft vorübergehende Linderung.
Ähnliche Symptome können durch Erkrankung von Milz, Blinddarm oder Leber hervorgerufen werden.
Wie kann man ein schwerwiegendes Symptom erkennen? Die nachfolgenden Anzeichen und Symptome sind Anlaß, einen Arzt aufzusuchen:

- Blut im Erbrochenen oder Stuhl.
- Symptome, die mehrere Stunden anhalten, zweimal oder öfter im Monat auftreten und mit Frösteln einhergehen.
- Sehr starke Schmerzen.
- Haut oder Augen nehmen eine gelbliche Färbung an, oder der Harn sieht bräunlich aus.
- Der Magen bläht sich, und dieser Zustand hält länger als ein oder zwei Tage an.
- Schleim im Stuhl.
- An der Stelle, an der man den Schmerz fühlt, ist eine Schwellung oder ein harter Klumpen zu spüren.
- Häufigkeit oder Aussehen des Stuhlgangs verändern sich.

Bei diesen Beschwerden	*Folgendes meiden oder reduzieren:* *
Magenschmerzen	Kaffee und koffeinhaltige Getränke, Alkohol, Nikotin, Aspirin, Arthritismittel, Asthmamittel, blutdrucksenkende Mittel, Antibiotika*.

* Vor dem Absetzen eines verordneten Arzneimittels ist stets der Arzt zu befragen!

Sodbrennen	Kaffee, Schokolade, Alkohol, Zwiebeln, Pfefferminze
Verstopfung	Weißbrot, Gebäck und andere stark denaturierte Nahrungsmittel; Antidepressiva, Antihistamine, harntreibende Mittel
Blähungen, Darmbeschwerden, Durchfall	Milch und Milchprodukte, mit Süßstoff gesüßte Produkte, Kaffee, Tee, Erdnüsse, Brokkoli, Kohl, Bohnen, Knoblauch

Heilkräuter für das Verdauungssystem

Die Verwendung von Heilpflanzen zur Unterstützung der Verdauung hat in Europa und Nordamerika eine lange Tradition. Ob Küchenkräuter wie Rosmarin oder arzneiartige Alkoholika wie Wermut oder Chartreuse – therapeutische Mittel werden in großen Mengen verwendet. Auch heute noch behaupten sich Heilkräuter in den offiziellen Arzneibüchern als die wichtigsten therapeutischen Substanzen im Bereich der verdauungsfördernden Bittermittel, der blähungstreibenden Mittel und Abführmittel verschiedener Stärke.
Einige Wirkungen von Heilkräutern, die nachfolgend in der Reihenfolge ihrer Bedeutung aufgeführt werden, sind von unmittelbarem Wert für das Verdauungssystem.

Schleimstoffdrogen: Schleimstoffdrogen schützen und heilen gereiztes und entzündetes Gewebe. Sie lindern die Reizung im ganzen Darmtrakt, senken die Empfindlichkeit gegenüber Magensäuren, beugen Durchfall vor und lösen die Muskelkrämpfe, die zu Koliken führen, dämpfen den Hustenreiz und lösen schmerzhafte Krämpfe im Blasenbereich. Beispiele hierfür sind Beinwell, Eibisch, Irisches Moos, Süßholz und Ulme.
Bittermittel: Kräuter mit bitterem Geschmack spielen in der vor-

beugenden Medizin eine besondere Rolle. Ihr Geschmack löst im Zentralnervensystem eine sensorische Reaktion aus, bei der Verdauungshormone ausgeschüttet werden, die wiederum eine ganze Reihe von Wirkungen auslösen, wie zum Beispiel Appetitanregung, allgemeine Stimulierung der Verdauungssäfte, Steigerung des Galleflusses, Unterstützung der Entgiftungstätigkeit der Leber und angeregte Heilung der Eingeweide. Beispiele hierfür sind Enzian, Goldrute, Odermennig, Schafgarbe, Wermut.

Zusammenziehende Mittel (Adstringentia): Adstringentia haben aufgrund ihres Tanningehalts eine zusammenziehende Wirkung auf Schleimhäute, Haut und anderes Gewebe. Diese Kräuter fällen Eiweißmoleküle aus und bauen dadurch eine Sperre gegen Infektionen auf. Sie sind besonders hilfreich bei Wunden und Verbrennungen. Beispiele hierfür sind Eichenrinde, Mädesüß, Odermennig und Storchschnabel.

Blähungstreibende Mittel: Pflanzen, die reich an flüchtigen aromatischen Ölen sind, regen die Funktion des Verdauungssystems an. Sie beruhigen die Darmwand, wirken vorhandenen Entzündungen entgegen, lindern Bauchschmerzen und beseitigen Blähungen im Darmtrakt. Beispiele sind Fenchel, Ingwer, Kamille, Kümmel, Lavendel und Pfefferminze.

Entzündungswidrige Mittel: Diese Pflanzen wirken bei Entzündungen lindernd oder bauen direkt den Entzündungszustand des Gewebes ab. Sie wirken in unterschiedlicher Weise, hemmen jedoch meist nicht die entzündliche Reaktion als solche, sondern unterstützen und aktivieren die natürlichen Abwehrreaktionen des Körpers. Beispiele hierfür sind Kamille, Mädesüß und Melisse.

Krampflösende Mittel: Krampflösende Mittel bauen die Muskelspannung ab und können, da viele von ihnen auch Nervenmittel sind, psychologische Spannungen lindern. Einige krampflösende Mittel wirken gegen Muskelkrämpfe im ganzen Körper, während andere nur auf bestimmte Organe oder Systeme Einfluß haben. Beispiele hierfür sind Baldrian, Kamille, Schneeball und Yamswurzel.

Abführmittel (Laxativa): Abführende Mittel regen die Verdauung an. Stimulierende Laxativa dürfen jedoch nicht langfristig angewandt werden. Wenn dies notwendig zu sein scheint, muß die Ernährung und der allgemeine Gesundheitszustand geprüft und eventueller Streß verringert werden. Beispiele für Abführmittel sind Flohsamen, Krauser Ampfer, Löwenzahnwurzel und Sennesblätter.
Leberstärkende Mittel: Diese Mittel tonisieren im allgemeinen und steigern manchmal den Gallefluß. Innerhalb der ganzheitlichen Medizin sind sie wegen der wichtigen Rolle der Leber von großer Bedeutung. Beispiele hierfür sind Kanadische Gelbwurz, Löwenzahn, Mariendistel und Schildblumenkraut.
Nervenstärkende Mittel (Nervine): Diese Mittel unterstützen das Nervensystem und können in drei Kategorien gegliedert werden. *Tonisierende* Nervine stärken das Nervensystem. *Entspannende* Nervine befreien von Angst und Anspannung, indem sie Körper und Geist beruhigen. *Stimulierende* Nervine regen die Nerventätigkeit direkt an. Beispiele für entspannende Nervenmittel sind Baldrian, Beifuß, Kamille, Lavendel und Rosmarin.

Aphthen

Diese schmerzhaften Geschwüre können einzeln oder gehäuft im Mund auftreten. Sie verschwinden meist innerhalb von ein bis drei Wochen, doch kehren sie bei manchen Menschen ständig wieder. Die Ursache ist nicht klar, doch hängt ihr Auftreten oft mit einer lokal oder allgemein geschwächten Immunabwehr zusammen. Streß ist sehr häufig beteiligt, ebenso Empfindlichkeit gegenüber bestimmten Nahrungsmitteln und Nährstoffmangel. Das beste Mittel zur Behandlung der Symptome ist Roter Salbei, ein wirksames entzündungshemmendes Mittel, das die lokale Reaktion im Mund dämpft und leicht antiseptisch wirkt. Roter Salbei ist eine Varietät des gewöhnlichen Küchensalbeis, hat je-

doch ein stärkeres flüchtiges Öl. Er wird in der Küche selten verwendet, ist aber die ideale Pflanze für ein Mundwasser gegen Aphthen und andere Entzündungen der Mundhöhle. Wenn man ihn nicht bekommen kann, hilft auch gewöhnlicher Salbei.
Für eine nachhaltigere Behandlung sind Heilkräuter angezeigt, die das gesamte Immunsystem kräftigen. Am besten geeignet sind Sonnenhut, Klettenlabkraut und Brennessel. Wenn Streß im Spiel ist, kommen auch entspannende Mittel, sogenannte Nervine, in Betracht. Von den vielen möglichen Nervinen empfehle ich Eisenkraut, das auch auf die Leber wirkt.

Mundwasser

Roter Salbei
Kamille

Einen Aufguß aus gleichen Teilen der getrockneten Kräuter herstellen. Mit 2 TL (10 ml) der Mischung auf 2 dl Wasser häufig gurgeln.

Zum Einnehmen

Sonnenhut
Klettenlabkraut
Eisenkraut

Jeweils Tinkturen herstellen und zu gleichen Teilen mischen. 3x täglich ½ TL (2,5 ml) einnehmen.

Eisen, Vitamin C, Vitamin-B-Komplex und Zinkergänzung sind sehr hilfreich und genügen in manchen Fällen bereits, um die Beschwerden zu beseitigen. Wichtig ist es, den Zustand der Zähne zu prüfen, da ein Zahnabszeß oder eine Zahnfleischerkrankung der ursächliche Herd sein kann. Ebenso sind früher aufgetretene Magengeschwüre oder sonstige Magenbeschwerden Anlaß, die Pflanzentherapie an diesen Erkrankungen auszurichten. In der Ernährung sind alle Reizmittel zu meiden, seien es physische Reizungen (zum Beispiel sehr heiße oder grobe Speisen) oder chemische Reizmittel (saure Speisen, Alkohol, Tabak und stark gewürztes Essen).

Zähne und Zahnfleischentzündung

Durch die Alterungsvorgänge treten verschiedene normale Veränderungen der Zähne und des Zahnfleisches auf, die an sich keine Krankheitsanzeichen sind.

- Die Zähne werden dunkler, da dunkles, dichtes Dentin die Pulpa im Zahn ersetzt. Der Zahnschmelz wird dünner, so daß die darunter liegende dunklere Schicht durchscheinen kann.
- Die Zähne verfärben sich durch den langen Genuß bestimmter Speisen und Getränke und von Tabak.
- Die Zähne verschleißen. Man nimmt an, daß die normale Zahnbelastung so gering ist, daß unsere Zähne drei Leben halten könnten. Durch jahrelanges falsches Zähneputzen, Schleifen der Zähne, säurereiche Kost oder chronisches Erbrechen können sie jedoch viel schneller verschleißen.
- Das Zahnfleisch wird leichter beschädigt und heilt langsamer, weil die Durchblutung schlechter und die Immunabwehr schwächer wird.
- Beim älteren Menschen baut sich Zahnbelag schneller auf und führt zu Zahnfleischentzündung.
- Durch Zahnfleischerkrankungen oder Osteoporose des Kieferknochens können Zähne locker werden.
- Durch den Aufbau von Zahnbelag und empfindliches Zahnfleisch können hartnäckige Zahnfleischerkrankungen entstehen, die von Zahnfleischbluten bis zum Verlust von Zähnen reichen.

Zahnfleischeiterung (Wurzelhautentzündung) beginnt meist als Zahnfleischentzündung, kann manchmal aber auch das erste Anzeichen einer schweren Erkrankung sein. Hauptursache ist in der Regel schlechte Zahnpflege. Da Zahnfleischentzündungen besonders häufig in der Pubertät und während der Schwangerschaft auftreten, vermutet man auch hormonelle Zusammenhänge.
Mit Heilpflanzen kann man diesen Beschwerden in verschiedener Weise entgegenwirken, doch ersetzt dies in keinem Fall die ärztliche Hilfe. Heilpflanzen können andererseits die Maßnahmen des Arztes unterstützen. Antiseptische Pflanzen spielen eine wesentliche Rolle bei der Bekämpfung der Bakterienflora, die den Verfall begünstigt. Die antiseptische Wirkung von Myrrhe kann örtlich genutzt werden. Bewährt haben sich auch Mundwässer aus Rotem Salbei und die innere Einnahme von Sonnenhut. Entzündungshemmende und adstringierende Pflanzen bekämpfen die Blutung und lindern die Reizung. *Krameria triandra* (Ratanhia-Wurzel) hilft oft bei solchen Zahnfleischerkrankungen; obwohl nicht leicht erhältlich, ist sie oft Bestandteil pflanzlicher Zahnfleischmittel.

Zahnfleischmittel

Myrrhe
Sonnenhut
Ratanhia-Wurzel (falls nicht erhältlich, durch Eichenrinde ersetzen)

Jeweils Tinkturen herstellen und zu gleichen Teilen mischen. 3x täglich mit einer sehr weichen Bürste auf das Zahnfleisch auftragen.

Aufgüsse von Rotem Salbei oder Kamille zum Gurgeln verwenden. Nicht schlucken.

Zum Einnehmen

Sonnenhut
Klettenlabkraut
Gelbholz

Tinkturen der Kräuter zu gleichen Teilen mischen. 3x täglich 1 TL (5 ml) einnehmen.

Einige Markenzahnpasten, die die angegebenen Kräuter in derselben Form enthalten, können die Behandlung ebenfalls unterstützen.
Die nachfolgenden Ergänzungsmittel können bei der langfristigen Behandlung der Wurzelhautentzündung hilfreich sein:

- Vitamin C: 3 – 5 g täglich
- Vitamin E: 400 – 800 I. E. täglich
- Vitamin A: 20 000 I. E. täglich
- Selen: 400 µg täglich
- Zinkpikolinat: 30 mg täglich
- Folsäure: 2 mg täglich

Entzündung der Speiseröhre

Wenn Magensäure in den Hals aufsteigt, löst dies eine brennende Empfindung, unwillkürliches Husten oder, wenn Magensäure über die Luftröhre in die Lungen gelangt, sogar Atembeschwerden aus. Oft hängt dies mit einer abnormen Entspannung des Ösophagussphinkters zusammen, des Schließmuskels am unteren Ende der Speiseröhre, der den Übertritt von Speisen in den Magen steuert. Dadurch können Magensäfte in den unteren Teil der Speiseröhre zurückfließen, wodurch Sodbrennen (Schmerzen hinter dem Brustbein) auftritt. Beim älteren Menschen wird dieser Schließmuskel schwächer. Der gelegentliche Rückfluß

wird bei Menschen über vierzig oft zu einer chronischen Beschwerde, die durch einen Zwerchfellbruch bedingt ist; dabei ist die Verschlußklappe gedehnt und geschwächt, so daß sie ihre Aufgabe nicht mehr erfüllen kann. Dies ist eine häufige Beschwerde auch bei gesunden Menschen, insbesondere nach einer Mahlzeit.
Das wichtigste Element der Behandlung besteht im Erkennen und Vermeiden möglicher Reizstoffe. Nachfolgend einige Ursachen und entsprechende vorbeugende Maßnahmen.

- Viele Nahrungsmittel entspannen den Ösophagussphinkter, unter anderem Schokolade, Pfefferminze, Fette, gebratene Speisen und Kaffee. Bei empfindlichen Menschen kann der Verzicht hierauf den Rückfluß verringern.
- Alkohol greift den Sphinkter an, weshalb man auf ihn verzichten sollte.
- Rauchen entspannt den Sphinkter und steigert nachweislich den Rückfluß, weshalb man mit dem Rauchen aufhören sollte.
- Häufig verordnete Mittel, die eine Refluxösophagitis hervorrufen können, sind Theophyllin, Diazepam (Valium), Morphium und orale Empfängnisverhütungsmittel.
- Physische Faktoren, die zu einem Rückfluß führen können, sind gebeugte Haltung, Bücken, beengende Kleidung oder Gürtel, Liegen nach dem Essen oder flaches Schlafen. Heben Sie den Kopfteil des Bettes an oder schlafen Sie auf mehreren Kissen, und essen Sie drei Stunden vor dem Zubettgehen nichts mehr.
- Ein häufiger Faktor ist Fettleibigkeit.

Eine Kräuterbehandlung kann Beschwerden mindern, wenn sie begleitend eingesetzt wird. Schleimstoffdrogen wirken lindernd und hüllen die Wand der Speiseröhre ein, so daß sie vor Reizungen durch den Mageninhalt geschützt wird. Sehr wirksam sind Beinwell und Eibisch. Entzündungswidrige Heilpflanzen wie Kamille und Ringelblume dämpfen lokale Schleimhautreaktionen.

Bei einer allgemeineren Störung der Verdauungsvorgänge können blähungstreibende Mittel notwendig sein. Bittermittel sollte man meiden, da sie die Magensäure anregen und die Symptome verschlimmern können.

Beinwellwurzel	2 Teile
Eibischwurzel	2 Teile
Ringelblume	1 Teil
Kamille	1 Teil

Von der Tinktur dieser Mischung 3x täglich 1 TL (5 ml) einnehmen.
2 TL der getrockneten Kräuter mit 2 dl Wasser aufgießen und 3x täglich trinken.
Ein Aufguß von Melisse oder Kamille, in kleinen Schlucken über den Tag getrunken, bessert die Beschwerden.

Magenschleimhautentzündung

Eine Magenschleimhautentzündung (Gastritis) kann akut oder chronisch, ätzend oder nichtätzend sein, doch spielen aus der Sicht der Kräuterheilkunde diese Unterscheidungen keine allzu große Rolle. Die nachfolgend beschriebenen Maßnahmen können in allen Fällen angewandt werden, sofern nicht ein spezifisches Problem zugrunde liegt. Akute Gastritis kann durch schwere Verbrennungen, operative Eingriffe, Aspirin oder andere entzündungshemmende Mittel, Steroide, Nahrungsmittelallergene oder durch die Anwesenheit von Viren, Bakterien oder chemischen Giften hervorgerufen werden. Die Symptome (Appetitmangel, Übelkeit, Erbrechen und Beschwerden nach dem Essen) verschwinden meist, wenn der Auslöser beseitigt wird. Chronische Gastritis deutet meist auf eine Erkrankung wie zum Beispiel Magengeschwüre.
Schleimstoffdrogen (Beinwellwurzel, Eibischwurzel, Ulme) wirken beruhigend auf die Magenwand. Entzündungshemmende

Mittel wie Kamille und Melisse dämpfen die lokale Schleimhautreaktion. Handelsübliche Mittel gegen Magensäure (Antazida) lindern nur die Symptome. Ihr Hauptnachteil ist, daß der Körper auf die Neutralisierung der Magensäure mit einer vermehrten Sekretion reagiert. Mädesüß und Pfefferminze wirken ähnlich wie Antazida, jedoch ohne deren Nachteile. Entspannende Heilpflanzen (Nervine) sind hilfreich, wenn Streß beteiligt ist.

Beinwellwurzel	2 Teile
Eibischwurzel	2 Teile
Mädesüß	1 Teil
Kamille	1 Teil

Von der Tinktur dieser Mischung 3x täglich 1 TL (5 ml) einnehmen.
2 TL der getrockneten Kräuter mit 2 dl Wasser aufgießen und 3x täglich trinken.
Ein Aufguß von Melisse, Kamille oder Pfefferminze, in kleinen Schlukken über den Tag getrunken, ist hilfreich.

Die Lebensweise spielt eine wesentliche Rolle bei Ursache und Behandlung. Reizende Speisen (chemische Substanzen, Temperaturextreme, Fasern) müssen gemieden werden, ebenso saure Speisen, Alkohol und Tabak. Streßauslösende Faktoren (zum Beispiel Arbeitsumgebung) sind zu berücksichtigen (siehe nachfolgend unter Magengeschwür).

Magengeschwür

Geschwürbildungen in Magen, Zwölffingerdarm und Speiseröhre sind in unserer Gesellschaft sehr häufig, weshalb die pharmazeutische Industrie mit rezeptfreien Mitteln zur Bekämpfung der Symptome gutes Geld verdient. Die chemischen Mittel neutralisieren hauptsächlich die ätzende Wirkung der Magensäure auf

die Schleimhaut mittels Antazida. Es gibt jedoch einige Heilpflanzen, die umfassender wirken.
Geschwüre des Magen-Darm-Trakts haben einen chronischen, wiederkehrenden Verlauf mit unterschiedlichen Erscheinungsbildern. Dabei kennt etwa nur die Hälfte aller Magengeschwürpatienten den brennenden, nagenden oder ziehenden Schmerz oder das Gefühl eines Wundseins, eines »hohlen Magens«. Die Schmerzen im Oberbauch werden durch Antazida oder Milch gelindert. Das typische Bild bei Zwölffingerdarmgeschwüren ist Hungerschmerz, während der Schmerz bei Magengeschwüren durch Essen hervorgerufen werden kann.
Heilpflanzen mit lindernder, antazidischer, adstringierender und wundheilender Wirkung können eine schnelle und vollständige Heilung aller Geschwüre herbeiführen. In Frage kommen dabei Heilpflanzen wie Beinwell, Eibisch, Mädesüß, Ringelblume, Kamille und Kanadische Gelbwurz.
Schleimstoffpflanzen sind bei der Behandlung des Magengeschwürs besonders hilfreich. Da sie die Magenwand mit einer isolierenden Schicht überziehen, kann das Gewebe wieder heilen. Wenn das Heilkraut zugleich die Wundheilung beschleunigt, ist dies um so besser. Bei diesen Beschwerden werden vor allem Beinwell, Eibisch, Mädesüß, Ringelblume und Kamille eingesetzt. Neben der lindernden Wirkung von Beinwell und Eibisch spielen die in Ringelblume und Kamille enthaltenen Flavonoide vermutlich eine sehr wichtige Rolle. Süßholzwurzel ist ein weiteres wirksames Mittel, das heute auch in der allopathischen Medizin zur Behandlung von Geschwüren verwendet wird.
Eine erfolgreiche pflanzliche Behandlung des Magengeschwürs verläuft in zwei Phasen.

1. Bekämpfung der Entzündung und Einleitung der Heilung mit Schleimstoff- und Wundpflanzen:

Beinwellwurzel	2 Teile
Eibischwurzel	1 Teil
Kamille	1 Teil

Von der Tinktur dieser Mischung 3x täglich 1 TL (5 ml) einnehmen.
2–3 TL der getrockneten Kräuter mit 2 dl Wasser aufgießen und 3x täglich trinken.
Zur Linderung der Symptome kann ein Aufguß der frischen oder getrockneten Kräuter häufig getrunken werden.
Ein Aufguß von Melisse oder Kamille auf nüchternen Magen bekämpft die Entzündung und unterstützt die Rückbildung des Geschwürs.

2. Tonisierung und Vollendung der Heilung:

Kanadische Gelbwurz	1 Teil
Beinwellwurzel	2 Teile
Kamille	2 Teile

Von der Tinktur dieser Mischung 3x täglich 1 TL (5 ml) einnehmen.

Achtung: Wenn die Symptome nicht innerhalb einer Woche abgeklungen sind, müssen Sie zum Arzt gehen.

Magengeschwürpatienten sollten sich über bestimmte häufige Folgen einer schulmedizinischen Behandlung des Magengeschwürs im klaren sein:

- Übermäßiger Gebrauch von Mitteln gegen Magensäure (Antazida) kann dazu führen, daß die Aufnahme bestimmter Nährstoffe behindert wird.
- Übermäßiger Genuß von Milch oder Einnahme von Antazida kann zu erhöhten Kalziumwerten in Körpergeweben und im Harn führen, wodurch Nierensteine entstehen können.
- Eine reizlose und milchreiche Kost kann zu Fettleibigkeit führen.

- Der Genuß von Milch kann eine Überempfindlichkeit gegenüber Milchprodukten verschärfen.
- Fehlender Appetit kann in Verbindung mit Magengeschwüren zu einer Mangelernährung führen.

Die Ernährung spielt eine grundlegende Rolle bei der Entstehung und Behandlung von Magengeschwüren. In einigen Fällen kann die Geschwürbildung auf eine spezifische Nahrungsmittelallergie zurückzuführen sein, doch wird die Erkrankung immer durch Reizmittel verschärft. Pfeffer, Kaffee und alles, was beim Patienten Beschwerden auslöst, sollte aus der Ernährung gestrichen werden. Bei den Genußmitteln spielen vor allem Alkohol und Tabak eine Rolle. Auf die Einnahme von Aspirin und anderen nichtsteroidalen entzündungshemmenden Mitteln ist unbedingt zu verzichten. Mehrere kleine Mahlzeiten sind besser als wenige große. Mehr faserreiche Kost senkt das Risiko eines erneuten Magengeschwürs; im Anfangsstadium der Behandlung wird jedoch milde Kost empfohlen, um Reizungen zu vermeiden. Ruhe und ein Lebensstil mit weniger Streß sind wichtig. Ein individuelles Programm zur Streßbekämpfung ist anzuraten.
Empfohlene Ergänzungsmittel zur Unterstützung der Heilpflanzen sind:

- Vitamin A: 20000 I. E. 3x täglich
- Vitamin C: 500 mg 3x täglich (mit dem Essen einnehmen, um eine Reizung des Geschwürs zu vermeiden)
- Vitamin E: 100 I. E. 3x täglich
- Zink: 20 mg täglich

Zwerchfellbruch

Bei einem Zwerchfellbruch (Hiatushernie) werden Magenteile abgeklemmt, und es entsteht eine Reihe von Magensymptomen. Im Falle einer Hiatushernie tritt ein Teil des Magens durch die tropfenförmige Öffnung des Zwerchfells hindurch, an der die Speiseröhre in den Magen übergeht. Die häufigste Ursache ist erhöhter Druck im Bauchraum durch Husten, Erbrechen, Pressen beim Stuhlgang oder eine plötzliche körperliche Anstrengung. Weitere Faktoren können Schwangerschaft, Fettleibigkeit oder Flüssigkeitsansammlungen im Bauchraum sein.
Die Verlagerung des Magens kann bei Menschen jeglichen Alters und beiderlei Geschlechts auftreten, doch gilt sie als typische Beschwerde des mittleren Lebensalters. Die Mehrzahl ansonsten gesunder Menschen jenseits des fünfzigsten Lebensjahrs haben kleine Hiatushernien.
Die Symptome können mit Mitteln behandelt werden, die sich gegen die Magenbeschwerden richten, aber nicht die Ursache angehen. Gute Wirkung haben Beinwell, Eibisch, Mädesüß und Kamille. Besonders wertvoll ist Beinwell wegen seines Gehalts an Alantoin, das die Wundheilung fördert. Schachtelhalm hilft durch die Tonisierung des Bindegewebes, jedoch reizt er bei manchen Menschen den Magen zu stark.
Das vordringliche Ziel ist die Bekämpfung der Entzündung durch Schleimstoff- und Wundmittel, um den natürlichen Heilungsprozeß zu unterstützen.

Beinwellwurzel	1 Teil
Eibischwurzel	2 Teile
Mädesüß	1 Teil

Von der Tinktur dieser Mischung 3x täglich 1 TL (5 ml) einnehmen.
2 TL der getrockneten Kräuter mit 2 dl Wasser aufgießen und 3x täglich trinken.

Zur Linderung der Symptome kann ein Aufguß der frischen oder getrockneten Kräuter häufig getrunken werden.
Ein Aufguß von Melisse oder Kamille auf nüchternen Magen bekämpft die Entzündung.

Reizende Nahrungsmittel müssen gemieden werden. Besonders schädlich sind Alkohol und Tabak. Pfeffer, Kaffee und alles, was dem Patienten Beschwerden macht, sollte vom Speisezettel gestrichen werden. Häufige kleine Mahlzeiten sind besser als wenige große. Ruhe und ein weniger streßbetonter Lebensstil sind besonders wichtig.

»Magenverstimmung«

Diese unklare und vielschichtige Beschwerde ist funktioneller Natur, d. h. es ist keine organische Erkrankung feststellbar. Häufig treten Aufstoßen, Völlegefühl und Darmknurren (Borborygmus) auf, verbunden mit Schmerzen im (Ober-)Bauch. Oft ist eine psychische Komponente mitbeteiligt, doch wäre der Schluß zu voreilig, daß alle Magenverstimmungen psychosomatischer Natur sind. Vielfach spielen auch Ernährungsfaktoren eine Rolle. Wie schon zu Beginn dieses Kapitels erwähnt, können die Symptome denjenigen ähnlich sein, die schwerwiegendere Erkrankungen auslösen, von Herzkrankheiten bis zu Magengeschwüren und Gallenblasenbeschwerden. Jede hartnäckige »Magenverstimmung« muß daher vom Arzt abgeklärt werden.
Der Schlüssel zur Behebung solcher funktioneller Probleme liegt in der Verbesserung des Stoffwechsels und der Optimierung der Verdauung und Nahrungsaufnahme, während gleichzeitig die Beschwerden mit geeigneten Mitteln zu lindern sind.
Stimulierende Bitterkräuter fördern eine integrierte Sekretreaktion auf Speisen oder Hunger und steigern den Muskeltonus, der für einen guten Stuhlgang unerläßlich ist. Blähungstreibende Mittel wirken Flatulenz und örtlichen Entzündungen

entgegen und lösen Muskelkrämpfe, die Koliken auslösen können. Sie wirken weiterhin mild antiseptisch. Falls die blähungstreibenden Mittel die Bauchkrämpfe nicht beseitigen, können krampflösende Mittel indiziert sein. Nervine bauen Streß, Ängstlichkeit und Anspannung ab. Meist haben sie zugleich auch krampflösende Wirkung.
Jede Kultur und jeder Kräuterheilkundige hat ein bevorzugtes Mittel gegen Magenverstimmung. Es versteht sich, daß es sich hierbei meist um bittere oder beruhigende blähungstreibende Mittel handelt. Dazu gehören insbesondere Enzian, Pfefferminze, Kamille, Melisse, Hopfen und Baldrian. Die Zusammenstellung von Kräuterrezepten ist praktisch unbegrenzt, doch eignet sich oft die einfache Mischung oder gar ein Tee aus einer einzigen Frischpflanze am besten. Im Idealfall ist dies eine angenehm schmeckende, aromatische Pflanze. Wählen Sie aus den Kräutern, die therapeutisch für einen bestimmten Patienten am besten scheinen, eine Pflanze aus, die man leicht im Garten oder am Fensterbrett ziehen kann, so daß man ständig über frische Blätter verfügt:

– Pfefferminze, Kamille, Melisse

Diese Grundtherapie kann mit einer Kombination von Tinkturen unterstützt werden, die Bittermittel und blähungstreibende Mittel umfassen und dadurch Allgemeinwirkung auf das Verdauungssystem haben:

Kamille
Pfefferminze
Enzian
Baldrian

Aus gleichen Teilen eine Tinktur mischen und 3x täglich 10 Minuten vor dem Essen ½ TL (2,5 ml) einnehmen.

Wegen der funktionellen Natur dieser Beschwerden umfaßt die Therapie alles, was dem Patienten zu einer positiven Einstellung verhilft und die physiologische Aktivität unterstützt. Grundlegende Bedeutung kommt einer Ernährungsumstellung zu, doch können alle möglichen Therapien von Chiropraktik bis Rolfing hilfreich sein, daneben Streßberatung oder psychotherapeutische Behandlung.

Dickdarm

Viele Pflanzen wirken direkt bei Entzündungen und anderen Erkrankungen des Dickdarms. Mit Adstringentien wie Gagel, wundheilenden Linderungsmitteln wie Beinwell und Breitwegerich und den krampflindernden Eigenschaften von Yamswurzel und Schneeball kann sehr viel für die Heilung dieser lästigen Beschwerden getan werden.
Eine Dickdarmentzündung kann ganz verschiedene Ursachen haben. Das Reizkolon ist eine funktionelle Störung, bei der der Dickdarm abnorm große Mengen Schleim absondert, die im Stuhl erscheinen. Das häufigste Symptom sind Bauchkrämpfe, die mit Verstopfung oder Durchfall einhergehen. Die pflanzliche Therapie dieser Zustände ist aussichtsreich. Anders liegt der Fall bei ulzeröser Kolitis. Hierbei handelt es sich um eine schwere entzündliche Erkrankung, die autoimmunologischer Natur zu sein scheint; sie ist eine echte Herausforderung für jeden Therapeuten, sei er Kräuterheilkundiger oder Allopath.

Reizkolon

Bei dieser Beschwerde kann eine bunte Fülle von Symptomen auftreten, unter anderem Bauchbeschwerden, unregelmäßiger Stuhlgang und wechselnde Konsistenz des Stuhls. Bauchschmerzen gehen häufig mit einem breiten Spektrum von Allgemeinsymptomen einher, von Blähungen und Flatulenz bis zu Kopfschmerzen und ängstlicher Unruhe.

Durch die verschiedenartigen und manchmal unklaren Ursachen dieser Beschwerde betrachten sie manche Allopathen als rein psychisch bedingt. Streß, Sorgen usw. sind zwar in vielen Fällen wesentliche Faktoren, stellen aber dennoch nur Elemente eines komplexen Geschehens dar. Der Diagnostiker muß auch Nahrungsmittelunverträglichkeiten gegenüber so alltäglichen Speisen wie Weizen, Mais, Milchprodukten, Kaffee, Tee und Zitrusfrüchten berücksichtigen, Unverträglichkeit von Milchzucker, übermäßige Einnahme von Kleie (oft bedingt durch übertriebene Begeisterung für »gesunde Fasern«). Gelegentlich können auch infektiöse oder parasitische Organismen beteiligt sein (zum Beispiel Lamblia, Fadenwurm und Candida), doch bleibt die Differentialdiagnose schwierig. Eine wichtige Ursache ist auch Empfindlichkeit gegenüber verordneten Arzneimitteln, insbesondere Antibiotika.
Es gibt zwei extreme Formen von Reizkolon mit vielen dazwischenliegenden Abstufungen. Das *spastische Kolon* ist gekennzeichnet durch einen Wechsel zwischen Verstopfung und Durchfall, der oft durch die Aufnahme von Speisen ausgelöst wird. Das andere Extrem ist ein schmerzloser, aber »explosionsartiger« Durchfall. *Kolitis mucosa* ist eine funktionelle Störung, bei der der Dickdarm abnorm große Mengen Schleim absondert, der im Stuhl erscheint. Pflanzliche Mittel zeigen dabei eine gute Wirkung; in der Tat hat die Kräuterheilkunde hier oft mehr zu bieten als andere therapeutische Verfahren.
Wie bei den Verdauungsstörungen kann diese funktionelle Beschwerde von vielen Mitteln beseitigt werden. Blähungstreibende Mittel wie Kamille und Pfefferminze sind Beispiele für Pflanzen, die direkt auf ein Reizkolon wirken. Bittermittel fördern die Sekretion von Verdauungssäften und können oft die Darmfunktion normalisieren. Zu diesem Zweck werden auch Enzian und Odermennig eingesetzt. Adstringentia wie Gagel, Odermennig und Storchschnabel beheben den Durchfall und vermindern die pathologische Schleimproduktion. Die krampflösenden Eigenschaften der Spasmolytika Yamswurzel, Schneeball und Pfeffer-

minze fördern die Heilung ganz entscheidend. Sehr wertvoll ist Knoblauch, auch wenn man nicht weiß, ob dies auf seinen antiseptischen Eigenschaften oder einer umfassenderen Wirkung beruht. Abführende Mittel können vorübergehend indiziert sein, jedoch dürfen keine starken Mittel gewählt werden, da anderenfalls rasch wieder der Durchfall einsetzen kann.

Gagel	2 Teile
Beifuß	1 Teil
Kamille	1 Teil
Pfefferminze	1 Teil
Yamswurzel	1 Teil
Baldrian	1 Teil

Von der Tinktur dieser Mischung 3x täglich 1 TL (5 ml) einnehmen. Häufig den Aufguß eines blähungstreibenden Nervins wie zum Beispiel Kamille trinken.

Wie bei Verdauungsstörungen ist praktisch alles angezeigt, was dem Patienten Wohlbefinden verschafft oder die normale physiologische Aktivität anregt. Anpassung der Ernährung ist wichtig; beginnen Sie mit den folgenden Richtlinien:

- Den Genuß von Milchprodukten einschränken. Wenn die Symptome aufhören, ist Milchzucker der Übeltäter.
- Blähendes Gemüse meiden (Hülsenfrüchte, Kohl usw.).
- Süßigkeiten, Gebäck und andere Speisen meiden, die reich an raffiniertem Zucker sind.
- Ballaststoffe in den Speisezettel aufnehmen, unter anderem Kleie, Vollkorn und frisches Obst.
- Reichlich trinken.
- Keine Abführmittel einnehmen. Diese verschlimmern die Beschwerden eines bereits gereizten Darms.
- Für regelmäßige körperliche Bewegung sorgen, um Spannungen abzubauen.

Ulzeröse Kolitis

Diese schwere Erkrankung – eine echte Kolitis, da eine Entzündung vorliegt – scheint autoimmunologischer Natur zu sein, wodurch sie für jeden Therapeuten, sei er Kräuterheilkundiger, Homöopath oder Allopath, eine Herausforderung darstellt. Das Erscheinungsbild besteht meist in einer Serie blutiger Durchfälle unterschiedlicher Intensität und Dauer, die mit symptomfreien Zeiten abwechseln.
Ulzeröse Kolitis muß gegenüber Entzündungen mit infektiöser Ursache differenziert werden, da die Symptome von *Shigella, Salmonella* und anderen Bakterien sehr ähnlich sein können. (Ein diagnostischer Schlüssel können Reisen in jüngster Zeit oder intensiver Einsatz von Antibiotika sein.)

Achtung: Blutiger Stuhl ist stets ein Symptom, das dem Arzt vorgestellt werden muß!

Adstringentia wirken bei Durchfall und Blutverlust. Ausgezeichnet ist hier Gagel; zusätzlich können Odermennig und Storchschnabel eingesetzt werden. Schleimstoffdrogen wie Ulme und Eibischwurzel können die oberflächliche Reizung lindern. Wundheilmittel wie Beinwell fördern die Heilung der Geschwüre in der Schleimhaut. Entzündungshemmende Mittel helfen dem Körper bei seiner Abwehrreaktion. Blähungstreibende Mittel lindern die Bauchbeschwerden. Kamille erfüllt beide Funktionen. Spasmolytika lösen die Muskelkrämpfe in den Eingeweiden, die für einen erheblichen Teil der Schmerzen verantwortlich sind. Yamswurzel, Schneeball und Baldrian erweisen sich hier als wirksam. Nervine gehen den psychischen Teil der Beschwerde an.

Gagel	2 Teile
Yamswurzel	2 Teile
Beinwell	2 Teile
Baldrian	1 Teil

Odermennig	1 Teil
Kamille	1 Teil

Von der Tinktur dieser Mischung 3x täglich 1 TL (5 ml) einnehmen. Täglich sollte man mindestens eine rohe Knoblauchzehe essen und häufig den Aufguß eines geeigneten blähungstreibenden Nervins trinken.

Der Ernährung kommt bei Kolitis entscheidende Bedeutung zu. In vielen Fällen liegt ein Mangel vor. Ein gutes Multivitamin-/Mineralergänzungsmittel ist hilfreich. In ihrem *Textbook of Natural Medicine* empfehlen Pizzorno und Murray eine Mindestvitaminzufuhr in Höhe des fünffachen normalen Tagesbedarfs. Wichtige Minerale sind Zink, Magnesium, Eisen (bei Blutverlust über den Darm) und Elektrolytersatz bei starkem Durchfall.
Anfänglich sollte der Patient Ballaststoffe vermeiden, um die entzündete Schleimhaut nicht zusätzlich zu reizen; wenn die Symptome jedoch unter Kontrolle kommen, ist allmählich auf faserreiche Kost überzugehen. Milchsäurereicher Joghurt kann sehr hilfreich sein. Es wurde festgestellt, daß manche Patienten gut auf eine Kost ansprechen, die arm an natürlichem Salicylat ist.

Ergänzungsmittel zur Unterstützung der Heilpflanzen sind:

Multivitamin-/Mineralergänzung in hoher Dosis
Magnesium: 200 mg täglich
Zinkpikolinat: 50 mg täglich
Vitamin A: 50 000 I. E. täglich
Vitamin E: 200 I. E. täglich

Verstopfung

Verstopfung ist keine eigenständige Krankheit, sondern ein Symptom, das der Abklärung bedarf. Akute Verstopfung bedeutet für den Patienten eine klar erkennbare Veränderung. Diese Veränderung des Stuhlgangs kann ein Anzeichen für eine organische Erkrankung sein. Chronische Verstopfung ist eine anhaltende

Behinderung des normalen Stuhlgangs. In solchen Fällen sollte man zunächst die Ernährung prüfen, um den Stuhlgang wieder zu normalisieren.
Im Westen ist die häufigste Ursache für Verstopfung Mangel an faserreicher Kost. Der Therapeut sollte jedoch auch eine Reihe weiterer, wenn auch weniger häufig auftretender Ursachen in Betracht ziehen:

- Arzneimittel, die Auswirkungen auf die Darmtätigkeit haben, wie zum Beispiel Opiate, Eisenergänzungen, bestimmte Antidepressiva, synthetische Antazida, blutdrucksenkende Mittel, Muskelrelaxantien, Mittel gegen Parkinson-Krankheit, Anästhetika und übermäßiger Gebrauch von Abführmitteln.
- Bleivergiftung
- Reizkolon
- Lebensmittelallergie
- Divertikulitis
- Krebs
- Verengung des Dickdarms
- Schwere Entzündung im Bauchraum (zum Beispiel Appendizitis)
- Austrocknung
- Darmverschluß
- Lange Unbeweglichkeit oder Bettlägerigkeit
- Streß
- Depression
- Schmerzhafte Erkrankungen des Rektums, durch die der Patient es nicht wagt, den Schließmuskel zu entspannen
- Hormonelle Störungen wie zum Beispiel Schilddrüsenunterfunktion und Überfunktion der Nebenschilddrüsen

Wie bei der Behandlung vieler anderer funktioneller Beschwerden des Verdauungssystems verwenden die Kräuterheilkundigen verschiedene Kräuter. Man kann nicht nachdrücklich genug betonen, daß Verstopfung ein *Symptom* ist, das abgeklärt werden muß, wenn es auf eine pflanzliche Behandlung nicht anspricht oder seit längerer Zeit besteht. Abführende Heilpflanzen sind außerordentlich wirksam und behaupten daher ihren Platz in den offiziellen Arzneibüchern. Wenn Abführmittel (pflanzliche oder synthetische) jedoch über zu lange Zeiträume gebraucht werden, gewöhnt sich der Darm an sie, so daß der Stuhlgang ohne ihre Hilfe außerordentlich schwierig ist. Aus diesem Grund sind Abführmittel häufig die indirekten Ursachen für Verstopfung.

Das Spektrum der Heilpflanzen, die die Darmtätigkeit anregen, reicht von den sehr milden Laxanzien bis zu den drastischen Purgiermitteln, deren sich das Mittelalter so gerne bediente. Die unbedenklichen Abführmittel kann man nach ihrer Wirkungsweise in drei Kategorien gliedern.

1. *Quellmittel* vergrößern das Volumen des Darminhalts, wodurch die Dehnungsrezeptoren in der Darmwand zu Kontraktionen angeregt werden, die den Inhalt weiterbefördern. Die entsprechenden faserreichen Nahrungsmittel und Heilpflanzen bilden die einzige wirklich unbedenkliche langfristige Behandlung. Am besten steigert man ihre Dosierung langsam, bis der Stuhl weicher und voluminöser wird. Zu dieser Kategorie gehören Flohsamen und Flachssamen.

2. *Sekretionssteigernde Laxanzien* regen die Darmtätigkeit durch Stimulation der Galle an. Bei diesen Kräutern handelt es sich meist um Lebermittel oder Bittermittel. Beispiele hierfür sind Krauser Ampfer und Löwenzahnwurzel.

3. *Darmstimulierende Laxanzien* enthalten meist eine Gruppe natürlicher Inhaltsstoffe, sogenannte Anthrachinone, die die peristaltische Bewegung stimulieren. Sie sind sehr wirksam, können jedoch zu einer Gewöhnung führen, wenn sie zu lange eingesetzt werden. Häufig verwendete darmstimulierende Laxanzien sind Cascara sagrada, Senna und Kreuzdorn. Am besten verwendet man sie in Kombination mit blähungstreibenden Mitteln, um die Bauchschmerzen zu lindern, die sie hervorrufen können.

Jede langfristige Therapie muß auch faserreiche Kost einschließen, um für voluminösen Stuhl zu sorgen und die Darmmuskulatur wieder zu trainieren. Eine Ernährung mit einem sinnvollen

Anteil von Ballaststoffen ist die wirksamste Therapie (wobei die Betonung auf *sinnvoll* liegt; eine Sucht nach Haferkleie ist letztlich auch nur eine Sucht wie jede andere). Folgende Hinweise haben sich als hilfreich erwiesen:

- Die Ursache der Verstopfung klären und angehen.
- Täglich feste Zeiten für den Stuhlgang einhalten (möglichst nach dem Frühstück oder der Morgengymnastik).
- Stuhlgang nicht zurückhalten.
- Bei der täglichen Ernährung auf faserreiche Kost achten. Fasern sind in Vollkorn, frischem Obst und Gemüse enthalten.
- Reichlich trinken (6 bis 8 Gläser am Tag).
- Synthetische oder darmstimulierende pflanzliche Laxanzien möglichst meiden.
- Regelmäßig Sport treiben, mindestens 20 Minuten lang 3x in der Woche.

Ein mildes und dennoch wirksames Abführmittel, das zu keiner Gewöhnung führt, kann man wie folgt herstellen:

Krauser Ampfer	2 Teile
Löwenzahn	2 Teile
Anissamen	1 Teil

Von der Tinktur dieser Mischung 3x täglich 1 TL (5 ml) einnehmen.
2 TL der getrockneten Kräuter mit 2 dl Wasser aufkochen und 3x täglich trinken.

Durchfall (Diarrhöe)

Durchfall ist ein dünnflüssiger Stuhl, der mit gesteigerter Häufigkeit ausgeschieden wird. Diarrhöe ist ein Symptom für viele Erkrankungen, die von Darminfektionen über Ängstlichkeit bis zu Arzneimittelreaktionen reichen. Die nachfolgende keineswegs vollständige Liste der Ursachen macht deutlich, warum eine ärztliche Abklärung unbedingt erforderlich ist, wenn die Erkrankung auf eine pflanzliche Behandlung nicht anspricht:

- Viren, Bakterien und parasitische Infekte
- Entzündliche Darmerkrankungen
- Stoffwechselstörungen
- Erkrankungen der Bauchspeicheldrüse
- Mangelernährung
- Lebensmittelallergie
- Ernährungsbedingte Faktoren wie zum Beispiel Laktoseunverträglichkeit
- Nahrungsmittelvergiftung
- Gebrauch von Antibiotika
- Streß und Unruhe

Es gibt viele Kräuter, die die Durchfallsymptome lindern können, doch muß die Grundursache angegangen werden, damit eine wirkliche Heilung eintreten kann. Hauptsächlich in Frage kommen Adstringentia, die zusammenziehend auf die Schleimhaut des Dickdarms wirken. Eines der besten milden Mittel für Durchfall im allgemeinen dürfte Mädesüß sein, das nicht nur die Dünndarmwand tonisiert, sondern auch adstringierend wirkt. Weitere hervorragende Mittel sind Odermennig, Hirtentäschel und Storchschnabel. Die stärkeren Adstringentia wie zum Beispiel Eichenrinde und Katechu sollten nur als äußerstes Mittel eingesetzt werden. Blähungstreibende Mittel wie Kamille und Melisse wirken gegen gleichzeitig auftrende Koliken oder Blähungen. Diese milden Entspannungsmittel wirken auch gegen ängstliche Unruhe.
Antiseptische Mittel sind indiziert, wenn Verdacht auf eine Infektion besteht. Infektbedingter Durchfall tritt meist akut und rasch einsetzend auf. Er geht mit Schwäche und oft mit Fieber einher und befällt nicht selten alle Mitglieder der Familie zugleich. Hier können Heilpflanzen, die das Alkaloid Berberin enthalten (Goldrute oder Gagel) besonders hilfreich sein.

Odermennig
Storchschnabel
Melisse

Aus 1 TL der getrockneten Kräuter (gleiche Teile) auf 2 dl Wasser einen Aufguß herstellen und mehrmals täglich trinken, bis die Symptome abklingen.

Der akute Durchfall dauert von wenigen Stunden bis zu drei Tagen. Schonen Sie sich, bis er aufhört, und trinken Sie klare Flüssigkeiten wie Kräutertees oder Brühe. Bei Magenkrämpfen lindern eine Wärmflasche oder eine Heizdecke auf dem Magen die Schmerzen. Nach Abklingen des Durchfalls zwei bis drei Tage lang halbfeste Nahrung essen, dann allmählich wieder zu normaler Kost übergehen.
Die Hauptkomplikation bei akutem Durchfall ist der Verlust von Flüssigkeit und lebenswichtigen Elektrolyten; deshalb muß möglichst viel getrunken werden. Die Symptome einer Austrocknung umfassen:

- Trockener Mund
- Gesteigerter Durst
- Kleine Mengen eines dunklen Urins
- Kopfschmerzen
- Eingesunkene Augen
- Lethargie
- Reizbarkeit

Bei älteren wie bei sehr jungen Menschen muß unbedingt der Elektrolytverlust ersetzt werden. Er ist weltweit die häufigste Todesursache bei Babys. Den verheerenden Zustand des globalen Gesundheitswesens zeigt die Tatsache, daß das Leben eines Kindes mit einem Päckchen Ergänzungssalz für zehn Pfennige gerettet werden könnte. Das Standardrezept der WHO wurde von Dr. Weiß in *Herbal Medicine* in eine pflanzliche Entsprechung abgeändert:

½ TL Kochsalz
¼ TL Natron
¼ TL Kaliumchlorid
2 EL Traubenzucker

mit 1 Liter Wasser aufgießen und dieser Mischung 1–2 EL Pfefferminze und Fenchelsamen hinzufügen.

Divertikulitis

Divertikel sind kleine, sackförmige Ausstülpungen in einem Hohlorgan. Sie sind im Dickdarm bei 30 bis 40 Prozent aller Menschen über fünfzig vorhanden. Als Divertikulose, die oft ohne Symptom ist, bezeichnet man das Vorhandensein dieser kleinen Ausstülpungen, die man mittels Röntgenaufnahmen feststellen kann. Als Hauptursache vermutet man eine stark denaturierte, faserarme Kost. Divertikulose muß gegenüber Dickdarmkrebs abgegrenzt werden. Wenn sich die Divertikel entzünden (Divertikulitis), kann ein Riß in der Darmschleimhaut entstehen. Dies nennt man eine Perforation. Divertikulitissymptome sind:

- Durchfall im Wechsel mit Verstopfung
- Schwere, in Schüben verlaufende Krämpfe im linken Unterleib
- Empfindlichkeit im linken Unterleib
- Frösteln, Fieber oder Übelkeit

Heilpflanzen können bei der Behandlung einer Divertikulitis sehr nützlich sein, doch sind sie kein Ersatz für die ärztliche Betreuung. Krampflösende Mittel helfen gegen die Schmerzen im Bereich der Divertikel. Yamswurzel, ein Spasmolytikum und entzündungshemmendes Mittel für den Dickdarm, stellt eine gute Kombination dar. Blähungstreibende Mittel beheben die Beschwerden, die durch Flatulenz (Leibwinde) entstehen, und Nervine wirken dem Streß entgegen, der die Ursache oder die Folge der Erkrankung sein kann. Bei Durchfall ist darauf zu achten, daß man nicht durch übermäßige Einnahme zusammenziehender Mittel eine Verstopfung auslöst.

Yamswurzel	2 Teile
Baldrian	1 Teil
Schneeball	1 Teil
Pfefferminze	1 Teil

Eine Tinktur herstellen und von dieser Mischung 3x täglich 1 TL (5 ml) einnehmen.

Hilfreich sind Aufgüsse von Melisse, Kamille oder Pfefferminze, die man über den Tag verteilt in kleinen Schlucken trinkt. Essen Sie rohen Knoblauch (eine Zehe täglich) oder nehmen Sie ihn in Kapselform als Ergänzungsmittel zu sich.

Bei den meisten Menschen tritt durch faserreiche Kost eine Besserung der Beschwerden ein. Die Darmausstülpungen bleiben zwar bestehen, machen jedoch weniger Beschwerden. Bei akuten und schweren Symptomen ist dagegen zunächst eine faser*arme* Kost notwendig, damit die Ballaststoffe keine mechanische Reizung verursachen, insbesondere, wenn der Betreffende keine faserreiche Kost gewöhnt ist. Sobald die Beschwerden unter Kontrolle sind, kann man den Faseranteil allmählich steigern, indem man zunächst Rohkleie (täglich ein Eßlöffel) zum Essen gibt oder mit Fruchtsaft vermischt. Quellmittel wie zum Beispiel Flohsamen können ebenfalls eingesetzt werden. Divertikulitiskranke müssen auf alle Veränderungen des Stuhlgangs achten und ärztliche Betreuung in Anspruch nehmen.

Leber

Die Leber spricht beim kranken wie beim gesunden Menschen ebenfalls sehr gut auf eine pflanzliche Behandlung an. Die tradi-

tionellen Kräuterheilkundigen sprechen oft von einer »Entgiftung der Leber«. Die unglaubliche Komplexität des Leberchemismus und seine grundlegende Bedeutung für die menschliche Physiologie läßt viele Forscher die Wirksamkeit einfacher Heilpflanzen als Unsinn abtun.
Objektive Untersuchungen über pflanzliche Leberheilmittel wie zum Beispiel Mariendistel bestätigen jedoch in der Regel deren therapeutische Wirksamkeit.
Die Leber ist ein lebenswichtiges Organ, das Kohlehydrate verarbeitet und als Glykogen speichert, Lipide (wie zum Beispiel Cholesterin und bestimmte Vitamine) und Eiweiße für den Stoffwechsel aufschließt, Galle erzeugt, Verunreinigungen und Giftstoffe aus dem Blut herausfiltert, Blutgerinnungsfaktoren erzeugt und überalterte, verbrauchte rote Blutkörperchen zerstört. Die Kupfferschen Sternzellen der Leber spielen eine Rolle für die Immunabwehr. Die Leber kann sich nach Verletzungen oder Erkrankungen selbst regenerieren; wenn jedoch ein Krankheitsprozeß die Regenerationsfähigkeit des Gewebes überfordert, hat dies schwere Folgen für den gesamten Stoffwechsel des Körpers.
Aus ökologischer Sichtweise kann man erwarten, daß unsere evolutionäre Heimat – die Umwelt, in der wir leben – auch die Heilmittel für viele Erkrankungen der Leber bereithält. Schließlich ist die Leber und ihre großartige Biochemie Teil des Ökosystems. Mit Löwenzahn, Mariendistel, Süßholzwurzel, Kahlem Schildblumenkraut, Giftesche und den bereits erwähnten Bittermitteln verfügen wir über hochwirksame medizinische Mittel. Mit pflanzlicher Behandlung kann man ein breites Spektrum leichter bis schwerer Erkrankungen angehen.

Gelbsucht

Gelbsucht ist ein Symptom, keine eigenständige Krankheit. Die Ursache muß der Arzt klären, und es sollte eine entsprechende Behandlung festgelegt werden. Es gibt jedoch eine Reihe von Pflanzen, die eine direkte Wirkung auf den Stoffwechsel und den

Aufbau von Bilirubin im Körper haben; diese kann man zur Linderung der Beschwerden einsetzen, während man gleichzeitig die Grundursache behandelt.
Die häufigste Ursache für Gelbsucht ist eine Gallestauung. In diesem Fall muß die Ursache der Stauung geklärt werden; sie kann in einer Schwellung entzündeten Gewebes, einer Blockierung durch Gallensteine, Krebs oder auch einem Parasitenbefall zu suchen sein.
Lebermittel (Hepatika) regen die Funktion und Stoffwechseltätigkeit der Leber an. Von den einheimischen Pflanzen werden üblicherweise Löwenzahnwurzel und Eisenkraut verordnet; aus Amerika kommen Giftesche, Kahles Schildblumenkraut und Gelbwurz. Der intensive Juckreiz, unter dem Gelbsuchtpatienten oft leiden, kann in gewissem Umfang durch juckreizstillende Mittel gelindert werden. Eines der wirksamsten Mittel ist hier die Vogel-Sternmiere, doch hört der Juckreiz der Gelbsucht letztlich erst auf, wenn die Grundursache beseitigt ist. Die regenerierende Wirkung von Mariendistel stellt sicher, daß durch die Gallestauung keine Schädigung der Leber eintritt.

Löwenzahnwurzel	2 Teile
Eisenkraut	1 Teil
Mariendistel	1 Teil
Giftesche	1 Teil
Boldo	1 Teil

Von der Tinktur dieser Mischung täglich ½ TL (2,5 ml) einnehmen, später 1 TL 3x täglich.
Zur Linderung des Juckreizes kann ein Aufguß von Vogel-Sternmiere oder destillierte Virginische Zaubernuß äußerlich angewandt werden.

Leberzirrhose

Leberzirrhose ist in den Vereinigten Staaten in der Altersgruppe zwischen 45 und 65 die zweithäufigste Todesursache. In aller Re-

gel ist dies durch chronischen Alkoholmißbrauch bedingt. In der dritten Welt liegt Leberzirrhose hinter der Virushepatitis B ebenfalls an zweiter Stelle der Todesursachen. Im Westen haben viele Patienten keine typischen Symptome, bis eine allgemeine Schwäche, Appetitlosigkeit, Gewichtsverlust, Beeinträchtigung des Allgemeinbefindens und Libidoverlust auftreten.
Durch die leberregenerierende Fähigkeit der Mariendistel ist dieses wunderbare Mittel bei jeder Zirrhosebehandlung unverzichtbar. Eine wichtige Rolle spielen weiterhin Löwenzahnwurzel, Boldo, Giftesche, Virginischer Ehrenpreis und Kahles Schildblumenkraut. Weiterhin kommen Gelbwurzel und Artischocke in Frage.

Mariendistel	2 Teile
Eisenkraut	1 Teil
Schildblumenkraut	1 Teil
Giftesche	1 Teil

Von der Tinktur dieser Mischung täglich 3x ½ TL (2,5 ml) einnehmen, später 1 TL (5 ml) 3x täglich.
1 TL getrocknete Kräuter mit 2 dl Wasser aufgießen und 3x täglich trinken.

Die alkoholische Grundlage der Tinktur kann für Alkoholkranke ein Problem sein. Wenn die Mittel nicht in alkoholfreier Tablettenform erhältlich sind, muß die Arznei in ein wenig heißes Wasser gegeben werden. Dort verdunstet der Alkohol schnell, und die pflanzlichen Inhaltsstoffe bleiben zurück.
Striktes Vermeiden gewebereizender Substanzen wie Alkohol ist unbedingt erforderlich. Alkoholsucht muß behandelt werden. Die Behandlung besteht in einer Ernährungsberatung und psychologischer Unterstützung. In ihrem *Textbook of Natural Medicine* empfehlen Pizzorno und Murray die nachfolgenden Ergänzungen:

Vitamin A: 25000 I. E. täglich
Vitamin-B-Komplex: Das Zwanzigfache des normalen täglichen Bedarfs
Vitamin C: 2x täglich 1 g
Vitamin E: 400 I. E. täglich
Magnesium: 250 mg 2x täglich
Selen: 200 mg täglich
Zink: 30 mg täglich
Carnitin: 500 mg 2x täglich
Glutamin: 1 g täglich
Lactobacillus azidophilus: 1 TL täglich

Gallenblasenentzündung

Eine Gallenblasenentzündung ist gekennzeichnet durch starke Schmerzen, die im oberen rechten Viertel des Bauches lokalisiert sind und zum rechten Schulterblatt ausstrahlen. Häufig ist dies mit Übelkeit verbunden. Die Gallenblasenentzündung spricht langfristig auf eine pflanzliche Behandlung an, doch kommt dies wegen der starken Schmerzen nicht immer in Frage. Eine Schlüsselrolle besitzt die Ernährung, da die Schmerzen durch die Aufnahme von Fetten ausgelöst werden.
Die Schulmedizin spielt die Rolle der Gallenblase und ihre Bedeutung für die Verdauung meist herunter. Dies ist wohl der Grund dafür, daß bei Gallensteinen oft die Gallenblase entfernt wird, und angeblich können die Patienten danach wieder ein völlig normales Leben führen. Der Körper kommt in der Tat ohne Gallenblase aus, doch sorgt eine gesunde Gallenblase für eine wirksame Verdauung, die wiederum das Risiko einer Arteriosklerose, eines Reizkolons, von hohem Blutdruck, Herzkrankheiten, Schlaganfall und vielen anderen Erkrankungen des älteren Menschen senkt.
Welche Maßnahmen empfehlen sich bei einer Gallenblasenentzündung? Lebermittel wie Kahles Schildblumenkraut, Gift-

esche und Mariendistel unterstützen die Lebertätigkeit. Entzündungshemmende Mittel können die Schwellung bekämpfen. Spasmolytische Mittel wirken gegen die Gallenkoliken, doch reichen sie meist nicht aus, um die heftigen Schmerzen zu lindern. Nervine wirken den Belastungen durch die Schmerzen und der allgemeinen Unruhe entgegen. Antiseptische Mittel unterstützen die Immunabwehr, auch wenn kein Infekt vorliegt.
Achtung: Bittermittel und starke galletreibende Mittel sind zu vermeiden, da sie die Muskelkontraktionen verstärken.

Yamswurzel	2 Teile
Giftesche	2 Teile
Baldrian	2 Teile
Löwenzahnwurzel	1 Teil
Virginischer Ehrenpreis	1 Teil

Von der Tinktur dieser Mischung 3x täglich 1 TL (5 ml) einnehmen. Über den Tag verteilt kann man einen Aufguß eines blähungstreibenden/krampflösenden/nervenstärkenden Mittels regelmäßig einnehmen. In Frage kommen zum Beispiel Kamille und Melisse.

Gallensteine

Die Gallenblase enthält Galle, eine zähe, in der Leber erzeugte Flüssigkeit, die über den galleführenden Gang in den Zwölffingerdarm entleert wird. Bei einer Erkrankung der Gallenblase können sich in ihr Steine bilden. Wenn diese Steine das verengte Ende der Gallenblase oder den galleführenden Gang verschließen, entsteht Druck, der akute Schmerzen an der rechten Bauchseite verursachen kann. Gewöhnliche Gallensteine beginnen meist in der Gallenblase und wandern zum galleführenden Gang, können sich aber auch dort bilden. Wenn sie sich festsetzen, ruft die Blockade Schmerzen hervor und behindert die Funktion von Leber und Gallenblase.

Die Entwicklung von Gallensteinen scheint durch verschiedene Faktoren bedingt zu sein, die vom Geschlecht bis zur ethnischen Zugehörigkeit reichen, doch sind die grundlegenden Ursachen bisher nicht geklärt. Bei den meisten Gallensteinen spielt die Ernährung eine Rolle, da sie hauptsächlich aus Cholesterin bestehen.
Gegen die Steinbildung wirkende Pflanzen werden seit jeher zur Linderung der Schmerzen benutzt und auch eingesetzt, um die Gallensteine in Bewegung zu setzen oder sogar aufzulösen. Lebermittel unterstützen die Leberfunktion und haben durch die vermehrte Galleerzeugung eine positive Wirkung auf den Stoffwechsel. Krampflösende Mittel können bei Koliken in der Gallenblase oder den Gallegängen hilfreich sein. Nervine lindern die Belastungen durch den Schmerz und die allgemeine Unruhe. Umstimmende/stärkende Mittel unterstützen den ganzen Körper beim Heilungsprozeß.

Yamswurzel	2 Teile
Boldo	2 Teile
Baldrian	2 Teile
Kahles Schildblumenkraut	1 Teil
Virginischer Ehrenpreis	1 Teil
Giftesche	1 Teil

Von der Tinktur dieser Mischung 3x täglich 1 TL (5 ml) einnehmen.
Regelmäßig über den Tag verteilt einen Aufguß eines blähungstreibenden und krampflindernden Nervins trinken, zum Beispiel Melisse oder Kamille.

Hämorrhoiden

Die Symptome von Hämorrhoiden sind Blutung, Vorfall und Schmerzen. Blutungen können jedoch auch andere Ursachen als Hämorrhoiden haben und müssen immer vom Arzt untersucht werden. Für diese häufige Beschwerde kennt jede Kultur andere Mittel. In Europa ist das Scharbockskraut unübertroffen. Daneben helfen die meisten zusammenziehenden und entzündungswidrigen Mittel.

Kreislaufwirksame Tonika verbessern den Muskeltonus und die allgemeine Verfassung der betroffenen Adern. Zusammenziehende Mittel wirken Blutungen entgegen und straffen das Gewebe; bei innerer Anwendung ist jedoch darauf zu achten, daß es zu keiner Verstopfung kommt. Bittermittel unterstützen die Verdauungs- und Ausscheidungsprozesse, und milde Abführmittel erleichtern den Stuhlgang. Wundheilende Kräuter beschleunigen die lokale Heilung von entzündetem Gewebe; Mittel, die die Haut geschmeidig machen, lindern bei äußerer Anwendung, und entzündungswidrige Mittel heilen entzündetes Gewebe.

Ginkgo
Roßkastanie
Löwenzahnwurzel
Gelbwurz
Storchschnabel

Zu gleichen Teilen mischen.
Von der Tinktur 3x täglich 1 TL (5 ml) einnehmen.
1–2 TL der getrockneten Kräuter mit 2 dl Wasser aufgießen und 3x täglich trinken.

Lokale Anwendung ist wichtig, um die Symptome zu lindern und die Heilung zu beschleunigen.

---

10 ml Roßkastanientinktur
80 ml destillierte Zaubernuß

Nach jedem Stuhlgang und bei Bedarf auf den betroffenen Bereich auftragen.

Weiterhin können Salben angewandt werden, in denen die in Frage kommenden Heilpflanzen verarbeitet sind, wie zum Beispiel Ringelblume, Johanniskraut, Kamille, Breitwegerich und Schafgarbe.
Wesentlich für die Beseitigung von Hämorrhoiden ist oft die Vermeidung bzw. Beseitigung von Verstopfung. Neben der unmittelbaren pflanzlichen Behandlung von Hämorrhoiden selbst muß daher auch auf folgende Ursachen geachtet werden:

- Mittel, die die Darmtätigkeit beeinflussen (zum Beispiel Opiate, Eisenergänzungen, einige Antidepressiva, Antazide, Abführmittelmißbrauch)
- Erkrankungen des Verdauungstraktes wie Reizkolon, Divertikulitis und Nahrungsmittelallergien
- Lange Unbeweglichkeit
- Streß
- Depressionen

Zur Erleichterung des Stuhlgangs ist eine Ernährung mit mittlerem bis hohem Faseranteil notwendig, doch muß dieser Übergang allmählich erfolgen, wenn der Patient nur faserarme Kost gewöhnt ist.

Herz und Kreislauf

Bei der Behandlung verschiedener Herzbeschwerden nehmen Heilpflanzen heute auch in der Schulmedizin noch einen zentralen Platz ein. Heilpflanzen, die sogenannte Herzglykoside enthalten, werden in aller Welt zur Behandlung von Herzinsuffizienz und Herzrhythmusstörungen eingesetzt. Diese Pflanzen kräftigen den Herzschlag und normalisieren die Pulsfrequenz. Ihr eigentlicher Wert aber liegt darin, daß die gesteigerte Leistungsfähigkeit nicht mit einem erhöhten Sauerstoffbedarf des Herzmuskels verbunden ist. Herzbeschwerden hängen oft mit einer verringerten Blutversorgung durch eine Blockade der Herzkranzgefäße zusammen. Aus dem Fingerhut wird das sehr häufig eingesetzte Mittel Digoxin hergestellt, doch gibt es noch andere Pflanzen mit diesen wertvollen Eigenschaften. Maiglöckchen ist ebenso wertvoll und hat weniger Nebenwirkungen. Außerdem wirken pflanzliche Mittel tiefgreifender.

Wichtige Wirkungen auf Herz und Kreislauf

Zur Behandlung von Erkrankungen von Herz und Kreislauf ist es notwendig, die physiologische Wirkung von Heilpflanzen zu kennen. Die Tonika für Herz und Kreislauf bieten eine Reihe von Mitteln, die sich hervorragend für die Behandlung von Beschwerden des Herzens und der Gefäße beim älteren Menschen eignen. Sie können zwar nicht mit der schnellen und oft lebensrettenden Wirkung vieler synthetischer Mittel aufwarten, die heute auf dem Markt sind, doch helfen sie bei den häufigen chronisch-degenerativen Beschwerden älterer Menschen. Sie tonisieren nicht nur das Herz, sondern auch die Blutgefäße. Gefäßtonika sind oft

reich an sogenannten Flavonen (zum Beispiel Roßkastanie und Ginkgo).
Glykosidhaltige Herzmittel sind mit Vorsicht zu handhaben, da rasch eine toxische Dosis erreicht wird. Wenn eine derartige Stützung der Herzfunktion notwendig ist, verwendet man die Glykoside am besten in einer standardisierten Form, um eine korrekte Dosierung sicherzustellen. Bei den sehr unterschiedlichen Blättern des Fingerhuts ist diese vom Kräuterheilkundigen kaum zu berechnen. Eine derartige Behandlung ist allerdings nicht immer notwendig und auch nicht die einzige Möglichkeit. Das Herztonikum Weißdorn, wohl das wertvollste Tonikum für Herz und Kreislauf, enthält keine Herzglykoside. Im Pflanzenreich gibt es neben Fingerhut noch viele weitere herzwirksame Mittel wie zum Beispiel Maiglöckchen, Oleander, Herbstzeitlose und Ginster. Bei diesen Mitteln ist größte Sorgfalt erforderlich, und man überläßt ihre Anwendung am besten dem ausgebildeten und erfahrenen Kräuterheilkundigen.
Kreislaufanregende Mittel wie Cayennepfeffer, Ingwer und Gelbholz helfen, die Peripherie des Körpers durch eine Steigerung der Durchblutung zu erwärmen; sie unterstützen weiterhin die Sauerstoffversorgung des Gewebes und die Ausscheidung von Stoffwechselprodukten, weshalb sie bei Kreislaufproblemen ebenso wertvoll sind wie bei Rheuma. Periphere Vasodilatoren (gefäßerweiternde Mittel) wie Gelbholz und Ginkgo liefern ähnliche Ergebnisse, wirken jedoch über eine Erweiterung der kleinen Blutgefäße. Sie sind insbesondere bei Arteriosklerose von Bedeutung.
Zur Senkung des Blutdrucks können eine ganze Reihe von Pflanzen verwendet werden. Im Westen werden vor allem Weißdorn, Lindenblüten, Mistel und Knoblauch eingesetzt. Blutdruckerhöhend wirken Ginster und Ephedra; diese Mittel sind bei hohem Blutdruck unbedingt zu meiden.
Oft sind auch harntreibende Mittel (Diuretika) angezeigt, da es bei einer Herzinsuffizienz vielfach zu Wasseransammlungen kommt. (Es wird weniger Blut durch die Nieren gepumpt,

weshalb auch weniger Wasser herausgefiltert wird.) Von den vielen pflanzlichen Diuretika sind insbesondere Löwenzahn und Schafgarbe bei Herz- und Kreislauferkrankungen von Nutzen.

Nervine wirken auf das Nervensystem und haben eine spezifische Wirkung auf die Steuerung von Herz und Blutgefäßen. Herzgespann, Lindenblüten und Baldrian sind hier besonders hilfreich. Krampflösende Pflanzen wirken besonders auf den Muskeltonus; diese sind dann angezeigt, wenn eine Entspannung erwünscht ist, nicht jedoch eine allgemeine Sedierung. Hier kommt insbesondere Schneeball zum Zuge.

Wir verfügen über eine ganze Reihe bemerkenswerter Herztonika. Die einzelnen Traditionen der Kräuterheilkunde besitzen alle ihre eigenen hochwirksamen Mittel; in der westlichen Therapie wird meist folgendes eingesetzt:

- Weißdorn
- Knoblauch
- Lindenblüten
- Schafgarbe
- Ginkgo

Knoblauch und Ginkgo werden an anderer Stelle in diesem Buch behandelt (siehe Seite 119 und 210); im folgenden soll die Wirkung von Weißdorn betrachtet werden.

Weißdorn

Dieses wunderbare Geschenk der Natur ist das wertvollste tonisierende Mittel für Herz und Kreislauf. Es gibt zwar stärkere Heilpflanzen, aber keine von ihnen hat die regenerierende Wirkung des Weißdorns. Der um die Jahrhundertwende in Amerika berühmte Kräuterheilkundige Dr. Finley Ellingwood sagte vom Weißdorn, daß er »allen bekannten und erprobten Mitteln überlegen ist, die derzeit zur Behandlung von Herzerkrankungen eingesetzt werden, weil er heilt, während andere bestenfalls lindernde Wirkung haben«. (Damals war Weißdorn in der nord-

amerikanischen Medizin neu und galt als Wunderdroge, wie Ginkgo das »Wundermittel« unserer Tage ist.)
Weißdorn ist in bemerkenswerter Weise frei von Nebenwirkungen und wesentlich billiger als gleichwertige synthetische Mittel. Seine chemische Zusammensetzung macht die Bedeutung der Flavone und Flavonoide bei der Behandlung von Herz und Kreislauf deutlich. Dieses vorzügliche Herzmittel enthält *keine* Herzglykoside.
Weißdorn ist bei den meisten Erkrankungen von Herz und Kreislauf einsetzbar. Die therapeutischen Wirkungen dieses Stärkungsmittels sind aber nur zu erzielen, wenn die ganze Pflanze verwendet wird. Bei Laborprüfungen der isolierten Inhaltsstoffe waren die Erfolge minimal, während die ganze Pflanze in einzigartiger Weise wirksam ist – auch hier wiederum eine pflanzliche Synergie! Ein klinischer Doppelblindversuch ergab im Jahre 1981 bei Patienten mit verringertem Herzminutenvolumen nach der Behandlung mit Weißdorn eine markante Besserung der Herzfunktion. Nach einer vierjährigen Studie, die vom deutschen Gesundheitsministerium in Auftrag gegeben wurde, hat Weißdorn in Europa volle Anerkennung als Herzmittel erlangt.* Die Monographie, die die Ergebnisse dieser Studie enthält, kommt zu dem Schluß, daß die Pflanze drei Eigenschaften besitzt:

1. Kräftigt die Kontraktion des Herzmuskels.
2. Normalisiert unregelmäßigen Puls.
3. Steigert die Durchblutung der Herzkranzgefäße durch eine Dehnung der Koronararterien.

Das Gesundheitsministerium sieht die Hauptanwendungen des Weißdorns in der langfristigen Behandlung einer geschwächten Herzfunktion, bei Beklemmungen in der Herzregion, leichten Rhythmusstörungen und wenn Fingerhut für das ältere Herz

* Ammon, H. P. und Handel, M.: »Crataegus, Toxikologie und Pharmakologie, Teil I: Toxizität« *Planta Medica 43/2*, Oktober 1981, S. 105–120.

nicht in Frage kommt. Besonders bedeutsam ist, daß keinerlei Kontraindikationen oder Nebenwirkungen festgestellt wurden.

Wie kommt es, daß diese Pflanze solche Ergebnisse erzielt? Den Forschungsarbeiten zufolge hängen viele der beobachteten Wirkungen mit der Verbesserung der koronaren Durchblutung zusammen. Durch die Erweiterung der Herzkranzarterien beseitigt Weißdorn den Sauerstoffmangel des Herzens, wodurch die Gefahr einer Angina pectoris verringert wird. Die Pflanze wirkt unmittelbar auf die Zellen des Herzmuskels und steigert sowohl deren Aktivität wie ihre Versorgung. Dadurch unterscheidet sie sich von den herzglykosidhaltigen Mitteln. Diese greifen an den Kontraktionsfasern an, während Weißdorn die Verfügbarkeit und Nutzung der Energie verbessert, wodurch eine sanfte, aber nachhaltige Wirkung auf die degenerativen altersbedingten Veränderungen des Herzmuskels entsteht. Die Pflanze wirkt nicht schnell, doch sind ihre Erfolge von Dauer, sobald sie einmal eingetreten sind.

In der heutigen Kräuterheilkunde gibt es zahlreiche Indikationen für Weißdorn. Alle degenerativen Erkrankungen des Herzens sprechen auf dieses Mittel an. Beispiele sind Herzmuskelbeschwerden und Erkrankungen der Koronargefäße. Eine Vorbeugung und Besserung von Angina pectoris und ähnlichen Symptomen ist möglich. Wenn keine Erkrankung besteht, aber ein altersbedingter Funktionsverlust eintritt, ist Weißdorn angezeigt. Auch bei langfristiger Anwendung bestehen keine Bedenken. Weißdorn beschleunigt die Genesung nach Herzanfällen und senkt hohen Blutdruck. Er beugt der Entwicklung von Koronarerkrankungen vor und schützt vor Herzschwäche nach Infektionskrankheiten wie Lungenentzündung oder Diphtherie. Bei Arteriosklerose und den damit verbundenen Komplikationen wird Weißdorn oft mit Lindenblüten oder Knoblauch kombiniert. Bei hohem Blutdruck ist eine Verbindung mit Schneeball, Linde und Helmkraut sinnvoll.

Da Weißdorn zu den angenehm schmeckenden Heilpflanzen zählt, kann man aus einem bis zwei Teelöffeln der getrockneten

Pflanze, die man mit heißem Wasser aufgießt und täglich trinkt, einen köstlichen Tee herstellen. Die Verwendung der Tinktur läßt die therapeutischen Vorzüge dieses speziellen Mittels gut nutzen. Optimale Ergebnisse erzielt man, wenn man dreimal täglich 30–40 Tropfen einnimmt; nach dem Eintritt der Blutdrucksenkung die gleiche Tropfenzahl morgens und abends als Erhaltungsdosis.

Gesunderhaltung von Herz und Kreislauf

Etwa die Hälfte der Todesfälle in der westlichen Welt sind auf Erkrankungen von Herz und Kreislauf zurückzuführen, vor allen Dingen Arteriosklerose, die häufigste tödliche Krankheit. Jeglicher Beitrag, den die Kräuterheilkunde zu ihrer Behandlung liefern kann, muß begrüßt werden. Herzkrankheiten sind oft die Folge eines unangemessenen Lebensstils, wobei Streß, Ernährung, negative Lebenseinstellung und Alkohol eine Rolle spielen. Die beste Heilung ist immer noch die Vorbeugung. Aber sind die Menschen bereit, ihren Lebensstil zu ändern? Die damit verbundenen Fragen kann auch die Kräuterheilkunde nicht beantworten.
Leider sind die Ursachen der Herzerkrankungen komplex und manchmal schwer zu durchschauen. Einige Faktoren sind jedoch bekannt und geben klare Hinweise für eine Vorbeugung. So ist zum Beispiel bei Herzerkrankungen in Nordamerika die Letalität der Raucher 300 Prozent höher als die der Nichtraucher, und während gelegentlicher mäßiger Genuß von Alkohol sogar positive Wirkungen auf den Kreislauf haben kann, besteht kein Zweifel, daß Alkoholmißbrauch Herzerkrankungen begünstigt. Andererseits sind allzu einfache Aussagen über gesättigte Fette oder Jogging irreführend. Bei der Suche der Wissenschaftler nach den Ursachen von Herzerkrankungen wurden so vielfältige Faktoren wie Ernährung, Persönlichkeitstyp, sozioökonomische Umstände und Lebensereignisse beleuchtet.

Ernährung

Ganze Wälder wurden für das Papier abgeholzt, das mit den Artikeln über Cholesterin, mehrfach ungesättigte Fette und Herzerkrankungen bedruckt wurde. Wer dies alles lesen wollte, würde hohen Blutdruck riskieren... Aus der Flut der Forschungen wird jedenfalls deutlich, daß Herzerkrankungen unzweifelhaft mit der Aufnahme von Fett, erhöhtem Cholesterinspiegel, hohem Blutdruck, Rauchen, Fettleibigkeit, kleinem Körperbau und Bewegungsmangel zusammenhängen. Welche Rolle diese Faktoren im einzelnen spielen, ist nicht klar, doch reichen die bisherigen Erkenntnisse aus, um allgemeine Richtlinien einer möglicherweise vorbeugenden Ernährung aufzustellen.
Die Wirkung der Fette ist gut untersucht. Während die gesättigten Fette möglicherweise am schädlichsten sind, scheint ein Übermaß *jeglichen* Fetts in der Ernährung kritisch zu sein. Man hat festgestellt, daß Streß, eine bekannte Ursache von Kreislauferkrankungen, in einer Wechselbeziehung mit dem Fettstoffwechsel steht: Ein streßbetonter Lebensstil führt zur fortgesetzten Ausschüttung von Adrenalin und Noradrenalin, Hormonen, die Fettsäuren des Körpers mobilisieren und Energie verfügbar machen. Mangels körperlicher Betätigung sammeln sich die Fettsäuren an und treten in Wechselwirkung mit anderen fettigen Substanzen, wodurch Ablagerungen an den Wänden der Blutgefäße entstehen. Diese sind besonders in der Nähe des Herzens, im Gehirn und an den Nieren gefährlich, weil dadurch die Gefäße verengt werden und die Blutversorgung dieser Organe abgeschnürt wird.

Cholesterin

Der Begriff *Cholesterin* ist zum Schreckgespenst vieler Menschen geworden; dabei spielt es eine wichtige und natürliche Rolle im menschlichen Stoffwechsel. Cholesterin ist in allen Körperzellen vorhanden, hauptsächlich als Bestandteil der Zellmembranen. Darüber hinaus wird es in den Nebennieren, Hoden

und Eierstöcken gespeichert und in verschiedene Hormone umgewandelt. In der Leber ist Cholesterin der Vorläufer der Gallensäuren, die in den Dünndarm abgegeben werden und dort an der Verdauung insbesondere der Fette beteiligt sind.
Es besteht andererseits kein Zweifel, daß ein hoher Cholesterinspiegel bei der Entstehung vieler Kreislauferkrankungen beteiligt ist. An erster Stelle steht hier die Arteriosklerose, bei der sich an den Wänden der großen und mittleren Arterien Fettablagerungen bilden. Diese Ablagerungen, sogenannte Plaques, führen zum Verlust der Elastizität sowie zur Verengung der Gefäße und unterbrechen letztlich die Blutversorgung der Organe. Blutpfropfe in den Herzarterien können zu einem Herzanfall führen, und in den Gehirnarterien kann durch sie ein Schlaganfall ausgelöst werden.
Eine Ernährung, die reich an gesättigten Fetten, Cholesterin und Kalorien ist, bildet die Hauptursache für einen hohen Cholesterinspiegel im Blut und begünstigt damit die Entstehung einer Arteriosklerose. Inwieweit jedoch Cholesterin Plaques bildet, hängt von der Art der Lipoproteine ab, die es im Blut transportiert. Lipoproteine niedriger Dichte (LDL) sind eindeutig atherogen (plaquebildend), d. h. sie fördern arteriosklerotische Gefäßveränderungen, während die Lipoproteine hoher Dichte (HDL) die Anhäufung von Cholesterin im Gewebe verhindern. Die Lipoproteine werden teilweise von der Ernährung bestimmt, insbesondere der Art der pflanzlichen Fette (Phytosterine). Hierbei kommen komplexe Prozesse zum Tragen; vereinfacht ausgedrückt, bieten Pflanzen eine Möglichkeit, die Cholesterinaufnahme in Einklang mit der Entwicklung unseres Körpers zu bringen und den Fettstoffwechsel sowie den Chemismus des Blutes harmonisch zu beeinflussen. Die medizinische Forschung hat gezeigt, daß einige Inhaltsstoffe unserer Nahrung den Cholesterinspiegel im Blut senken können.
In dieser Weise wirken Cayennepfeffer und andere Pflanzen, die den phenolischen Inhaltsstoff Capsaicin enthalten, ebenso Bockshornklee. Kümmel ist ein aromatisches Gewürz, das nach-

weislich den Cholesterinspiegel senkt. Schließlich stehen Knoblauch und Zwiebel weltweit im Ruf, den Blutdruck zu senken und das Kreislaufsystem zu kräftigen. Neuere Forschungen bestätigen diese traditionellen Anwendungen. In einer Studie wurden zwei Gruppen von Versuchspersonen sechs Monate lang mit Knoblauch ernährt, wobei die eine Gruppe aus 20 gesunden Freiwilligen, die andere aus 62 Patienten mit einer Herzkrankheit und erhöhtem Cholesterinspiegel bestand. Bei allen Beteiligten wurden positive Veränderungen festgestellt, die nach acht Monaten ihren Höhepunkt erreichten. Die Senkung des Cholesterinspiegels hielt während der ganzen zwei Monate klinischer Nachsorge an. Die Kliniker zogen hieraus den Schluß, daß das Öl des Knoblauchs eine ausgeprägt blutfettsenkende Wirkung sowohl beim gesunden Menschen als auch Patienten mit Kreislauferkrankungen besitzt. Wenn Knoblauchöl Tieren gegeben wird, die besonders fettreich ernährt werden, sinkt der Cholesterinspiegel deutlich ab und nähert sich dem Niveau von Kontrolltieren mit Normalfutter. Dies läßt den Schluß zu, daß Knoblauchöl den Abbau von Cholesterin und Fettsäuren in der Nahrung beschleunigt.

Indische Forscher haben die Gültigkeit solcher Befunde beim Menschen untersucht. Bei einer ihrer Studien bekam eine Gruppe von Freiwilligen sieben Tage lang eine fettreiche Kost. Am achten Tag wurde das Nüchternblut erneut untersucht. Bei den Probanden mit der fettreichen Kost war der Cholesterinspiegel deutlich erhöht. Als der fettreichen Kost sieben Tage lang Knoblauch hinzugefügt wurde, war der Cholesterinspiegel des Blutes deutlich verringert.

Knoblauch senkt auch die Tendenz, Blutgerinnsel zu bilden. Er wirkt offensichtlich auf die Klebrigkeit der Blutplättchen, verhindert ihre Zusammenklumpung und hemmt die Ausschüttung von Gerinnungsfaktoren. Diese Eigenschaft wird dem Allicin zugeschrieben, einem Wirkstoff des Knoblauchs, dessen starke antiseptische und pilzhemmende Eigenschaften bekannt sind. Knoblauch hemmt die Synthese von Enzymen, die für die Plaquebildung verantwortlich sind, während er die Synthese wichtiger Prostaglandine nicht behindert. Damit wäre er ein sicheres und wirksames gerinnungshemmendes Mittel. Nach Studien über die Wirkung von rohem Knoblauch auf den normalen Cholesterinspiegel des Menschen haben Wissenschaftler dessen täglichen Genuß zur Senkung des Cholesterinspiegels empfohlen. Die traditionelle Verwendung von Zwiebeln und Knoblauch zur Behandlung von hohem Blutdruck ist heute ebenfalls durch Forschungsergebnisse untermauert. Vor kurzem wurde festgestellt, daß Zwiebelöl ein blutdrucksenkendes Prostaglandin enthält. Interessant ist, daß die blutdrucknormalisierende und cholesterinsenkende Wirkung des Knoblauchs beim Kochen erhalten bleibt; dies gilt jedoch nicht für seine antiseptische Wirkung.

Streß und Persönlichkeit

Seit Jahren wird ein Zusammenhang zwischen einem bestimmten Persönlichkeitstyp und Herzerkrankungen vermutet. Bereits 1959 haben Forscher festgestellt, daß das Risiko der Entstehung einer Herzerkrankung bei Menschen verschiedener Verhaltensmuster, die als Typ A und Typ B bezeichnet wurden, unterschiedlich hoch ist.

Typisch für das Verhalten des Typs A sind chronische Gehetztheit, Aggressivität (die auch unterdrückt sein kann) und Leistungsstreben. Diese Menschen zwängen sich in Termine, die sie sich oft selbst setzen. Sie haben das Gefühl, unter Zeit- und Verantwortungsdruck zu stehen und sind oft mit zwei oder drei Dingen gleichzeitig beschäftigt. Sie reagieren feindselig auf alles, was ihnen im Weg ist, und gönnen sich keine Ruhe. Sie halten sich meist für unentbehrlich. All dies summiert sich zu einem Zustand von permanentem Streß.

Typisch für das Verhalten des Typs B sind die gegenteiligen Züge. Menschen des Typs B sind nicht so sehr an Leistung interessiert, weniger gehetzt und generell gelassener. Sie lassen sich durch Termine nicht aus der Ruhe bringen. Sie ärgern sich we-

niger schnell und sind nicht ständig ungeduldig und in Eile. Sie können Arbeit und Spiel gut voneinander trennen, und sie verstehen es, sich zu entspannen.
Studien, die über einen Zeitraum von eineinhalb bis zwei Jahren durchgeführt wurden, ergaben, daß Typ A ein 31 Prozent höheres Risiko einer Herzerkrankung trägt. Dabei wurden bei den Menschen der jeweiligen Verhaltenstypen physische Unterschiede festgestellt. So zeigten sich zum Beispiel bei Menschen des Typs A mehr Ablagerungen in den Herzkranzgefäßen. Darüber hinaus lagen weitere Risikofaktoren vor wie zum Beispiel Rauchen, verkürzte Blutgerinnungszeit, erhöhte Blutfettwerte und vermehrte Ausschüttung von Adrenalin (das den Sauerstoffbedarf des Herzmuskels erhöht und die Bildung von Fettsäuren steuert).
Bei der Bewertung solcher Studien darf man nicht übersehen, daß jeder Mensch ein Individuum ist; es mag durchaus sinnvoll sein, für die Zwecke einer bestimmten Studie Menschen in Kategorien einzuteilen, doch bleibt diese Einteilung letztlich künstlich.

Arteriosklerose

Unter dem Begriff Arteriosklerose werden mehrere Erkrankungen zusammengefaßt, die Arterien verschiedener Größe sowie verschiedene Schichten der Gefäßwände betreffen. Der aus dem Griechischen stammende Begriff bedeutet wörtlich »Verhärtung der Arterien«, welche durch die Ablagerung von Kalk an den Gefäßwänden entsteht. Bei einer Grundform der Arteriosklerose, der Atherosklerose, steht dieser Vorgang jedoch nicht im Vordergrund.
Das Merkmal der Atherosklerose ist die Einlagerung von Fetten in die innere Gefäßwand. Die dadurch entstehenden Plaques führen zu einem Verlust der Elastizität und einer Verengung der Arterien. Die Behinderung des normalen Blutstroms kann

lebenswichtige Organe von der Blutversorgung abschneiden. Es können sich Blutpfropfen in den Herzarterien festsetzen, wodurch Herzanfälle entstehen, oder im Gehirn, wo sie die Ursache von Schlaganfällen sind. Man kennt verschiedene Risikofaktoren für Arteriosklerose:

- *Hoher Blutdruck.* Hoher Blutdruck spielt beim atherosklerotischen Prozeß eine entscheidende Rolle. Die Atherosklerose tritt normalerweise in den Lungenarterien und -venen, in denen niedriger Blutdruck herrscht, nicht auf, obwohl die Konzentration der Blutfette dort dieselbe ist.
- *Hoher Blutfettspiegel.* Die Tendenz des Cholesterins zur Bildung von Plaques hängt von der Gegenwart bestimmter Lipoproteine ab, von denen vier Arten Cholesterin im Blut transportieren. Die Lipoproteine niedriger Dichte sind eindeutig atherogen, während die Lipoproteine hoher Dichte der Ansammlung von Cholesterin im Gewebe entgegenzuwirken scheinen.
- *Fettleibigkeit* verstärkt alle Risikofaktoren.
- *Rauchen* erhöht das Risiko dieser wie auch vieler anderer Erkrankungen.
- Eine *Ernährung*, die reich an gesättigten Fetten, Cholesterin und Kalorien ist, ist eine Hauptursache für einen hohen Cholesterinspiegel und damit vermutlich auch für Atherosklerose.
- *Familiär bedingte* vorzeitige atherosklerotische Erkrankung weist entweder auf eine Veranlagung oder eine gesteigerte Empfänglichkeit für Risikofaktoren hin. Angeborene Störungen des Fettstoffwechsels erhöhen ebenfalls die Anfälligkeit.
- *Diabetes mellitus* zählt zu den Erkrankungen, die zu Arteriosklerose führen können.
- *Geschlecht.* In der Altersgruppe zwischen 35 und 44 Jahren ist bei weißen Männern die Sterblichkeit bei Koronarerkrankungen 6,1mal so hoch wie bei weißen Frauen. Dies wird auf hormonelle Einflüsse zurückgeführt. Bei beiden Geschlechtern treten vor dem 40. Lebensjahr kaum Symptome auf, weil der

Blutstrom erst bei einer Verengung der Arterien um über 75 Prozent ernsthaft behindert wird.

- Die *Altersentwicklung* führt zu degenerativen Veränderungen der Arterien wie Dehnung, Verkrümmung, Verdickung und Elastizitätsverlust.
- *Bewegungsmangel* erhöht das Risiko von Komplikationen, jedoch befällt die Krankheit aktive Menschen ebenso wie inaktive.
- Der *Persönlichkeitstyp* prädisponiert offenbar bestimmte Menschen für bestimmte Erkrankungen des Kreislaufapparates.
- Die *Lebensweise* kann ebenfalls eine Rolle spielen (Ernährung, Streß usw.).

Pflanzliche Tonika, die auf Herz und Blutgefäße wirken, unterstützen das Kreislaufsystem, indem sie möglicherweise die Elastizität und den Tonus der betroffenen Gefäße erhalten. Weißdornfrüchte und Knoblauch sind besonders wichtig. Heilpflanzen, die zu einer Erweiterung der kleinen Blutgefäße führen, können das Risiko einer Thrombose senken. Hier ist vor allem Ginkgo zu nennen. Oft sind auch die blutdrucksenkenden Kräuter angezeigt, die in dem Abschnitt über hohen Blutdruck (Seite 128) beschrieben sind. Entspannende Mittel wie Lindenblüten, Herzgespann und Schneeball sind indiziert, wenn Streß ein Problem ist (und wann ist er das nicht?).

Weißdorn	2 Teile
Lindenblüten	1 Teil
Schafgarbe	1 Teil
Schneeball	1 Teil
Ginkgo	1 Teil

Von dieser Tinkturmischung 3x täglich 1 TL (5 ml) einnehmen.

2 TL der getrockneten Kräuter mit 2 dl Wasser aufgießen und 3x täglich trinken.

Als Ergänzung Knoblauch einnehmen.

Stauungsherzschwäche

Bei einer Stauungsherzschwäche pumpt das Herz nicht wirksam genug. Dies führt zu verschiedenen Problemen, wobei die meisten Symptome auf der Stauung beruhen, die sich in den Lungen oder durch venenseitigen Gegendruck entwickelt. Die Folge können Atemnot und Störung des Wasserhaushalts sein. Diese Beschwerden treten entweder wegen einer Erkrankung des Herzens selbst oder infolge einer Lungenerkrankung ein, durch die das Herz mehr arbeiten muß, um Blut durch die Lungen zu pumpen. Eine Herzschwäche ist nicht unmittelbar lebensbedrohlich; die weiteren Folgen hängen von der Ursache und der Schwere des Problems ab.
Bei jeglicher Herzschwäche (Insuffizienz), durch die die Förderleistung des Herzens eingeschränkt ist, staut sich Blut in den Venen. Die meisten Herzerkrankungen betreffen zunächst die linke Seite des Herzens, und der Mediziner unterscheidet zwischen »Linksinsuffizienz« und »Rechtsinsuffizienz«. Bei Rechtsinsuffizienz treten periphere Ödeme (Wasseransammlungen) auf, bei Linksinsuffizienz Atemnot.
Die schulmedizinische Behandlung der Herzinsuffizienz stützt sich auf den Einsatz von Herzglykosiden, die in Pflanzen wie Fingerhut enthalten sind. So erfolgreich diese Therapie ist, so setzt sie doch eine gute Diagnose und sorgfältige Anwendung voraus, ohne die solche Pflanzen hochgiftig sein können. Die nachfolgend beschriebene Vorgehensweise ist einsetzbar zur Unterstützung der Wirkung von Medikamenten, die ein Patient bereits einnimmt, *ohne* diese Medikamente zu ersetzen, und bei Patienten mit leichter Herzinsuffizienz, wenn auf stärkere Mittel verzichtet werden kann (dies ist oft der Fall bei älteren Menschen mit chronischer Stauungsherzschwäche).
Herzaktive Mittel bilden die Grundbehandlung bei solchen Problemen, doch dürfen sie nur unter der Überwachung eines Arztes eingesetzt werden, der die Veränderungen der Herzfunktion verfolgen kann. Herztonika sind Heilpflanzen, die das Herz in unbedenklicher Weise unterstützen und die Wirkung der aktiveren

Mittel günstig beeinflussen (dies gilt insbesondere für Weißdorn und Knoblauch). Unbedenkliche pflanzliche Mittel zur Blutdrucksenkung sind angezeigt, wenn Bluthochdruck vorliegt. Harntreibende Mittel können die Wasseransammlung bekämpfen; Löwenzahnblätter sind ein pflanzliches Diuretikum, das das ausgeschwemmte Kalium ersetzt. Nervine bekämpfen den Streß, der entweder Ursache oder Folge der Herzerkrankung ist.
Da die primär herzwirksamen Mittel oft die Kompetenz der Kräuterheiler überschreiten, sind in der nachfolgenden Verordnung Maiglöckchen und ähnliche Mittel nicht enthalten. Unser Ziel ist hier, entweder den Herzmuskel zu kräftigen oder die Wirkung allopathisch verordneter Herzglykoside zu unterstützen. Von wesentlicher Bedeutung sind hierfür Weißdorn, Lindenblüten und Knoblauch.

Weißdorn	3 Teile
Ginkgo	1 Teil
Lindenblüte	1 Teil
Löwenzahnblatt	1 Teil
Herzgespann	1 Teil
Schneeball	1 Teil

Von der Tinktur dieser Mischung 3x täglich 1 TL (5 ml) einnehmen.
2 TL der getrockneten Pflanze mit 2 dl Wasser aufgießen und 3x täglich trinken.
Als Nahrungsmittelergänzung Knoblauch einnehmen.

Die Empfehlungen hinsichtlich der Ernährung und des Lebensstils gelten auch für Stauungsherzschwäche (siehe Seite 116 bis 123).

Genesung nach einem Herzinfarkt

Ein Herzinfarkt tritt auf, wenn die Blutversorgung eines Herzmuskelteils abrupt unterbrochen wird, oft durch ein Blutgerinnsel. Die Blutversorgung des Herzmuskels erfolgt ausschließlich durch zwei Herzkranzarterien, die außen an der Oberfläche des Herzens verlaufen. Wenn eine dieser Arterien blockiert wird, stirbt der Teil des Herzens, den diese Arterie versorgt. Dies nennt man Myokardinfarkt. Seine Schwere richtet sich nach der Größe des ausgefallenen Herzmuskelteils. Wenn die Funktion des Herzens erhalten bleibt, wird der abgestorbene Teil schließlich abgegrenzt, und neue Gefäße versorgen die umliegenden Bereiche mit Blut.

Auch hierbei kann Streß beteiligt sein. Die Einzelheiten sind nicht völlig geklärt, doch ist es möglich, daß Streß die Klebrigkeit des Bluts und damit dessen Gerinnungsneigung erhöht. Unruhe, Angst und Streß können einen Infarkt auslösen, da dabei Adrenalin und Noradrenalin ausgeschüttet werden, die den Puls in die Höhe treiben. Der Schmerz selbst erzeugt weiteren Streß, und die Furcht vor einem Herzinfarkt erhöht dessen Wahrscheinlichkeit. Wie im Falle der Herzschwäche unterstützen die Herztonika die Gewebeerneuerung und die möglichst weitgehende Wiederherstellung der Herzfunktion. Das geeignetste Mittel hierfür ist Weißdorn. Gefäßerweiternde Mittel (zum Beispiel Weißdorn und Ginkgo) versorgen das Gewebe wieder mit Sauerstoff und wirken vorbeugend gegen einen neuen Infarkt. Entspannende Nervine und Adaptogene helfen dem Patienten, den Streß zu bewältigen, der die Ursache oder die Folge einer Herzschädigung sein kann.

Weißdorn	3 Teile
Lindenblüten	1 Teil
Sibirischer Ginseng	1 Teil
Ginkgo	1 Teil

Von der Tinktur dieser Mischung 3x täglich 1 TL (5 ml) einnehmen.
2 TL der getrockneten Kräuter mit 2 dl Wasser aufgießen und 3x täglich trinken.
Als Ergänzungsmittel sollte Knoblauch eingenommen werden.

Angina pectoris

Diese relativ häufige Beschwerde tritt auf, wenn die Herzkranzgefäße den Sauerstoffbedarf des Herzens bei einer körperlichen Anstrengung nicht decken können. Weitere auslösende Faktoren können Streß oder Kälteeinwirkung sein. Der typische Schmerz wird durch den Sauerstoffmangel hervorgerufen. Er ist Hinweis auf eine Herzinsuffizienz; die Herzkranzarterien sind durch Ablagerungen oder Blutgerinnsel verengt, so daß bei erhöhter Beanspruchung nicht genügend Blut zur Sauerstoffversorgung herantransportiert werden kann.
Das phytotherapeutische Vorgehen bei Angina pectoris ist ähnlich wie bei Arteriosklerose und hohem Blutdruck (siehe Seite 121 und 128).

Weißdorn	3 Teile
Herzgespann	2 Teile
Lindenblüten	1 Teil
Schneeball	1 Teil
Ginkgo	1 Teil

Von der Tinktur dieser Mischung 3x täglich 1 TL (5 ml) einnehmen.
2 TL der getrockneten Kräuter mit 2 dl Wasser aufgießen und 3x täglich trinken.

Beim ersten Anzeichen eines Anfalls kann man einen TL Weißdorntinktur einnehmen. Dies ist jedoch kein Ersatz für verordnete Medikamente! Knoblauch sollte regelmäßiger Bestandteil der Ernährung sein.

Hier ist zu unterscheiden zwischen hohem Blutdruck ohne erkennbare körperliche Ursache (primäre oder essentielle Hypertonie) und hohem Blutdruck, der durch eine Nieren-, hormonelle oder Gehirnerkrankung bedingt ist (sekundäre oder symptomatische Hypertonie). Im folgenden Abschnitt wird der essentielle Bluthochdruck behandelt.

In den Vereinigten Staaten gibt es über 35 Millionen Hochdruckkranke. Dabei sind doppelt so viele schwarze wie weiße Amerikaner betroffen, wofür bisher keine Erklärung gefunden wurde. Während Hypertonie in unserer Kultur häufig anzutreffen ist, findet man sie selten in Kulturen, die vom westlichen Lebensstil relativ unberührt sind. Der Lebensstil spielt offensichtlich die Hauptrolle. Eine wirksame Bekämpfung ist nur möglich, wenn ernährungsbedingte, psychologische und gesellschaftliche Faktoren angegangen werden.

Hoher Blutdruck ist typischerweise ohne Symptome, bis Komplikationen auftreten. Die dabei erscheinenden Beschwerden wie Schwindel, geröteter Teint, Kopfschmerzen, Müdigkeit, Nasenbluten und Nervosität können jedoch auch durch andere Erkrankungen verursacht sein. Zur Diagnose muß festgestellt werden, daß systolischer und diastolischer Blutdruck (meist, aber nicht immer) erhöht sind, und andere Ursachen müssen ausgeschlossen werden. Hypertonie liegt ab einem Blutdruckwert von 140/90 vor, doch ist die Grenze zwischen »normal« und »pathologisch« fließend und kann nicht für die ganze Bevölkerung eindeutig festgelegt werden.

Vorübergehender Anstieg des Blutdrucks ist eine häufige und normale Reaktion auf die Höhen und Tiefen des Lebens. Beständiger Bluthochdruck entsteht erst durch erhöhten Widerstand der peripheren Gefäße. Dieser wiederum wird durch einen erhöhten Arterientonus verursacht und führt zu den strukturellen Schädigungen der Arteriosklerose.

Einige Heilpflanzen stehen im Ruf, spezifisch auf hohen Blutdruck zu wirken. Sie werden seit Generationen von Kräuterheilkundigen zur Senkung von hohem Blutdruck eingesetzt. Das wichtigste dieser pflanzlichen Mittel ist in der westlichen Medizin Weißdorn, doch gibt es viele weitere Mittel. Nachfolgend eine (unvollständige) Liste:

Baldrian	Linde
Bockshornklee	Mistel
Brennessel	Petersilie
Buchweizen	Passionsblume
Eisenkraut	Schafgarbe
Frauenwurzel	Schneeball
Ginseng	Schneeballbaum
Helmkraut	Wanzenkraut
Herzgespann	Weißdornbeeren
Knoblauch	Zwiebel

Jedes dieser blutdrucksenkenden Mittel besitzt weitere Wirkungen, die als Sekundärwirkungen bezeichnet werden; dadurch kann der Kräuterheilkundige Mittel auswählen, die gleichzeitig weitere Beschwerden des Patienten angehen.

- Adaptogen: Ginseng
- Bittermittel: Schafgarbe
- Blähungstreibend: Petersilie, Baldrian
- Entzündungshemmend: Wanzenkraut, Frauenwurzel, Buchweizen, Baldrian
- Harntreibend: Lindenblüten, Brennesseln, Petersilie, Schafgarbe
- Hustenlösend: Bockshornklee, Knoblauch, Zwiebel, Petersilie
- Krampflösend: Wanzenkraut, Schneeball, Lindenblüten, Herzgespann, Passionsblume, Helmkraut, Baldrian
- Nervenstärkend: Wanzenkraut, Schneeball, Linde, Herzgespann, Passionsblume, Helmkraut, Baldrian, Eisenkraut
- Leberstärkend: Zwiebel, Eisenkraut

– Schleimstoffdroge: Bockshornklee
– Schweißtreibend: Knoblauch, Linde, Zwiebel, Eisenkraut, Schafgarbe

Wenn Hypertonie mit der Störung des Wasserhaushalts einhergeht, wird der Schwerpunkt auf die oben angeführten harntreibenden Kräuter gelegt; wenn Streß ein Hauptfaktor ist, kommen die Adaptogene und Nervine in Frage usw. Nachfolgend als Beispiel eine sichere und wirksame Kombination, die den Blutdruck allmählich normalisiert:

Weißdorn	2 Teile
Lindenblüte	1 Teil
Schafgarbe	1 Teil
Schneeball	1 Teil
Baldrian	1 Teil

Von der Tinktur dieser Mischung 3x täglich 1 TL (5 ml) einnehmen.
2 TL der getrockneten Kräuter mit 2 dl Wasser aufgießen und 3x täglich trinken.
Knoblauch sollte als Ergänzungsmittel eingenommen werden.

Die Zutaten dieser Mischung wirken sämtlich blutdrucksenkend und haben gut abgestimmte sekundäre Wirkungen. Weißdorn ist ein hervorragendes Herztonikum und spielt damit eine grundlegende Rolle bei der Tonisierung des gesamten Herz-Kreislauf-Systems. Harntreibende Mittel wie Schafgarbe beseitigen Wasseransammlungen im Körper und verbessern den verringerten Blutdurchsatz in den Nieren, der mit der Hypertonie verbunden sein kann. Gefäßerweiternde Mittel senken den hohen Widerstand in den peripheren Blutgefäßen, so daß das Gesamtvolumen des Systems sich vergrößert und der Druck abnimmt. Die Nervine Baldrian, Lindenblüten und Schneeball wirken gegen Anspannung und ängstliche Unruhe. Krampflösende Mittel bauen den peripheren Widerstand gegenüber dem Blutstrom ab, indem sie in sanfter Weise die Muskeln, durch die die Gefäße verlaufen, entspannen. Das wirksamste und sicherste der einschlägigen Mittel dürfte Schneeball sein; an zweiter Stelle steht Baldrian. Je nach den Symptomen des Patienten können auch andere Heilpflanzen hinzugenommen werden. Wenn zum Beispiel Zittern vorliegt, würde man Herzgespann einsetzen. Wenn Streß besteht, den Anteil der Nervine erhöhen und eventuell zusätzlich ein Adaptogen geben. Eine alternative Verordnung bei hohem Blutdruck, für den primär Streß verantwortlich ist, wäre etwa die folgende:

Weißdorn	2 Teile
Lindenblüten	1 Teil
Schafgarbe	1 Teil
Ginseng	1 Teil
Helmkraut	1 Teil
Schneeball	1 Teil
Baldrian	1 Teil

Von der Tinktur dieser Mischung 3x täglich 1 TL (5 ml) einnehmen.
2 TL der getrockneten Kräuter mit 2 dl Wasser aufgießen und 3x täglich trinken.
Als Ergänzungsmittel sollte Knoblauch eingenommen werden.

Bei einem anderen Fall könnte etwa Herzjagen im Vordergrund stehen. Bei hohem Blutdruck mit Herzjagen (Tachykardie), das keine eigentliche Herzerkrankung ist, könnte folgendes verordnet werden:

Weißdorn	2 Teile
Herzgespann	2 Teile
Lindenblüten	1 Teil
Schafgarbe	1 Teil
Schneeball	1 Teil
Baldrian	1 Teil

Von der Tinktur dieser Mischung 3x täglich 1 TL (5 ml) einnehmen.
2 TL der getrockneten Kräuter mit 2 dl Wasser aufgießen und 3x täglich trinken.
Als Ergänzungsmittel sollte Knoblauch eingenommen werden.

Für die Ursachen einer essentiellen Hypertonie wurden eine Fülle von Faktoren angegeben. Es darf jedoch nie übersehen werden, daß die Ursachen *stets* multifaktoriell sind und allgemeine Aussagen (zum Beispiel hinsichtlich Alkohol oder Kalzium) oft zu sehr vereinfachen. So konnte zum Beispiel in einer Studie kein Zusammenhang zwischen starkem Kaffeekonsum und langfristiger Hypertonie festgestellt werden. Weil aber viele Kaffeetrinker auch starke Raucher sind, haben sie oft ein geringeres Körpergewicht und damit einen niedrigeren Blutdruck – und trotzdem besteht bei diesem Personenkreis das erhöhte Risiko eines Herzinfarktes!
Eine große Zahl von ernährungsbedingten Faktoren muß ebenfalls berücksichtigt werden, unter anderem:
- *Kochsalz.* Die durchschnittliche Salzaufnahme übersteigt im Westen den Salzbedarf des Körpers um das Fünfzehnfache. Salzarme Kost ist streng indiziert.
- *Kalium.* Ein Gleichgewicht zwischen Natrium und Kalium ist für die Herztätigkeit von größter Wichtigkeit. Neben einer Beschränkung der Salzaufnahme muß andererseits vermehrt kaliumreiche Kost zugeführt werden. Natürliche Kaliumquellen sind Obst, Hülsenfrüchte, Fleisch, Fisch, grünes Blattgemüse, Vollkorn und insbesondere Aprikosen, Avocados, Bananen, Bierhefe, Datteln und Feigen.
- *Kalzium und Magnesium.* Eine ergänzende Zufuhr dieser Minerale kann eine ausgeprägt blutdrucksenkende Wirkung haben.
- *Fettleibigkeit.* Man weiß seit langem, daß Fettleibigkeit ein Risikofaktor für Bluthochdruck sowie Herzinfarkt, Diabetes, Gallensteine, Knochen- und Gelenkentzündung und Nierenerkrankungen ist. Abnehmen ist unbedingt erforderlich und senkt oft den Blutdruck wirksamer als alle Arzneimittel.

- *Zucker.* Bei manchen Menschen kann starker Zuckergenuß den Blutdruck erhöhen, möglicherweise durch Natriumbindung oder eine direkte Wirkung auf die hormonellen Streßbekämpfungsmechanismen.
- *Alkohol.* Es scheint einen – wenn auch komplexen – Zusammenhang zwischen Alkohol und hohem Blutdruck zu geben. Es ist statistisch belegt, daß Menschen mit mäßigem Alkoholgenuß sogar einen niedrigeren Blutdruck haben als Abstinenzler und Trinker. Alkoholentzug verursacht einen anfänglichen Anstieg des Blutdrucks, dem ein Abfall folgt. Insgesamt gesehen kann man sagen, daß Menschen mit einer Neigung zu hohem Blutdruck Alkohol meiden sollten.
- *Koffein.* Tee, Kaffee und kolahaltige Getränke erhöhen wegen der anregenden Wirkung des Koffeins und anderer Alkaloide den Blutdruck. Dies gilt ebenso für die auf dem Markt befindlichen pflanzlichen Anregungsmittel wie Ephedra, Guaraná und Kolanuß.
- *Tabak.* Die Fachleute sind sich hinsichtlich des Zusammenhangs zwischen Tabak und hohem Blutdruck nicht einig, doch gibt es keinen Zweifel, daß Tabak schädliche Wirkungen auf das Herz hat, weshalb er gemieden werden sollte.
- *Gesättigte Fette.* Neben der Auswirkung auf das Blutcholesterin und andere Lipide besteht offenbar ein Zusammenhang zwischen einem zu hohen Anteil gesättigter Fette im Blut und Bluthochdruck. Hier wie bei anderen Gefäßkrankheiten unterstützen mehrfach ungesättigte Fette den Heilungsprozeß.
- *Vegetarische Kost.* Ein Verzicht auf tierische Produkte senkt eindeutig den Blutdruck und muß Hochdruckpatienten dringend nahegelegt werden. Zumindest sollte man auf dunkles Fleisch verzichten.
- *Arzneimittel.* Eine Reihe von Medikamenten erhöhen als unerwünschte Nebenwirkung den Blutdruck. Lesen Sie den Beipackzettel aller Arzneimittel, die Sie einnehmen, und beachten Sie, daß auch rezeptfrei erhältliche nichtsteroidale entzündungshemmende Mittel zu einer leichten Wasseransammlung führen können, die den Blutdruck steigert.

– *Östrogenpräparate.* Ihre Nebenwirkungen werden nach wie vor kontrovers diskutiert. Ein Streitpunkt ist die möglicherweise blutdruckerhöhende Wirkung.

Oft ist der Schlüssel zur Behebung von hohem Blutdruck eine Änderung der Lebensweise. Sport, Massage und andere Möglichkeiten körperlicher Aktivierung sind ebenso wichtig wie Entspannungstechniken und Meditation. Die berufliche Tätigkeit, Beziehungen, Weltsicht, Selbstbild usw. können sämtlich zu hohem Blutdruck beitragen, und hier liegt ein weites Betätigungsfeld für den Kräuterheilkundigen.

Krampfadern

Dieses Problem betrifft 10–20 Prozent der Bevölkerung, wobei die Häufigkeit mit dem Alter zunimmt und jenseits des 50. Lebensjahrs am größten ist. Frauen sind viermal so häufig betroffen wie Männer. Das Grundproblem besteht in der Klappeninsuffizienz, die eine Umkehr des Blutstroms in den Venen hervorruft. Dies führt zu einer Dehnung der Venen und Verlust des Gewebetonus. Die Schwellung der Beinvenen ist ein Symptom für eine allgemeine Schwäche des Kreislaufsystems mit einem Verlust der Elastizität der Venenwände und insbesondere ihrer Klappen.
Bei normaler Funktion verhindern die Klappen, daß das Blut rückwärts vom Herzen wegfließt. Wenn ihre Funktionstätigkeit beeinträchtigt ist, kann Blut in den Venen stagnieren, die anschwellen und sich schlängeln, wodurch Schmerzen und Müdigkeit der Beine auftreten. Verschiedene Faktoren können zu zwei Formen von Krampfadern beitragen:

1. Mangelnde Unterstützung der Venenwände:

– *Vererbung.* In etwa 40 Prozent der Fälle ist das Leiden familiär bedingt.

- *Fettleibigkeit.* Das Fettgewebe, das sich in den Beinen aufbaut, unterstützt die Venen nur mangelhaft und führt zu einem Tonusverlust.
- *Alter.* Der Altersprozeß führt zu degenerativen Veränderungen des Bindegewebes, zu denen auch mangelnde Muskelbetätigung beiträgt.
- *Haltung.* Eine sitzende oder stehende berufliche Tätigkeit erhöht das Risiko. Auslösend ist die Schwerkraftwirkung und die mangelnde Betätigung der Beinmuskulatur.

2. Behinderung des Blutrückflusses zum Rumpf:
- *Schwangerschaft.* Das wachsende Kind behindert den venösen Rückstrom.
- *Thrombusbildung.* Jedes Hindernis in den Blutgefäßen führt zu einer Einschränkung des ungehinderten Blutstroms.
- *Tumor.* Unter anderem können Myome im Uterus und Eierstockzysten Hindernisse bilden.
- *Äußerer Druck.* Beengende Kleidung schwächt das Gewebe.

Flavonoidreiche Pflanzen spielen eine wichtige Rolle bei der Tonisierung dieser Gefäße. In Europa gilt die Roßkastanie seit jeher als wirksames Spezifikum.

Zum Einnehmen

Weißdorn
Gelbholz
Ginkgo
Schafgarbe
Roßkastanie

Aus gleichen Teilen eine Tinktur herstellen und 3x täglich 1 TL (5 ml) von dieser Mischung einnehmen.
2 TL der getrockneten Kräuter mit 2 dl Wasser aufgießen und 3x täglich trinken.

Eine Lotion für die äußere Anwendung

80 ml destillierte Zaubernuß
10 ml Roßkastanientinktur
10 ml Beinwelltinktur

Bei Reizungen und Beschwerden großzügig auftragen. Zu kosmetischen Zwecken kann der Lotion Rosenwasser hinzugefügt werden.

Die Lebensweise kann für die langfristige Behandlung dieser manchmal hartnäckigen Beschwerde eine große Rolle spielen. Wichtigste Maßnahme ist die Vermeidung von Körperhaltungen, die den venösen Rückstrom in den Beinen behindern. Hilfreich ist alles, was der Schwerkraft entgegenwirkt.

Täglich mindestens zehnminütige Hochlagerung der Beine (höher als der Kopf) bringt langfristig Besserung und lindert die unmittelbaren Beschwerden. Dies kann in Form von Yogahaltungen, mit Hilfe eines schräg gestellten Bretts oder einfach auf dem Boden liegend durchgeführt werden, wobei man die Füße mit einem Stuhl unterstützt. Man kann den Fußteil des Betts 20 bis 30 Zentimeter anheben und dadurch nachts den Rückstrom des Blutes anregen. Leichter Sport ist hilfreich. In Frage kommen etwa Gehen und leichte Dehnungsübungen, während Joggen, Seilspringen, Aerobic oder andere Trainingsarten, bei denen Stöße auftreten, mehr schaden als nützen. Solche Sportarten sind ohnehin für Krampfaderpatienten so schmerzhaft, daß sie den Versuch sehr schnell wieder aufgeben.

Die Aromatherapie kann in einem ganzheitlichen Kontext den allgemeinen Tonus der Venen kräftigen. Zypressenöl ist bekannt dafür, daß es die Beinvenen stärkt. Man kann es als Badezusatz verwenden oder sanft auf die betroffenen Venen auftragen. Oberhalb des betroffenen Venenbereichs kann man Massage anwenden, jedoch niemals unterhalb der Krampfader, da dies den Druck in der Vene erhöht. Zypressenöl sollte man mit einem Trägeröl, zum Beispiel Mandelöl mischen (siehe Seite 344 und 354).

Intermittierendes Hinken

Periphere Gefäßkrankheiten wie intermittierendes Hinken sind durch eine Verengung der Beinarterien verursacht, wodurch die Durchblutung der Waden-, Schenkel- und Gesäßmuskeln behindert wird. Diese Erkrankung ist in der Frühphase frei von Symptomen, doch führt der Sauerstoffmangel schließlich zu erheblichen Beschwerden. Am auffälligsten sind die Symptome beim Gehen. Der erhöhte Sauerstoffbedarf kann aufgrund der schlechten Durchblutung nicht gedeckt werden, wodurch sich Milchsäure und andere Produkte des anaeroben Stoffwechsels in den Muskeln ansammeln. Sie lösen Schmerzen und Krämpfe aus und zwingen den Betreffenden zum Stehenbleiben. In Ruhe klingen die Schmerzen ab, so daß das Gehen fortgesetzt werden kann. Es besteht ein enger Zusammenhang zwischen dieser Erkrankung und der Entstehung von Arteriosklerose (siehe Seite 121).

Kreislauftonika sind angezeigt, weil die Erscheinungen in den Beinen auf Krankheitsprozesse hinweisen, die aller Wahrscheinlichkeit nach das ganze Kreislaufsystem betreffen. Gefäßerweiternde Mittel erleichtern den Blutstrom durch die Extremitäten, während Spasmolytika den Muskelkrämpfen entgegenwirken.

Weißdorn
Roßkastanie
Ginkgo
Gelbholz
Schneeball

Aus gleichen Teilen eine Tinktur herstellen und 3x täglich 1 TL (5 ml) von dieser Mischung einnehmen.

2 TL der getrockneten Kräuter mit 2 dl Wasser aufgießen und 3x täglich trinken.

Als Ergänzungsmittel sollte Knoblauch eingenommen werden.

Kalte Hände und Füße

Dieses häufige Problem in kalten Gegenden hat viele Ursachen und ist eine Herausforderung für den Therapeuten, da der Erfolg von einer sorgfältigen Diagnose abhängt. Kräuter lindern die Symptome sofort, doch tritt keine langfristige Besserung ein, wenn sie nicht zugleich die Grundursache angehen. Faktoren, die Einfluß auf die Erweiterung/Verengung von Gefäßen haben, sind:

- das autonome Nervensystem
- das Hormonsystem
- der Grundumsatz
- Gewebshormone (Prostaglandine)
- Allergien
- Ernährung
- seelische Verfassung

Jeder einzelne dieser Faktoren ist selbst wiederum multifaktoriell; deshalb ist eine eindeutige Diagnose sehr schwierig und wird nur allzu oft aus »praktischen Gründen« unterlassen. So können zum Beispiel kalte Hände ihre Ursache in einer Peitschenschlagverletzung des Nackens haben, wodurch die Nerven abgeklemmt werden, die die Gefäßmuskeln in den Armen versorgen. Hier helfen erwärmende Kräuter zwar, beseitigen aber nicht die Schädigung durch die Verletzung.
Kreislaufanregende Mittel verbessern den Blutstrom vom Rumpf zu den Extremitäten und durchwärmen damit das Gewebe. Gefäßerweiternde Mittel verbessern ebenfalls die Erwärmung. Krampflösende Mittel lockern die Muskulatur der Gliedmaßen, die die in ihr verlaufenden Blutgefäße abschnürt. Würzkräuter wie Ingwer, Cayennepfeffer, Senf und Meerrettich sind die traditionellen Mittel. Auch Gelbholz wirkt sehr günstig.

Weißdorn	1 Teil
Ginkgo	2 Teile
Gelbholz	2 Teile
Schneeball	1 Teil
Ingwer	1 Teil

Von der Tinktur dieser Mischung 3x täglich 1 TL (5 ml) einnehmen. 2 TL der getrockneten Kräuter mit 2 dl Wasser aufgießen und 3x täglich trinken.

Strukturelle Faktoren müssen von einem kompetenten Therapeuten geprüft werden. Körperliche Betätigung ist wichtig, damit der Stoffwechsel auf ein gesundes Maß angehoben wird. Hilfreich können auch Ergänzungsmittel sein:
Vitamin B_3 (Nikotinsäure): 50 mg 3x täglich
Vitamin C: 1 g täglich
Vitamin E: 600 I. E. täglich
Nachtkerzenöl: 500 mg täglich
Magnesium: 200 – 400 mg täglich

Die Lunge

Einem großen Teil der Erkrankungen der oberen und unteren Atemwege kann vorgebeugt werden. Der Schlüssel ist die Luftqualität. Wenn niemand Schmutzpartikel und chemische Reizstoffe wie Schwefeldioxid einatmen müßte, wären viele der heute so häufigen Lungenerkrankungen und -beschwerden kein Thema. Aktives und passives Rauchen sowie industrielle und städtische Umweltverschmutzung stellen die Hauptprobleme für den Therapeuten wie für den Patienten dar.
Die Gesunderhaltung der Lunge ist in einer industrialisierten Welt, in der Zigarettenrauch und Luftverschmutzung allgegenwärtig sind, keine einfache Aufgabe. Viele Stadtbewohner fühlen sich angesichts der Emissionen von Autos und Lkws machtlos, doch haben engagierte Bürger schon viel im Kampf gegen den Umweltschmutz erreicht. Am schlimmsten ist aus gesundheitspolitischer Sicht jedoch, was Raucher freiwillig mit jedem Zug aus ihrer Zigarette in die Lungen einsaugen.
Das Beste, was man für die Lunge tun kann, ist nicht rauchen. Die Zahlen sprechen eine deutliche Sprache. Nach Schätzungen des amerikanischen Gesundheitsamtes kostet Tabak jährlich 340000 Amerikanern das Leben. In einer Studie, die die amerikanische Krebsgesellschaft in 25 Staaten durchführte, wurde folgendes festgestellt:

- Ein dreißigjähriger Nichtraucher hat eine durchschnittliche Lebenserwartung von 43,9 Jahren.
- Ein Dreißigjähriger, der zwischen 1 und 9 Zigaretten täglich raucht, hat eine um 4,6 Jahre verkürzte Lebenserwartung; wenn er 10 bis 19 Zigaretten täglich raucht, beträgt die Ver-

kürzung 5,5 Jahre, bei 20 bis 39 Zigaretten 6,1 Jahre, bei 40 und mehr Zigaretten täglich 8,1 Jahre.

Auf der positiven Seite kann der Verzicht auf das Rauchen *in jedem Alter* das Risiko von Herzerkrankungen, Lungenkrebs und Emphysem ganz wesentlich verringern. Geschädigte Zilien der Lungen wachsen innerhalb eines halben Jahres nach völliger Einstellung des Rauchens wieder nach. Studien haben eine Besserung der Lungenfunktion schon drei Wochen nach dem Genuß der letzten Zigarette gezeigt. Darüber hinaus treten eine Fülle von positiven physiologischen Veränderungen ein. Das Nikotin treibt den Pulsschlag und den Blutdruck nicht mehr in die Höhe, und ebenso unterbleiben seine gefährlichen Wirkungen auf das autonome Nervensystem. Vorbei sind die Probleme des Rauchers mit dem faden Geschmack im Mund, der verringerten Geschmacksempfindlichkeit und den gelben Zähnen. Schließlich leidet er weniger unter Husten und Erkältungen, Halsentzündungen und Nebenhöhlenbeschwerden.
Manche Menschen schaffen es, selbst mit dem Rauchen aufzuhören, während andere die Unterstützung einer Gruppe brauchen.
Atemübungen helfen Exrauchern und Nichtrauchern, Spannungen abzubauen und die Lungen ein Leben lang gesund zu erhalten. Man kann zum Beispiel die folgenden Atemübungen zweimal täglich durchführen:

1. Mit geschlossenem Mund flach auf den Rücken legen, Hände auf dem Bauch übereinandergelegt, Knie abgewinkelt. Die Schultern entspannen und so tief wie möglich einatmen; dabei bis acht zählen. Beim Einatmen den Bauch nach außen drücken.
2. Den Atem anhalten und bis vier zählen.
3. Langsam ausatmen und bis acht zählen.
4. Diese Übung fünfmal wiederholen.

Wenn die Lunge erkrankt ist, gibt es mehrere Heilkräuter mit direkter Wirkung.

Lungentonika: Tonika, die spezifisch die Lungen stärken und anregen und damit den ganzen Atemvorgang erleichtern. Sie können unbedenklich angewandt werden, wenn Bedarf ist. Einige Heilkräuter haben daneben weitere positive Wirkungen. Alant wirkt gleichzeitig hustenlösend und befreit die Lungen von Schleim. Königskerze hat einen sanft auswurffördernden Effekt.
Hustenlösende Mittel: Im engeren Sinne regen diese Mittel (Expektorantia) die Schleimausscheidung der Lungen an, doch sind sie oft mehr ein Tonikum für das Atemsystem als Ganzes. Anregende auswurffördernde Mittel »reizen« die Lungenbläschen. Entspannende Mittel lindern die Verkrampfung der Lungen, lockern den Schleim und helfen bei trockenem Reizhusten. Die Unterschiede werden nachfolgend näher behandelt. Zu den stimulierenden Expektorantia zählen Alant, Andorn und Blutwurzel; entspannende Expektorantia sind Huflattich, Lobelie und Königskerze.
Schleimstoffdrogen: Diese Mittel (Demulcentia) beruhigen und schützen gereiztes oder entzündetes Gewebe. Sie werden zwar meist für das Verdauungssystem eingesetzt, lindern jedoch auch den Husten. Besonders für die Lungen wirksame Heilpflanzen sind Breitwegerich, Lungenkraut, Isländisches Moos und Knollige Seidenpflanze.
Krampflösende Mittel: Krampflösende Mittel (Spasmolytika) lösen Muskelkrämpfe im allgemeinen, wobei manche einzelne Organe oder Systeme ansprechen. Innerhalb des Atemsystems helfen sie bei Erkrankungen wie zum Beispiel Asthma. In Frage kommen Gummipflanze, Lobelie, Traubenkirschenrinde, Giftlattich.
Antiseptische Mittel: Diese Mittel helfen dem Körper, Erreger zu zerstören. Darüber hinaus stärken sie die Widerstandskraft des Körpers gegenüber Erkrankungen. Während einige von ihnen nur für bestimmte Organismen giftige Substanzen enthalten, un-

terstützen sie allgemein die natürliche körpereigene Abwehr. Von den vielen Heilpflanzen, die im Bereich des Atemsystems antiseptisch wirken, sind vor allem Knoblauch, Sonnenhut, Eukalyptus, Thymian und Mutterwurz (Osha) zu nennen.

Antikatarrhalische Mittel: Antikatarrhalische Mittel helfen dem Körper, sich von Schleimhautentzündungen im Nebenhöhlenbereich oder in anderen Körperbereichen zu befreien. Katarrh ist meist durch eine Infektion bedingt oder der Versuch des Körpers, einen Überschuß an Kohlehydraten auszuscheiden. Viele Heilpflanzen können hier helfen (die noch ausführlicher an anderer Stelle besprochen werden); erwähnt seien Goldrute, Ysop und Breitwegerich.

Herztonika: Diese Mittel haben positive Wirkung auf das Herz, sind aber nicht mit den starken Mitteln wie Fingerhut vergleichbar. Weißdorn, Herzgespann und Lindenblüten eignen sich hervorragend zur Unterstützung des Herzens.

Nervine: Nervine wirken generell auf das Nervensystem und lassen sich in drei Gruppen gliedern. *Tonisierende* Nervine kräftigen und heilen das Nervensystem. *Entspannende* Nervine mildern ängstliche Unruhe und Anspannung, indem sie Körper und Geist beruhigen. *Stimulierende* Nervine regen direkt die Nervenaktivität an. Sie helfen oft bei Atembeschwerden, wenn diese mit nervöser Anspannung verbunden sind. Einschlägige Mittel sind vor allem Ysop, Herzgespann, Lobelie und Giftlattich.

Pflanzliche Hustenmittel

Pflanzliche Hustenmittel (Expektorantia) unterstützen die Ausscheidung von übermäßigem Schleim aus den Lungen. Sie können wie folgt untergliedert werden:

Stimulierende Expektorantia können auf unterschiedliche Weise dieselbe Wirkung hervorrufen, wobei nicht immer klar ist, wie ein bestimmtes Mittel wirkt, doch geht man heute von folgenden Vorgängen aus:

– Die Reizung der Lungenbläschen stimuliert die Austreibung.
– Der zähe Schleim wird durch Expektorantia verdünnt, so daß er abgehustet werden kann. Der Schleim wird von den feinen Härchen der Zellen, die die Bronchiolen auskleiden, herausbefördert.

Die meisten stimulierenden Expektorantia enthalten Alkaloide, Saponine oder flüchtige Öle. Es wirken jedoch nicht alle Heilpflanzen in diesen Bestandteilen in derselben Weise.
Entspannende Expektorantia wirken ebenfalls reflektorisch, doch besteht die Wirkung hier in einer Dämpfung der bronchialen Krämpfe und Lockerung des Schleims; damit sind sie besonders nützlich bei der Behandlung eines trockenen Reizhustens.
In den Arzneibüchern gibt es eine Fülle pflanzlicher Heilmittel, und die meisten Heilkräuter, die noch in den offiziellen Verzeichnissen stehen, sind Expektorantia, Antitussiva oder Dekongestionsmittel. Die allopathische Konzentration auf die »Wirksamkeit« hat jedoch zur Aussonderung der tonisierenden Mittel wie zum Beispiel der lungenstärkenden Mittel geführt. Diese bieten aber phytotherapeutisch die Möglichkeit, Gewebe und Funktion zu kräftigen, und gehen gleichzeitig die Symptome der Erkrankung der Atemwege an.

Tonika für die unteren Atemwege

Lungenstärkende Mittel wirken auf das Gewebe der Lunge und deren Funktion und bilden eine wirksame Ergänzung bei jeder Behandlung von Lungenerkrankungen. Sie bilden oft den Unterschied zwischen einer bloßen Beseitigung der Symptome und einer grundlegenderen Heilung. Wichtige Heilpflanzen sind Alant, Königskerze und Breitwegerich.
Die differenzierenden Indikationen sind in der Materia medica am Ende dieses Buchs angegeben; allgemein kann man sagen, daß Alant stimulierende auswurffördernde Wirkung hat, wäh-

rend Königskerze im Prinzip ein entspannendes Expektorans ist. Für zarte Patienten ist Breitwegerich das beste Mittel.
Für ältere Menschen kommen verschiedene Mittel in Frage, die jeweils unterschiedliche Anwendungsgebiete haben. Die nachfolgende Liste enthält Mittel, die ebenso sicher wie wirksam sind.

Alant	Königskerze
Andorn	Lungenkraut
Anissamen	Seidenpflanze
Breitwegerich	Thymian
Herzgespann	Traubenkirschenrinde
Irisches Moos	Ysop
Knoblauch	

Die nachfolgenden stärkeren Mittel sind bei hartnäckigeren Beschwerden nützlich, sollten jedoch nur dann eingesetzt werden, wenn milder wirkende Heilpflanzen nicht die gewünschte Wirkung gezeigt haben.

Blutwurzel
Brechwurzel
Gummipflanze
Lobelie
Senegawurzel

Husten

Soll man Husten stillen, anregen oder unterdrücken? Am besten ist es vor allen Dingen, nach der Grundursache des Hustens zu forschen, da man mit ihr auch zugleich den Husten beseitigen könnte. In den nachfolgenden Abschnitten werden verschiedene Hustenmittel besprochen. Es ist stets das Verfahren zu wählen, das dem individuellen Fall am besten entspricht. Entscheidend ist die geschickte Abstimmung von stimulierenden, lindernden, anti-

septischen und hustenunterdrückenden Heilpflanzen. Es ist immer der Patient und sein Problem zu behandeln, *nicht* der Husten. Akute entzündliche Erkrankungen des Atemsystems werden primär mit Schleimstoffdrogen behandelt, die das entzündete Gewebe beruhigen. Es wäre falsch, in allen Fällen die stimulierenden, saponinhaltigen Expektorantia einzusetzen, da diese am besten für eine subakute oder chronische Bronchitis geeignet sind, die eine aktive Auswurfförderung notwendig macht. Jegliche erhöhte Reizung bei einer chronischen Bronchitis indiziert den verstärkten Einsatz von Schleimstoffdrogen. Ein Therapeut, der für die unterschiedlichen Phasen der Hustenbehandlung empfänglich ist, kann die Symptome rasch angehen und die Dauer der Atemwegserkrankung abkürzen.
Husten ist eine reflektorische Reaktion auf eine Blockade der Atemwege, die meist durch eine übermäßige Sekretion der Schleimhäute bedingt ist. Normalerweise schützt dieser Schleim den Atemtrakt vor Reizstoffen; er hält Rauchpartikel, Bakterien und Viren fest, so daß sie leichter aus dem Körper hinausbefördert werden können. Husten, der länger als einige Tage anhält, auf die Behandlung nicht anspricht oder bei dem Blut ausgehustet wird, muß ärztlich abgeklärt werden, da er ein Anzeichen für eine ernsthafte organische Erkrankung sein kann.

Hustensaft

Eine große Zwiebel in Ringe schneiden und in eine tiefe Schüssel legen. Die Zwiebelscheiben mit Bienenhonig bedecken und über Nacht stehen lassen. Am nächsten Morgen die Mischung durch ein Sieb streichen. Vier- bis fünfmal täglich einen Kaffeelöffel dieses Hustensaftes einnehmen. Honig selbst, der oft für Hustenmischungen verwendet wird, hat antiseptische Eigenschaften und wirkt auswurffördernd.

Hustentee

Huflattich	2 Teile
Eibisch	2 Teile
Ysop	2 Teile
Süßholzwurzel	1 Teil
Anissamen	1 Teil

2 TL der getrockneten Kräuter mit 2 dl Wasser aufgießen und nach Bedarf trinken, bis die Symptome abklingen.

Akute Bronchitis

Bronchitis ist ein akuter oder chronischer Entzündungszustand der Schleimhaut in den Bronchien, die sich von der Luftröhre in die Lungen verzweigen. Akute Bronchitis ist oft mit Fieber verbunden, das meist einige Tage anhält und mit einem rauhen und schmerzhaften Husten einhergeht. Der akuten Bronchitis gehen oft Symptome voraus, wie sie für eine Erkältung typisch sind: Frösteln, leichtes Fieber, Rücken-, Muskel- und Halsschmerzen. Zunächst ist der Husten sehr trocken; wenn jedoch die Lunge als Reaktion auf die Infektion mehr Schleim zu erzeugen beginnt, wird der Husten weniger schmerzhaft, da der Schleim die Bronchien schmiert. Bei anhaltendem Fieber ist an eine Komplikation wie zum Beispiel eine Lungenentzündung zu denken.
Akute Bronchitis kann bei geschwächten Menschen und Menschen mit chronischen Lungen- oder Herzkrankheiten eine schwere Form annehmen.
Bei einer akuten Bronchitis des älteren Menschen spielen lungenstärkende Mittel eine entscheidende Rolle, da die Tonisierung die Genesung beschleunigt und das Risiko eines Sekundärinfekts senkt. Ob man stimulierende oder entspannende Expektorantia einsetzt, hängt vom jeweiligen Fall ab. Antiseptische Mittel sind wichtig, um Infektionen zu bekämpfen. Herztonika sind wichtig

bei früheren Herz-/Kreislaufproblemen oder Verdacht auf eine solche Erkrankung. Krampflösende Heilpflanzen können eingesetzt werden, wenn der Husten sehr anstrengend ist.
Die verschiedenen phytotherapeutischen Traditionen der Welt haben eine Fülle für Bronchitis in Frage kommender Mittel anzubieten. So ist zum Beispiel Mutterwurz (Ligusticum porterii), eine Pflanze aus dem amerikanischen Südwesten, ein ausgezeichnetes Spezifikum in Fällen eines Luftröhren- und Bronchienkatarrhs. Nachfolgend eine (unvollständige) Liste von Pflanzen, die in Europa und Nordamerika häufig eingesetzt werden. Die Bandbreite umfaßt anregende und lindernde Expektorantia, antiseptische und spasmolytische Mittel usw., die individuell eingesetzt werden müssen. Es gibt also kein Mittel, das mit Sicherheit in allen Fällen wirkt.

Alant
Andorn
Anissamen
Balsamstrauch
Beinwell
Blutwurzel
Bockshornklee
Brechwurzel
Breitwegerich
Eibisch
Eisenkraut
Goldrute
Huflattich
Irisches Moos
Isländisches Moos
Knoblauch
Kohl
Königskerze
Lobelie
Lungenkraut
Mutterwurz
Seidenpflanze
Süßholzwurzel
Thymian
Ysop

Der Einsatz lindernder, entspannender Expektorantia mit ihrer ausgeprägten Schleimstoffwirkung ist in Kombination mit Antiseptika oft der Schlüssel zu einer erfolgreichen Behandlung. Die nachfolgende Kombination entspannender Expektorantia ist besonders zu empfehlen:

Königskerze
Huflattich
Eibisch
Anissamen

2 TL der zu gleichen Teilen getrockneten Kräuter 10 Minuten in 2 dl siedendem Wasser ziehen lassen. Heiß mehrmals täglich trinken. Die Aufgußdarreichung hat den Vorteil, daß auch die Flüssigkeitsaufnahme gesteigert wird.

Eine andere Möglichkeit ist die Hinzufügung stimulierender Expektorantia; die dadurch entstehende Mischung eignet sich mehr für eine Bronchitis, bei der sehr viel Schleim erzeugt wird. Zur Förderung des Abhustens und zur Bekämpfung der Infektion könnte man zum Beispiel folgendes einsetzen:

Alant
Andorn
Huflattich
Goldrute
Sonnenhut

Von der zu gleichen Teilen gemischten Tinktur 1 TL (5 ml) 3x täglich einnehmen.
Als Ergänzungsmittel Knoblauch entweder roh verzehren oder das Öl einnehmen.

Inhalationen

Ätherische Öle werden oft für Inhalationen (Dampfbäder) eingesetzt, eine Behandlungsform, die eine beginnende Erkältung oder Grippe schon im Keim ersticken kann. Wenn sich die Krankheit bereits festgesetzt hat, lösen Inhalationen den Husten und machen die Nebenhöhlen frei. Es sind verschiedene Kombinationen möglich; oft hängt die endgültige Auswahl von der persönlichen Vorliebe für bestimmte Aromen ab. Die einfachste

Möglichkeit besteht darin, eine Handvoll Kamillenblüten in eine Schale zu geben und mit kochendem Wasser aufzugießen. Mit einem Handtuch Kopf und Gefäß bedecken, so daß ein »Zelt« entsteht, aus dem die Dämpfe nicht entweichen können, und inhalieren. Oft werden auch Thymian und Eukalyptus in derselben Weise eingesetzt. Versuchen Sie es mit der folgenden Mischung:

Kamillenblüten
Thymian
Majoran

1 EL der zu gleichen Teilen getrockneten Kräuter mit ½ l kochendem Wasser aufgießen.

Alternativ kann man auch reine ätherische Öle für Inhalationen verwenden. Häufig eingesetzt wird das Öl der Latschenkiefer *(Pinus pumilio)*, doch mit dem zunehmenden Interesse an der Aromatherapie stehen heute eine Fülle wertvoller Inhalationsmittel zur Verfügung. Die Behandlung zielt darauf ab, die Infektion zu bekämpfen, das Fieber zu senken, den Husten zu lindern und das Abhusten des Schleims zu erleichtern. Wenn der Husten noch trocken und schmerzhaft ist, können Inhalationen mit einem der nachfolgend genannten Öle große Erleichterung bringen. Bergamotte- und Eukalyptusöl wirken daneben fiebersenkend, und alle genannten Öle regen das Immunsystem an.

Bergamotte
Eukalyptus
Fieberstrauch
Japanische Minze
Latschenkiefer
Lavendel
Pfefferminze
Sandelholz
Thymian

Das Öl der Japanischen Minze, *Mentha arvensis var. piperascens,* ist Bestandteil vieler fernöstlicher Öle und besonders reich an Menthol. Menthol wirkt insbesondere auf die Schleimhäute der

oberen Atemwege. Weiterhin hat es antiseptische Wirkung, stimuliert die Schleimsekretion und wirkt leicht anästhetisch. Wie viele andere Öle setzt man es am besten sofort zu Beginn der Symptome ein. 3–5 Tropfen des Öls in eine Schale geben und kochendes Wasser hinzufügen. 5–10 Minuten lang inhalieren. Die Augen geschlossen halten, da die Dämpfe reizen können.
Wenn die Öle an Brust, Hals oder Rücken aufgetragen oder eingerieben werden, werden sie durch die Haut aufgenommen. Öle, die auf diesem Wege in den Körper gelangen, werden über die Lungen ausgeschieden, so daß man in dieser Weise Lungeninfekte wirksam behandeln kann. Am besten trägt man das Öl auf und deckt mit einer trockenen Packung ab, damit es nicht verdunsten kann.
Der Husten kann nach dem Abklingen des Fiebers noch einige Zeit anhalten, doch beschleunigen Inhalationen, Bäder und lokale Massage an Brust und Hals mit den entsprechenden Ölen die vollständige Genesung. Der Patient braucht Wärme und Ruhe und sollte im Bett bleiben. Wichtig ist, alles zu vermeiden, was den Husten verschlimmern könnte, wie zum Beispiel Rauch oder sehr trockene Luft. Die meisten Erwachsenen erholen sich von einer akuten Bronchitis mit dieser Behandlung relativ schnell und ohne Komplikationen, während bei sehr alten und gebrechlichen Menschen sowie Patienten mit Herzleiden oder überstandenen Lungenerkrankungen ein erheblich größeres Risiko besteht.

Erholung von einer Bronchitis

Nach einer akuten Bronchitis folgt oft eine Zeit der Schwäche. Geeignete Kräuter beschleunigen nicht nur die Wiederherstellung, sondern helfen dem Körper, diese Zeit zur Erholung zu nutzen. Der Schwerpunkt liegt jetzt auf den Mitteln, die die Atemwege stärken, wie zum Beispiel die nachfolgenden bitteren Tonika:

Andorn
Huflattich
Königskerze

Besonders zu empfehlen ist Andorn, der nicht nur ein ausgezeichnetes Lungenmittel ist, sondern auch wertvolle Bittereigenschaften besitzt (siehe Seite 363). Wenn Antibiotika eingesetzt wurden, sollten die Anleitungen für die pflanzliche Unterstützung in dem Abschnitt über das Immunsystem beachtet werden (siehe 316).

Chronische Bronchitis

Chronische Bronchitis ist eine Erkrankung, unter der über fünf Prozent der Bevölkerung leiden. Charakteristisches Merkmal ist Husten mit Auswurf an den meisten Tagen von mindestens je drei Monaten zweier aufeinanderfolgender Jahre, ohne daß es einen Hinweis auf eine Grunderkrankung gäbe, die den Husten erklären würde. Gesunde Lungen erzeugen ständig eine geringe Menge von Schleim, der von den Zilien nach außen befördert wird. Dieser fortwährende Prozeß bleibt unbemerkt, da die Menge des Schleims sehr gering ist und mit dem Speichel geschluckt wird, ohne daß wir dies wahrnehmen. Wenn jedoch eine Reizung der Bronchien durch Infektion, Luftverschmutzung, Rauchen oder andere Stoffe die Erzeugung großer Schleimmengen auslöst, werden die kleinen Zilien buchstäblich überschwemmt. Der Körper kann sich dann nur noch durch Husten vom Schleim befreien. Wenn die Bronchien über einen langen Zeitraum gereizt wurden, wird beständig mehr Schleim erzeugt; die Wände der Bronchien verdicken sich, es entwickelt sich ein Reizhusten, und der Luftstrom kann behindert werden. In diesem Zustand sind die Bronchien der ideale Nährboden für Infektionen.

Einer chronischen Bronchitis kann normalerweise vorgebeugt werden. Klima und Luftverschmutzung stellen im Hinblick auf Bronchitis ein ernsthaftes Problem dar, insbesondere, wenn sich Nebel bildet. Dennoch sind die beiden wichtigsten Faktoren Fehlernährung und Rauchen. Bestimmte Tätigkeiten mit hohen Staubkonzentrationen und reizenden Dämpfen am Arbeitsplatz stellen ein hohes Risiko dar; darüber hinaus sind Raucher unab-

hängig von ihrer beruflichen Tätigkeit oder ihrem Lebensstil am stärksten bronchitisgefährdet.
Chronische Bronchitis wird oft vernachlässigt, bis sie ein fortgeschrittenes Stadium erreicht hat, weil viele Menschen glauben, daß diese Krankheit nicht lebensbedrohlich sei. Bis ein Patient zu seinem Arzt geht, sind die Lungen oft bereits schwer geschädigt. Dann besteht bei dem Patienten die Gefahr schwerer Erkrankungen der Atemwege oder einer Herzinsuffizienz. Chronische Lungenerkrankungen (chronische Bronchitis und/oder Emphysem) nahmen in den Vereinigten Staaten zwischen 1970 und 1987 um 87,5 Prozent zu!
Bei dieser Erkrankung ist die Unterstützung durch Tonika äußerst wichtig. Hier kann die Pflanzenheilkunde ihre Stärken ausspielen, denn es können Heilkräuter ausgewählt werden, die nicht nur auf die Symptomatik wirken, sondern auch gute Tonika sind. Auswurffördernde Mittel stehen im Mittelpunkt einer erfolgreichen Behandlung. Wenn viel Schleim erzeugt wird, sind Stimulantia vorzuziehen. Entspannende Mittel sind in Fällen einer chronischen Bronchitis weniger wichtig als bei einer akuten Bronchitis, doch haben sie eine gute unterstützende Wirkung. Herztonika sind wichtig, um bei Menschen mit schwachem Herzen oder bei älteren Patienten generell die Herzfunktion zu stabilisieren. Krampflösende Mittel können bei schwerem Husten oder Atemnot hilfreich sein. Antiseptische Mittel helfen dem Körper, gleichzeitig vorhandene Infekte zu bekämpfen.

Bei chronisch wiederkehrender Bronchitis mit Schwäche

Alant
Irisches Moos
Huflattich
Königskerze

Von der Tinktur dieser Mischung 3x täglich 1 TL (5 ml) einnehmen.
1–2 TL von den getrockneten Kräutern mit 2 dl Wasser aufgießen und 3x täglich trinken.

Diese Kombination ist für Patienten gedacht, die durch die chronische Erkrankung geschwächt sind. Deshalb wurden hier stimulierende und entspannende Lungentonika gemischt. Irisches Moos wird seit jeher in Großbritannien (wo es so viele chronische Bronchitiker gibt wie nirgendwo sonst in der Welt) zur Unterstützung eingesetzt. Zusätzlich kann das bei dem jeweiligen Patienten indizierte Mittel gegeben werden: Weißdorn für das Herz oder Ginseng gegen Streß.

Bei chronisch wiederkehrender Bronchitis mit Infektionen

Alant
Sonnenhut
Andorn
Königskerze

Von der Tinktur dieser Mischung 3x täglich 1 TL (5 ml) einnehmen.
2 TL der getrockneten Kräuter mit 2 dl Wasser aufgießen und 3x täglich trinken.
Als Ergänzungsmittel sollte Knoblauch roh oder als Öl eingenommen werden.

Bei chronisch wiederkehrender Bronchitis mit starker Stauung

Alant
Blutwurzel
Andorn
Königskerze

Von der Tinktur dieser Mischung 3x täglich 1 TL (5 ml) einnehmen.
Als Ergänzungsmittel sollte Knoblauch roh oder als Öl eingenommen werden.

Raucher sterben eher an chronischer Bronchitis als an Lungenkrebs, und die erste und wichtigste Maßnahme ist, das Rauchen aufzugeben. Die andere besteht in einer Verbesserung der

Ernährung und dem Verzicht auf schleimbildende Nahrungsmittel wie Milchprodukte und raffinierte Kohlehydrate (weißes Mehl und alle daraus zubereiteten Produkte). Nach einer Besserung können Käse, Milch, Joghurt usw. wieder vorsichtig in den Speiseplan aufgenommen werden, jedoch nur in sehr geringen Mengen. Manche Menschen müssen ständig auf Milchprodukte verzichten.
Ziegenmilch bildet meist weniger Schleim als Kuhmilch. Kohlehydrate steigern ebenfalls die Schleimproduktion. Zusätze wie synthetische Aromastoffe, Farbstoffe und Konservierungsmittel führen ebenfalls zu einer Überproduktion von Schleim und sind zu meiden. Die beste und einfachste Regel lautet, die Nahrung in möglichst naturbelassenem Zustand aufzunehmen, d. h. also keine getrockneten, tiefgefrorenen, verpackten oder vorgegarten, sondern möglichst rohe oder nur leicht gegarte Speisen zu verzehren.

Asthma

Hierbei handelt es sich um eine nicht ansteckende Erkrankung, bei der sich die kleinen Luftwege der Lunge vorübergehend zusammenziehen, wodurch die Ausatmung erschwert wird. Die Folge sind Atemnot und das charakteristische Giemen. Durch die Einschränkung des Luftstroms sammelt sich Schleim in den Lungen an, der die Atmung zusätzlich erschwert. Dieser Schleim ist der ideale Nährboden für Bakterien, so daß sich eine Bronchitis entwickeln kann.
Viele Asthmaanfälle werden durch Allergene wie Staub, Schimmelpilze, Tierhaare oder Federn ausgelöst; Ursache kann aber auch kalte Luft oder eine Infektion der Atemwege sein. Streß und seelische Belastungen lösen häufig Anfälle aus, und dies kann manchmal in einen Teufelskreis münden, bei dem Asthma Ängstlichkeit hervorruft, die ihrerseits weitere Anfälle produziert.
Die Symptome können hinsichtlich ihrer Häufigkeit und Schwere

sehr unterschiedlich sein. Manche Menschen haben gelegentlich kurze und leichte Anfälle. Andere leiden ständig unter leichtem Husten und Giemen, unterbrochen von Verschlechterungen nach Einwirkung von Allergenen, Viren, Anstrengungen oder unspezifischen Reizstoffen. Die Schwere eines akuten Asthmaanfalls läßt sich in mehrere Stufen einteilen:

1. *Leicht:* leichte Atemnot
2. *Mäßig:* Atemnot und Giemen in Ruhe
3. *Schwer:* ausgeprägte Atemnot
4. *Respiratorische Insuffizienz:* schwerste Atemnot (lebensbedrohlich).

Die Kräuterheilkunde hat sich bei der Behandlung, Kontrolle und sogar Heilung von Asthmaerkrankungen bewährt, kann jedoch nicht die allopathische Notfalltherapie für Stufe 3 und 4 ersetzen. Am erfolgreichsten sind die krampflösenden und bronchienerweiternden Pflanzen, doch helfen sie wenig bei akuten Anfällen. Bei langfristiger Anwendung können sie in Verbindung mit Lungentonika sowohl die Häufigkeit als auch die Schwere der Anfälle verringern. Auswurffördernde Mittel sind wichtig, damit sich möglichst wenig Schleim in der Lunge ansammelt. Da jedoch stimulierende Expektorantia die Atembeschwerden verschärfen können, werden nur entspannende Expektorantia eingesetzt. Antiseptische Mittel schützen vor Sekundärinfekten. Antikatarrhalische Mittel bekämpfen eine Überproduktion von Schleim in Lungen und Nebenhöhlen, während Herztonika das Herz bei Lungenstauung oder Belastungen stützen. Nervine sind dann wirksam, wenn entweder Streß Hauptauslöser ist oder wenn das Asthma selbst zur Ursache von Streß wird, der dann wiederum Anfälle auslöst.
Ephedra (Ma Huang), der ursprüngliche Lieferant des häufig eingesetzten Alkaloids Ephedrin, ist als Bronchienerweiterungsmittel außerordentlich wirksam. Die natürliche Form ist gegenüber der synthetischen Form zu bevorzugen, da sie besser

toleriert wird. Ephedrin stimuliert das sympathische Nervensystem und löst den Bronchienkrampf, der die Ursache des Asthmaanfalls ist, und hilft bei anderen bronchospastischen Erkrankungen wie zum Beispiel Emphysem. Neben Ephedra werden in der westlichen Kräuterheilkunde folgende Pflanzen wegen ihrer krampflösenden Wirkung eingesetzt:

Gummipflanze
Sonnentau
Traubenkirschenrinde

Bei chronischem Asthma

Gummipflanze	5 Teile
Traubenkirschenrinde	2 Teile
Lobelie	1 Teil
Süßholzwurzel	1 Teil
Herzgespann	1 Teil
Ephedra	1 Teil

Von der Tinktur dieser Mischung 3x täglich 1 TL (5 ml) einnehmen.

Der Asthmatiker kann selbst viel zur Vorbeugung gegen Anfälle tun. Wichtig ist es, in guter körperlicher Verfassung zu bleiben, Erkältungen und Infektionen der Atemwege zu vermeiden und bei einer heraufziehenden Erkältung sich sofort und wirksam behandeln zu lassen. Große Hitze, Kälte und Feuchtigkeit sind zu meiden; wenn man bei unfreundlichem Wetter ins Freie muß, sollte man sich warm anziehen. Andererseits kann auch zu trockene Luft, wie sie im Winter oft im Haus herrscht, schädlich sein. Günstig ist eine relative Luftfeuchtigkeit zwischen 40 und 50 Prozent.

Infektionen der Zähne und Nebenhöhlen müssen behandelt werden. Die Ernährung sollte ausgewogen und nahrhaft sein, wobei die Speisen so zu wählen sind, daß ein Ersatz für allergieerzeugende Speisen geschaffen wird. Bei Nahrungsmittelallergien meidet man Eier, Weizen, Glutein (das in Weizen, Hafer, Gerste und Roggen vorkommt) und Milchprodukte für einige Zeit. Problematisch sind auch Alkohol und Trockenfrüchte, die oft geschwefelt sind. Viele Asthmatiker reagieren bereits auf Konservierungsmittel in einer Menge von 5 ppm Schwefeldioxid. Asthmatiker müssen sich von Zugluft, Lösungsmitteln, chemischen Substanzen und Staub fernhalten; das Rauchen soll völlig eingestellt werden. Bei beständigem oder schwerem Asthma müssen Anstrengungen vermieden werden. Ausreichend Ruhe ist unbedingt wichtig.

Auch das emotionale Leben des Asthmatikers muß geregelt werden, denn unsere Lunge hat ganz offensichtlich mit unseren Gefühlen zu tun (man denke etwa an Lachen oder Weinen). Wenn ein Asthmatiker Schwierigkeiten hat, seine Empfindungen auszudrücken, sollte man klären, warum dies so ist. Die Bachblüten können dabei hilfreich sein. Tiefatmung kräftigt unsere Beziehung zu unseren Gefühlen und kann bei regelmäßigem Üben das Asthma bessern. Auch Wandern, Schwimmen, Yoga, T'ai Chi oder andere entspannende Übungen können helfen, die Atmung zu vertiefen und zu lockern und ein emotionales Gleichgewicht herzustellen.

Der gesamte Brustkorb (Rücken und Brust) sollte regelmäßig mit aromatischen Ölen massiert werden, wobei Streichen zu bevorzugen ist. Die Auswahl des ätherischen Öls hängt davon ab, ob eine Infektion besteht, das Asthma auf einer allergischen Reaktion beruht oder emotionale Faktoren beteiligt sind. Während eines Anfalls ist das Einatmen eines krampflösenden Öls das einzige, was phytotherapeutisch möglich ist, wobei direktes Riechen an dem Ölfläschchen oder das Einatmen durch ein Tuch, auf das man etwas Öl geträufelt hat, sicherer ist als ein Dampfbad. Die Wärme verschärft die Entzündung der Schleimhaut und die Stauung kann sich verschlimmern. Geeignete Öle sind Ysop, Anissamen, Lavendel, Kiefer und Rosmarin.

In ihrem *Textbook of Natural Medicine* empfehlen Pizzorno und Murray die folgende Ergänzung:
Vitamin B_6: 25 mg 2 x täglich
Vitamin B_{12}: 1 mg täglich
Vitamin C: 1–2 g täglich
Vitamin E: 400 I. E. täglich
Selen: 250 µg täglich

Emphysem

Ein Emphysem, das oft mit einer chronischen Bronchitis verbunden ist, stellt eine Überdehnung und destruktive Veränderung der Alveolarwände dar, wodurch die Lunge ihre Elastizität verlieren und der Gasaustausch vermindert wird. Diese Veränderung entsteht durch ständigen Husten, der von Bakterien und Schleim ausgelöst wird. Normalerweise wirken die Zilien, mikroskopisch feine Flimmerhärchen, mit denen die Atemwege ausgekleidet sind, als »Förderband«, das die Staub- und Rußteilchen sowie die Bakterien aus dem Körper befördert. Bei chronischer Bronchitis ist die Wirkung der Flimmerhärchen durch die ständige Absonderung von zähem Schleim blockiert.
Emphysem ist nicht heilbar, kann aber behandelt werden, so daß der Patient mit seiner Krankheit leben kann. Ein großer Teil der Erkrankten hat jahrelang stark geraucht und lebt oft in Gegenden mit hoher Luftverschmutzung.
Die Beschwerden, die pflanzlich behandelt werden müssen, ähneln denjenigen der Asthmapatienten. Die Behandlung ist langfristig und lindernd; Kräuterheilkunde kann diese Erkrankung nicht heilen. Lungentonika sind wichtig, um die Lunge allmählich zu kräftigen. Auswurffördernde Mittel sorgen dafür, daß in der Lunge möglichst wenig Schleim entsteht. Meist sind wegen der Tonusverschlechterung der Lungenbläschen stimulierende Expektorantia wie Alant oder Blutwurzel notwendig.

Spasmolytische Pflanzen dämpfen die Krampfreaktion der Lungenmuskeln. Eine antiseptische Unterstützung ist notwendig, wenn die Möglichkeit eines Sekundärinfekts besteht, der auf alle Fälle vermieden werden muß. Herzstärkende Mittel wie Weißdorn unterstützen das Herz, wenn eine Stauung oder Belastung der Lunge besteht.

Zur Linderung des Emphysems

»Asthmamischung» (siehe Seite 157)
Blutwurzel
Weißdorn
Alant

Von der Tinktur dieser Mischung 3x täglich 1 TL (5 ml) einnehmen.

Ein guter Allgemeinzustand und Wohlbefinden sind unbedingt sicherzustellen, da jegliches Gesundheitsproblem zu einer Verschlimmerung der Beschwerden führen kann. Vermeiden Sie verschmutzte Luft, soweit es geht, und setzen Sie sich nicht unnötig Staub oder Dämpfen aus. Wer weiter raucht, verschlimmert unweigerlich sein Emphysem.

Die oberen Atemwege

Die Vorbeugung der Atemwegserkrankungen besteht hauptsächlich in der Vermeidung von Luftverunreinigungen und Vorsicht bei bestimmten Nahrungsmitteln. Die Luftverschmutzung betrifft sowohl Teilchen als auch reizende Gase – hören Sie also auf zu rauchen und ziehen Sie aus der Großstadt weg!
Die Natur ist reich an Kräutern, die auf die oberen Atemwege entzündungshemmend wirken. Zu diesen Pflanzen zählen Goldrute, Holunderblüten, Ysop, Huflattich, Gelbwurzel und die ätherischen Öle. Antiseptisch wirkende Heilpflanzen lösen oft die Stauung in den Nebenhöhlen, die als Reaktion auf einen Erreger auftritt. Beispiele hierfür sind insbesondere Knoblauch, Sonnenhut, Eukalyptus, Thymian, Wilder Indigo und Mutterwurz.
Viele der verbreiteten chronischen Schleimhautentzündungen sind die Reaktion des Körpers auf eine Ernährung mit einem zu hohen Anteil schleimbildender Speisen. Für einen Patienten mit solchen Symptomen ist daher eine schleimarme Kost unbedingt erforderlich. Dies wird weiter unten besprochen (siehe Seite 167).

Erkältung

Erkältung ist eine Virusinfektion der oberen Atemwege. Wenn die Schleimhäute der Nase und des Rachens durch eine Infektion entzündet sind, werden sie für Bakterien anfälliger. Dies kann zu Sekundärinfekten wie Nebenhöhlenentzündungen, Ohrenentzündungen und Bronchitis führen, die schwerwiegender sind als die ursprüngliche Erkältung. Deshalb verordnen allopathische Therapeuten oft Antibiotika. Antibiotika können jedoch nur Bakterien abtöten, keine Viren.

Leider gibt es bis heute kein Allheilmittel gegen Erkältungen. Immerhin kann die Kräuterheilkunde bei der Behandlung und Vorbeugung mehr als die meisten anderen Therapien leisten. Heilpflanzen, die speziell auf die Bedürfnisse des einzelnen Patienten zugeschnitten sind, können mit Maßnahmen hinsichtlich der Immunabwehr, der Ernährung und der Lebensweise kombiniert werden.
Heilpflanzen, die traditionell bei Erkältungen eingesetzt werden:

Cayennepfeffer
Eukalyptus
Holunderblüten
Lindenblüten
Meerrettich
Pfefferminze
Schafgarbe
Senf
Sonnenhut
Thymian
Zwiebel und Knoblauch

Ein sehr beliebter und in ganz Europa zubereiteter Tee besteht aus folgenden Kräutern:

Holunderblüten
Pfefferminze
Schafgarbe

1–2 TL dieser Mischung mit 2 dl Wasser aufgießen und heiß trinken, bis die Symptome verschwinden.

Es gibt eine Reihe ätherischer Öle, die die Erkältungsbeschwerden lindern und gleichzeitig die Gefahr von Sekundärinfektionen verringern; diese Öle wirken antiseptisch und steigern die Abwehrkräfte. Zur schnellen Beseitigung von Sekretstauungen ist oft ein Dampfbad mit ätherischen Ölen geeignet. Sehr heißer Dampf – ohne dabei Nase und Rachen zu verbrühen – kann allein schon Viren abtöten; seine Wirksamkeit wird noch verstärkt durch die ätherischen Öle. Ein solches Dampfbad lindert nicht nur die Sekretstauung, sondern bekämpft auch die Infektion.

Wenn der Katarrh durch Pollen und andere Reizstoffe ausgelöst ist, dürften Lavendel und Kamille die beste Wahl sein. Die in dem Abschnitt über Bronchitis (Seite 147 bis 151) beschriebene Dampfinhalation hilft ebenfalls gut. Weitere pflanzliche Öle, die sich als hilfreich erweisen können, sind:

Basilikum	Majoran
Bergamotte	Myrrhe
Eukalyptus	Pfefferminze
Japanische Minze	Rosmarin
Latschenkiefer	Tea Tree
Lavendel	Thymian

Eine Inhalation mit einem dieser ätherischen Öle vereinigt mehrere positive Wirkungen. Sie befreit die verstopften Atemwege, lindert die Entzündung der Schleimhäute und tötet viele Bakterien ab. Einige der Öle, insbesondere Eukalyptus und Tea Tree, hemmen das Erkältungsvirus. Diese beiden Öle nicht abends inhalieren, da sie leicht stimulierend wirken. Am Abend eher Lavendel einatmen oder ein Bad mit einigen Tropfen Öl nehmen. Die Aromatisierung des Schlafzimmers mit diesem Öl hat ebenfalls gute Wirkung, insbesondere bei Husten.
Viele herkömmliche Erkältungsmittel bestehen aus Küchenkräutern – ein Hinweis, daß im Grunde kein Unterschied zwischen offizinellen und Nahrungspflanzen besteht. Nachfolgend ein Beispiel für eine Behandlung mit Gewürzkräutern. Es ist bei den ersten Anzeichen einer Erkältung oder Heiserkeit anzuwenden:

---

30 g frischer Ingwer, in Scheiben geschnitten
1 Zimtstange, gebrochen
1 TL Koriander
3 Gewürznelken
1 Scheibe Zitrone
0,5 l Wasser

Die Mischung 15 Minuten kochen und durch ein Sieb geben. Nach Bedarf süßen. Alle zwei Stunden eine Tasse davon heiß trinken.

Zur Vorbeugung und Bekämpfung von Erkältungen Knoblauch, Zwiebeln, Brunnenkresse und Cayennepfeffer essen und täglich 1–3 Gramm Vitamin C einnehmen. Bei den meisten Erkältungen spielt die Ernährung eine Rolle. Milchprodukte und Weizen steigern bei manchen Menschen die Schleimabsonderung und sollten für einen bestimmten Zeitraum gemieden werden. Falls eine Besserung eintritt, könnte es notwendig sein, ganz auf Milchprodukte zu verzichten oder ihren Genuß zumindest stark einzuschränken. Schließen Sie auch andere Nahrungsmittel vorübergehend von Ihrem Speisezettel aus, wenn Sie eine Unverträglichkeit vermuten, und stellen Sie die Ernährung entsprechend um.

Grippe

Schwere Erkältungen und verschiedene unklare Virusinfektionen werden oft als »Grippe« bezeichnet. Hiervon zu unterscheiden ist die echte Grippe, eine schwere Virusinfektion, die in Epidemien auftritt, oft in Intervallen von etwa zehn Jahren. Das größte Risiko bei einer echten Grippe sind bakterielle Sekundärinfekte, die bei manchen Epidemien schon Tausende von Todesopfern gefordert haben. Durch den Einsatz von Antibiotika konnten die Todesfälle deutlich verringert werden, doch besteht nach wie vor für ältere Menschen und Kleinkinder ein erhöhtes Risiko. Ein schwerer Infekt dieser Art ist eine Situation, in der der Einsatz von Antibiotika wirklich sinnvoll ist. Dabei sollten Sie jedoch nicht auf die begleitende Pflanzentherapie verzichten; diese ist immer hilfreich und stört die schulmedizinische Behandlung in keiner Weise.
Wie bei der Erkältung gibt es auch hier keine Wundermittel, doch können schweißtreibende Mittel (Diaphoretika) dem Patienten das Leben sehr erleichtern. Ich selbst halte sehr viel

von Wasserhanf, einer Heilpflanze, die die europäischen Siedler in Nordamerika zur Bekämpfung der Schmerzen des »Knochenbrecherfiebers« einsetzten.

Gelbwurz
Sonnenhut

Alle zwei Stunden ½ TL (2,5 ml) der Tinkturmischung einnehmen.

Wasserhanf

Einen kräftigen Aufguß stündlich heiß trinken. (Befolgen Sie auch die Empfehlungen, die für Erkältungen gegeben wurden, wenn die Symptomatik dies nahelegt.)

Die Behandlung hat die besten Erfolgsaussichten, wenn sie beim ersten Zeichen eines Infekts eingeleitet wird. Ein mäßig heißes Bad mit einigen Tropfen eines virushemmenden ätherischen Öls löst oft ein intensives Schwitzen aus, auf das ein tiefer, erholsamer Schlaf folgt. Dies kann bereits genügen, um einen Virusangriff abzuwehren, doch empfiehlt es sich immer, das Bad am nächsten und eventuell übernächsten Tag zu wiederholen. Für diesen Zweck empfiehlt sich besonders das Tea-Tree-Öl. Auf manche Menschen wirkt es leicht hautreizend; sie vertragen höchstens 3–4 Tropfen auf ein Ölbad, weshalb man am besten mit dieser Menge beginnt.
Die Genesung von einer Grippe nimmt oft einige Zeit in Anspruch, und der Rekonvaleszent fühlt sich sehr schwach. Koffeinhaltige Pflanzen sind dennoch zu meiden, da die von ihnen ausgelöste Anregung nur vorübergehender Natur ist und die Erholung verzögert. Bittere Tonika beschleunigen die Genesung durch ihre Wirkung auf den Stoffwechsel:

Wasserhanf wirkt gleichzeitig schweißtreibend und antikatarrhalisch.

Enzian unterstützt die Verdauung in vielfältiger Weise und schmeckt angenehm.
Gelbwurz wirkt antikatarrhalisch und allgemein tonisierend.
Andorn wirkt auswurffördernd und antikatarrhalisch.

Darüber hinaus ist oft der Einsatz von Adaptogenen sinnvoll, und es muß unbedingt auf richtige Ernährung geachtet werden. Zur Ergänzung empfiehlt es sich, ein Multivitaminpräparat einzunehmen, bis der Appetit und die allgemeine Vitalität wiedergekehrt sind.

Nebenhöhlenentzündung

Die Nebenhöhlen sind vier knöcherne Höhlen hinter, über und zu beiden Seiten der Nase, die mit dem Nasenraum verbunden sind. Sie wirken als Resonatoren und verleihen der Stimme den vollen Klang. Wie die Nasengänge sind die Nebenhöhlen mit Schleimhaut ausgekleidet, die auf Infektionen mit Schleimabsonderung reagieren, um krankheitserregende Bakterien auszuschalten. Da die Durchgänge zwischen Nase und Nebenhöhlen sehr eng sind, verstopfen sie schnell, wenn die Nasenschleimhaut bei Erkältung, Heuschnupfen oder Katarrh anschwillt; dadurch wird die Infektion in den Nebenhöhlen eingeschlossen. Eine chronische Nebenhöhlenentzündung kann sich entwickeln, wenn einer oder mehrere der Durchgänge verschlossen sind. Dadurch können Kopfschmerzen oder ein dumpfer Schmerz im Bereich von Gesicht und Schläfen oder der Augen entstehen. Sind die Oberkieferhöhlen (oberhalb der Wangen) infiziert, können Zahnschmerzen die Folge sein. Wenn die Schleimhäute der Nebenhöhlen geschwollen sind, haben die Flimmerhärchen keine Wirkung mehr, wodurch die Schleimhaut ständig verdickt ist und der Schleim sich festsetzt. Eine Nebenhöhlenentzündung kann die Komplikation einer Infektion der oberen Atemwege, einer Zahnerkrankung, einer Allergie, eines Druckwechsels (wie

zum Beispiel bei Flügen oder Tauchen) oder eines strukturellen Defekts der Nase sein.
Antiseptische Mittel wie Knoblauch und Sonnenhut haben sich bei der Behandlung dieser oft hartnäckigen Erkrankung bewährt. Diese Heilpflanzen unterstützen das Immunsystem und helfen Sekundärinfekten vorzubeugen. Antikatarrhalische Mittel lindern die Symptomatik und befreien die Nebenhöhlen. Vorzügliche Wirkung zeigen dabei Goldrute und Holunderblüten. Adstringierende Mittel dämpfen die übermäßige Sekretion der Schleimhäute in den Nebenhöhlen.

Goldrute	2 Teile
Holunderblüten	1 Teil
Sonnenhut	1 Teil
Wilder Indigo	1 Teil

Von der Tinktur dieser Mischung 3 x täglich 1 TL (5 ml) einnehmen.

Phytotherapeutisch kann man diese Beschwerden indirekt und direkt angehen. Die indirekte Vorgehensweise betrachtet eine Erkrankung der oberen Atemwege im Kontext des ganzen Menschen. Manchmal ist eine übermäßige Schleimproduktion ein Versuch des Körpers, sich von Abbauprodukten zu befreien, die über den Darm, die Nieren und die Haut nicht ausreichend ausgeschieden werden. In solchen Fällen kann der Kräuterheilkundige bittere Stärkungsmittel verordnen, die den Stuhlgang normalisieren, oder harntreibende Kräuter, die die Nieren zur Ausscheidung von Flüssigkeiten und Schlackenstoffen anregen, oder aber schweißtreibende Kräuter, die die Ausscheidung über die Haut verbessern.
Wichtig ist auch eine Ernährung, die die Schleimproduktion verringert. Zwei, drei Obsttage können einem Körper helfen, der durch toxische Schlackenstoffe verstopft und überlastet ist. Heiße Zitronengetränke drosseln die Schleimproduktion, ebenso Knoblauch, Zwiebeln und Meerrettich (frische Meerrettichwurzeln in

Apfelessig oder Zitronensaft reiben und täglich ein wenig davon essen). Man kann auch Senf und Gewürzkräuter wie Origano zum Essen geben. Zusätzliches Zink und Vitamin C stärken die Widerstandskraft des Körpers gegenüber Infektionen. Bestimmte Speisen, insbesondere Milchprodukte und Weizen, machen Menschen anfälliger für Nebenhöhlenerkrankungen, indem sie eine übermäßige Schleimbildung auslösen. Bei akuten Nebenhöhlenbeschwerden muß man einige Tage darauf verzichten.
Wer unter chronischen oder wiederholten Nebenhöhlenbeschwerden leidet, sollte diese Nahrungsmittel mehrere Monate meiden und dann (wenn überhaupt) allmählich mit ihrem Genuß beginnen. Ziegen- und Schafmilch werden manchmal besser vertragen als Kuhmilch.
Manchmal können auch emotionale Faktoren wie unterdrückter Kummer zu einer Blockierung der oberen Atemwege führen. In solchen Fällen wirkt es oft Wunder, wenn man sich einmal richtig ausweinen kann. Manche Fälle einer chronischen Schleimproduktion sind auch durch eine Allergie bedingt.

Kehlkopfentzündung

Diese Erkrankung ist meist durch eine Erkältung oder eine Überanstrengung der Stimme bedingt. Typische Merkmale sind Schwellung, Heiserkeit, Schmerzen, Trockenheit im Hals, Husten und die Unfähigkeit, lauter zu sprechen als im Flüsterton. Auslöser ist in der Regel eine bakterielle oder Virusinfektion, die sich entweder auf den Kehlkopf beschränkt oder Teil einer allgemeinen Infektion der oberen Atemwege ist.
Schleimstoffhaltige und entzündungshemmende Mittel bekämpfen die unmittelbare Ursache der Beschwerden. Antiseptisch wirkende Heilpflanzen wenden sich gegen die Erreger. Adstringierende Mittel sind oft als Gurgelmittel wirksam, insbesondere, wenn eine Überlastung der Stimmbänder vorliegt.
In den phytotherapeutischen Traditionen der Welt gibt es eine

Fülle von Kräutern, die für Beschwerden im Mund- und Rachenraum eingesetzt werden können. Mutterwurz ist ein vorzügliches Spezifikum; man kaut ein kleines Stück der Wurzel, um die Symptome zu beseitigen und die körpereigene Abwehr zu kräftigen. In Europa gurgelt man traditionell mit adstringierenden Heilpflanzen. Man sollte sie allerdings nicht schlucken, da sie oft verstopfend wirken, und dies wäre eine unnötige Komplikation. Als adstringierende Mittel für die lokale Anwendung eignen sich:

Eichenrinde	Schafgarbe
Holunderblüten	Storchschnabel
Roter Salbei	

Eine Arznei zum Einnehmen gegen Kehlkopfentzündung

Sonnenhut	2 Teile
Mutterwurz	2 Teile
Gelbwurz	1 Teil

Von der Tinktur dieser Mischung 3x täglich 1 TL (5 ml) einnehmen.

Ein Gurgelmittel für Kehlkopfentzündung

Roter Salbei
Kamille

Zu gleichen Teilen einen kräftigen Aufguß zubereiten und häufig gurgeln, bis die Symptome verschwunden sind.

Beachten Sie auch die Empfehlungen hinsichtlich Ergänzungsmittel und Ernährung, die unter dem Stichwort Nebenhöhlenbeschwerden gegeben wurden. Die Aromatherapie verfügt über bestimmte Öle, die Entzündungen wirksam bekämpfen. Sehr wertvoll sind zum Beispiel Zypressen- und Bergamotteöl. Für ein Gurgelmittel drei Tropfen des ätherischen Öls in eine halbe Tasse warmes Wasser geben. Stündlich gurgeln, *nicht schlucken*.

Das Nervensystem

Die Biologie lehrt uns, daß das Gehirn schrumpft und im Laufe der Zeit Tausende von Neuronen verliert. Ein Verlust an Gehirnmasse ist jedoch nicht gleichbedeutend mit einem Rückgang der geistigen Fähigkeiten, denn wir können unser ganzes Leben lang lernen, schöpferisch sein, nachdenken und geistiges und seelisches Wachstum erfahren. Sie sollten folgendes wissen:

- Die Fähigkeit zur Aufnahme neuer Informationen nimmt mit dem Alter nicht ab. Das Problem ist nicht die Lernfähigkeit, sondern die Motivation!
- Am erfolgreichsten altern Menschen, denen es gelingt, sich auf geistige Ziele zu besinnen, wenn körperliche Beschwerden ihren physischen Bewegungsradius einschränken.
- Das Gehirn braucht Training, wie der übrige Körper auch. Suchen Sie Anregung oder eine Herausforderung, wenn der Geist sich auf eingefahrenen Geleisen zu bewegen beginnt.
- Es ist niemals zu spät, sich neue Ziele zu setzen. Die Kunst, für schöpferische Anregungen empfänglich und wach zu bleiben, kann bis in das hohe Alter gepflegt werden.
- Senilität ist *keine* unvermeidliche Konsequenz des Alterns. Wenn Senilitätssymptome auftreten (auffallender Rückgang der geistigen Fähigkeiten, Gedächtnisschwund, Desorientierung), muß dies vom Arzt gründlich untersucht werden. Diese Symptome können durch viele Faktoren bedingt sein und sind durchaus behandelbar.
- Leichter Gedächtnisverlust, wie er bei älteren Menschen häufig auftritt, läßt sich oft durch einfache Übungen beheben. Die Forschung hat gezeigt, daß man mit bestimmten Techniken sein Erinnerungsvermögen steigern kann. Das Verfahren besteht

darin, die Dinge, an die man sich erinnern will, mit vertrauten Bildern oder Objekten (zum Beispiel Hausrat) zu verknüpfen.
- Psychologen haben Problemlösungsstrategien entwickelt, die man in jedem Alter lernen kann. Wir sind nicht nur fähig, mehr zu lernen, sondern können durch Training Informationen auch wirksamer nutzen.
- Zur Bekämpfung der altersbedingten Verlangsamung des zentralen Nervensystems empfehlen Psychologen, eine erworbene Fähigkeit weiter zu pflegen, zum Beispiel das Spielen eines Musikinstruments.

Man unterteilt heute die Entwicklung des erwachsenen Menschen jenseits der Lebensmitte in mehrere Phasen. Zu diesen deutlich erkennbaren und erfüllenden Phasen des Wachstums zählt auch das sogenannte sehr späte Erwachsenenalter, das um das achtzigste Lebensjahr beginnt. Sehr viele Menschen haben in diesem Alter noch beeindruckende Kreativitätsschübe erlebt – man denke etwa nur an George Bernard Shaw, Bertrand Russell, Maggie Kuhn, Claude Monet oder Grandma Moses. Um den strengen Vegetarier Shaw zu zitieren, der 94 Jahre alt wurde: »Die Beine lassen eher nach als der Kopf.«

Pflanzenwirkungen auf das Nervensystem

Die Kräuterheilkunde ist in einzigartiger Weise zur Behandlung von Beschwerden des Nervensystems geeignet. Aus der einen Perspektive sind Heilpflanzen die Materialisation von Energie und Geist, aus einer anderen die Zusammenballung von biochemischen Substanzen – eine Abspiegelung des menschlichen Geistes/Gehirns selbst! Die komplexen Zusammenhänge zwischen Körper und Geist, die allopathischen Ärzten oft Kopfzerbrechen bereiten, wenn es um »psychosomatische« Erkrankungen geht, sind für den Kräuterheilkundigen bei der Auswahl des geeigneten Mittels gerade hilfreich.

Alle pflanzlichen Nervine wirken auf körperliche Symptome ebenso wie auf den Geist. Ein einfaches Beispiel hierfür ist Herzgespann, eine Heilpflanze, die bei ängstlicher Unruhe und Anspannung eingesetzt wird. Sie besitzt außerdem eine spezifische Affinität zum Herzen, indem sie das Herzklopfen und die Angst vermindert, die oft mit Kummer verbunden sind. Viele Fortschritte auf dem Gebiet der Neurologie sind durch die Erforschung pflanzlicher Mittel möglich geworden, und die Psychopharmakologie stützt sich weitgehend auf chemische Substanzen, die in Pflanzen gefunden wurden.
Bei keinem anderen Körpersystem ist der Zusammenhang von physischen und psychischen Aspekten unseres Seins so offensichtlich wie beim Nervensystem. Es ist Teil der physischen Struktur des Körpers, aber ebenso Träger aller psychischen Prozesse. Krankheiten auf der psychischen Ebene spiegeln sich in der physiologischen Ebene und umgekehrt.
Die Schulmedizin neigt dazu, psychologische Probleme auf den biochemischen Aspekt zu reduzieren und geht davon aus, daß die »richtigen« Mittel Probleme beseitigen oder zumindest soweit unterdrücken können, daß weiterhin ein »normales« Leben möglich ist. Die komplementäre Medizin dagegen vertritt die Auffassung, daß gerade psychologische Faktoren die Ursache aller Erkrankungen sind. Aus dieser Sicht ist die Behandlung der Psyche die einzig angemessene Heilweise, mit der sich alle körperlichen Beschwerden beheben lassen.
Wenn man diese beiden Perspektiven zusammenführt, nähert man sich dem ganzheitlichen Ansatz. Die holistische Auffassung sieht die Wechselbeziehung von physiologischen und psychologischen Faktoren und betrachtet das Nervensystem und seine Funktionen als wesentliches Element bei der Behandlung des ganzen Menschen. Wenn man wirklich gesund sein will, muß man durch richtige Ernährung auf seine physische Gesundheit achten, doch müssen wir auch unser emotionales, geistiges und spirituelles Leben pflegen. Wir sollten in einer erfüllenden, fördernden Umgebung leben, die die emotionale Stabilität gewähr-

leistet. Unser Denken sollte schöpferisch und lebensbejahend sein, offen für den freien Fluß der Intuition und Phantasie, und es darf nicht in starren Bahnen verlaufen. Wir müssen auch für den freien Strom der höheren Energien unserer Seele offen sein, ohne die es keine Gesundheit geben kann.
Die pflanzlichen Arzneimittel können ein ökologisch und spirituell integrierendes Werkzeug sein, die ideale Ergänzung für therapeutische Techniken auf der psychologischen Ebene. Bei jeder erfolgreichen Behandlung von Nervenbeschwerden mit Heilpflanzen muß auch der ganze Körper, das Herz und die Seele behandelt werden, nicht nur die Anzeichen der Unruhe und Besorgnis. Natürlich kann man nervöse Unruhe deutlich dämpfen, doch muß angesichts des Sturms das ganze System gekräftigt werden! Nachfolgend einige wichtige therapeutische Kategorien und Beispiele einschlägiger Heilpflanzen:

- *Nervine*:
  Tonisierend: Hafer, Johanniskraut, Helmkraut
  Entspannend: Helmkraut, Baldrian, Eisenkraut
  Stimulierend: Kolanuß, Guaraná
- *Einschlafmittel*: Hopfen, Passionsblume
- *Krampflösende Mittel*: Baldrian, Schneeball
- *Antidepressiva*: Beifuß, Johanniskraut
- *Adaptogen*: Ginseng
- *Schmerzstillende Mittel*: Gemeiner Fischfänger, Baldrian

(Einschlafmittel und Adaptogene werden in den Abschnitten über Streß und Schlaflosigkeit auf Seite 177 bzw. 193 besprochen.)

Tonisierende Nervine

Die Mittel der Kräuterheilkunde können das Nervensystem kräftigen und »nähren«. In Fällen von Schock, Anspannung oder Nervenschwäche stärken die tonisierenden Nervine das Gewebe unmittelbar. Andererseits können sie auch direkt zur Heilung von beschädigtem Nervengewebe im Zusammenhang mit Krankheitsprozessen oder einer physischen Verletzung beitragen. Das beste Beispiel für den unschätzbaren Wert dieser Gruppe von Heilpflanzen ist Hafer. Weitere tonisierende Nervine, die darüber hinaus entspannende Wirkung besitzen, sind unter anderem Helmkraut, Eisenkraut und Johanniskraut. Von diesen ist Helmkraut oft das wirksamste.

Entspannende Nervine

Die Nervine dieser Gruppe sind in unserer streßgeplagten Zeit besonders wichtig, weil sie viele Symptome lindern. Sie sollten im ganzheitlichen Zusammenhang und nicht nur zur Beruhigung eingesetzt werden. Eine zu starke Dämpfung, auch wenn sie mit pflanzlichen Mitteln erreicht wird, kann im Laufe der Zeit das ganze Nervensystem stark belasten und erschöpfen.
Wie aus der nachfolgenden Heilpflanzenliste ersichtlich, kann man viele der entspannenden Nervine auch für verwandte Beschwerden einsetzen. Dies ist ein großer Vorzug der pflanzlichen Mittel bei Streß und ängstlicher Unruhe.
Neben den Heilpflanzen, die direkt das Nervensystem beeinflussen, können auch die krampflösenden Kräuter, die auf die peripheren Nerven und den Muskeltonus wirken, den ganzen Körper entspannen. Wenn der Körper entkrampft ist, lockert sich auch die Psyche. Darüber hinaus kommen schlaffördernde Mittel in Betracht, die in niedriger Dosierung eine entspannende Wirkung auf Körper und Geist haben. Folgende Nervine haben eine besondere Beziehung zu den einzelnen Systemen:

- *Kreislaufsystem:* Melisse, Linde und Herzgespann, sämtlich milde Sedativa, unterstützen das Kreislaufsystem (die meisten Mittel, die das zentrale Nervensystem entspannen, helfen bei Herzbeschwerden und Bluthochdruck, weil sie beruhigende Wirkung auf das autonome Nervensystem haben).

- *Atemsystem:* Die meisten entspannenden Nervine helfen bei Beschwerden wie zum Beispiel Asthma, doch möchte ich insbesondere Wanzenkraut, Lobelie, Herzgespann, Traubenkirschenrinde und Giftlattich erwähnen.
- *Verdauungssystem:* Alle krampflösenden Mittel können zur Bekämpfung von Koliken eingesetzt werden; beruhigende Mittel, die aktiv die Verdauung unterstützen, sind Melisse, Kamille und Lavendel.
- *Harnorgane:* Durch die allgemeine Entspannung des Körpers kann es zu vermehrtem Wasserverlust kommen. Deshalb sind diese Heilpflanzen aber noch keine Diuretika. Zwergpalme ist ein sehr mildes Beruhigungsmittel, das auf die Harnorgane wirkt.
- *Fortpflanzungsorgane:* Wanzenkraut, Schneeball, Herzgespann, Zwergpalme und Giftlattich wirken auf dieses System.
- *Bewegungsapparat*: Alle entspannenden Heilpflanzen lösen Muskelspannungen und lindern dadurch Schmerzen in diesem komplexen System. Mittel, die hier in Frage kommen, sind Wanzenkraut, Schneeball und Baldrian.
- *Nervensystem:* Hier sind alle erwähnten Mittel angezeigt.
- *Haut*: Alle entspannenden Nervine wirken indirekt auf die Haut, wobei jedoch die folgenden Mittel besonders bewährt sind: Rotklee, Küchenschelle, Johanniskraut und Wanzenkraut.

Stimulierende Nervine

In unserer hektischen Zeit ist eine direkte Stimulierung des Nervengewebes kaum nötig. Meist ist es sinnvoller, die innere Vitalität des Körpers mit Nervinen oder stärkenden Bittermitteln zu fördern, die den Körper harmonisieren und dadurch eine viel tiefere und nachhaltigere Wirkung haben als stimulierende Nervine. Im 19. Jahrhundert legten Kräuterheilkundige noch wesentlich mehr Wert auf anregende Heilkräuter (es ist wohl das Merkmal unserer Zeit, daß wir mehr Stimulanzien ausgesetzt sind, als uns lieb sein kann).
Für eine direkte Anregung ist Kolanuß sehr zu empfehlen, je-

doch kommen auch Guaraná, Kaffee, Mate und Tee in Frage. Ein Problem bei diesen häufig gebrauchten Stimulanzien ist, daß sie eine Reihe von Nebenwirkungen haben, die wiederum ängstliche Unruhe und Anspannung hervorrufen können. Einige der Heilpflanzen, die reich an ätherischen Ölen sind, regen auch mild an; am bekanntesten sind Rosmarin und Pfefferminze.

Stimulanzien

Unter dem Begriff *Stimulanzien* versteht jeder etwas anderes. In der Kräuterheilkunde wird damit eine Wirkung beschrieben, die die physiologische Aktivität des Körpers anregt und belebt. Dies ist nicht zwangsläufig eine angemessene Wirkung; es müssen daher immer der einzelne Mensch und sein Gesundheitszustand berücksichtigt werden. Schwäche kann sowohl auf eine Überaktivität als auch eine zu geringe Aktivität der Körpersysteme zurückzuführen sein. In solchen Fällen ist zur Diagnose Wissen, Können und ein gewisses Maß an Intuition notwendig. Wenn pflanzliche Stimulantia eingesetzt werden, werden sie immer mit tonisierenden oder entspannenden Nervinen kombiniert, um eine eventuelle Überaktivität auszugleichen. Die Stimulanzien werden dabei unter dem Gesichtspunkt ausgewählt, wie gut sie jeweils für ein Körpersystem geeignet sind.

- *Herz und Kreislauf:* Stimulierende Mittel müssen bei Beschwerden von Herz und Kreislauf mit Sorgfalt eingesetzt werden. In Frage kommen Gagel, Ginseng, Gelbholz, Rosmarin und Schafgarbe.
- *Atemsystem:* Die Mittel der Wahl sind Engelwurz, Balsamstrauch, Eukalyptus, Knoblauch, Meerrettich, Senf, Pfefferminze, Salbei, Andorn und Schafgarbe.
- *Verdauungssystem:* Hier können die Bittermittel als Stimulanzien betrachtet werden. In Frage kommen Kahles Schildblumenkraut, Gagel, Löwenzahnwurzel, Enzian, Meerrettich, Senf, Pfefferminze, Rosmarin und Wermut.

- *Harnorgane:* Neben dem umfassend wirksamen Paprika kommen auch Eukalyptus, Wasserhanf, Wacholder und Schafgarbe in Betracht.
- *Fortpflanzungsorgane:* Stimulanzien haben hier meist menstruationsfördernde Wirkung und müssen deshalb vorsichtig eingesetzt werden. Zu erwähnen sind Polei, Rosmarin, Rainfarn und Wermut.
- *Bewegungsapparat:* Ingwer und Cayennepfeffer wirken als Stimulanzien für die periphere Durchblutung. Hinzu kommen Senf und Meerrettich.
- *Nervensystem:* Nervenstimulanzien sind Kolanuß, Guaraná, Kaffee, Tee, Mate und Schokolade.
- *Haut:* Die wundheilenden Mittel regen die Heilung an, sind aber keine eigentlichen Stimulanzien.

Streß

Die umfassendste Definition lautet vielleicht: Streß ist die Reaktion des Körpers auf eine Anforderung. Die Notwendigkeit des Überlebens verlangt vom Körper, Energie zur Verfügung zu stellen; selbst im Schlaf müssen die Körperfunktionen aufrechterhalten werden. Demzufolge ist Streß wesentlicher Teil unseres Daseins und darf nicht völlig vermieden werden. Worauf es ankommt ist, daß wir nur so viel Streß haben sollten, daß das Leben noch Spaß macht.
Alle Anforderungen, denen wir im täglichen Leben ausgesetzt sind, bewirken im Körper bestimmte Reaktionen. Dieselben Reaktionen treten auch unter anderen Bedingungen auf, physischen wie emotionalen, von Wärme und Kälte bis zu Freude und Kummer. Als bewußte und fühlende Wesen unterscheiden wir zwischen dem Schmerz, den uns der Verlust eines Angehörigen bereitet, und dem Schmerz durch einen plötzlichen Temperaturabfall. Auf der biologischen Ebene spielt die Art der Belastung keine Rolle. Für den Körper ist es das gleiche, weil die Streß-

reaktion identisch ist. Das Gehirn schickt Nervensignale zu den verschiedenen Drüsen, die mit einer Hormonausschüttung reagieren, um sich der Belastung anzupassen. Streß ist also nicht einfach Ärger und Anspannung, sondern ein Grundelement des Lebens mit seinen Höhen und Tiefen. Die Bandbreite der Reaktionen, die Streß auslöst, zeigt, welche komplizierten Zusammenhänge zwischen Seele und Körper des Menschen bestehen. Man kann Streß als eine Reaktion auf eine widrige Situation betrachten. Der Physiologe Hans Selye stellte die Theorie auf, daß die Streßreaktion ein eingebauter Mechanismus ist, der abläuft, wenn Belastungen auftreten; damit ist er eine Abwehrreaktion mit einer Schutz- und Anpassungsfunktion. Anders ausgedrückt, ist Streß eine allgemeine physiologische Reaktion auf alle Formen von Belastungen, die *normalerweise* notwendig und sinnvoll ist. Selye nannte sie *allgemeines Anpassungssyndrom*. Dieser Theorie zufolge gibt es drei Phasen von Streß:

1. *Alarmreaktion.*
2. *Stadium der Resistenz*, wobei der Körper seine Funktionen auf eine Ebene steigert, die über derjenigen vor der Streßbelastung liegt.
3. *Stadium der Erschöpfung*, wobei durch die Fortdauer der Streßbelastung die in Phase zwei erreichte Erholung zusammenbricht.

Physiologische Streßreaktionen

Die Steuerung der physiologischen Reaktionen auf Streß erfolgt hauptsächlich durch die Nebenniere. Die unmittelbare Reaktion wird hauptsächlich, wenn auch nicht ausschließlich vom Nebennierenmark gesteuert, die langfristige Reaktion von der Nebennierenrinde. Die erste Reaktion, durch die der Körper auf das sogenannte Kampf-oder-Flucht-Verhalten vorbereitet wird, steigert die Aktivität des Nervensystems und die Ausschüttung von Adrenalin und/oder Noradrenalin durch das Nebennierenmark.

Diese Hormone unterstützen das Nervensystem durch Anregung des Stoffwechsels.
Der Körper reagiert auf diese Substanzen mit einem Anstieg der Pulsfrequenz und des Blutdrucks, einer oberflächlichen Zusammenziehung der Blutgefäße, durch die das Blut aus der Haut weicht und vermehrt in den Muskeln zur Verfügung steht, die es mit Zucker und Sauerstoff versorgt (weshalb wir bei Schock blaß werden), und mit einer Mobilisierung der Energiereserven durch die Freisetzung der in der Leber gespeicherten Glukose.
Wenn die Streßsituation sehr intensiv ist oder lange anhält, greift die Nebennierenrinde immer stärker in das Streßgeschehen ein. Die Aktivität der Nebennierenrinde wird weitgehend durch das Hormon Kortikotropin (ACTH) gesteuert, das von der Hypophyse ausgeschüttet wird. Wenn das Zentralnervensystem die Informationen über anhaltenden Streß »verarbeitet« hat, treten neue langfristige Körperreaktionen auf, die die Lebensqualität beeinträchtigen können.

Seelische Reaktionen auf Streß

In groben Zügen verläuft die seelische Reaktion auf Streß wie folgt:
- Die Anfangsreaktion ist mit Gefühlsbewegungen wie Angst oder Furcht verbunden.
- Es treten individuelle Reaktionen auf, wenn wir versuchen, mit der Situation fertig zu werden.
- Wenn die Bewältigungsstrategien erfolgreich sind, klingt die ängstliche Unruhe ab.
- Wenn die Bewältigung nicht gelingt und die Streßsituation anhält, können Depression und innerer Rückzug auftreten.

Es ist wichtig, daß wir unsere eigenen Anpassungsmechanismen entwickeln. Es gibt zwei Bewältigungsstrategien. Zur ersten Gruppe gehören die Versuche, die unbefriedigende Beziehung zur Umwelt zu ändern, indem man sich zum Beispiel aus einer

unangenehmen Situation zurückzieht (was nicht immer möglich ist), oder sich auf Belastungen entsprechend vorzubereiten. Dazu muß man sich rechtzeitig Gedanken über die Situation und ihre möglichen Auswirkungen machen.
Zur zweiten Gruppe zählen lindernde Strategien, mit denen die Auswirkungen der Belastung abgeschwächt werden, zum Beispiel die Weigerung, die in der Situation liegende Bedrohung anzuerkennen, oder Intellektualisierung, eine Form emotionaler Ablösung von der Situation.
Beide Strategien dienen unserem Selbstschutz und helfen, in schwierigen Zeiten ein Gleichgewicht zu erhalten. Allerdings besteht hierbei die Gefahr, daß sie eine Problemlösung erschweren und schließlich fester Bestandteil unserer psychischen Verfassung werden.
Für manche Streßformen gibt es keine einfache Lösung (zum Beispiel wenn man einen chronisch kranken Angehörigen pflegt), und in solchen Situationen muß man sich oft darauf beschränken, die Auswirkungen des Streß zu lindern. Wenn Streß lange anhält oder besonders gravierend ist, können ausgeprägte emotionale Veränderungen eintreten. Wenn unsere Bewältigungsstrategien nicht greifen, betrachten wir schließlich die Situation als unlösbar und bekommen das Gefühl, daß wir den Ereignissen in unserem Leben ausgeliefert sind. Hoffnungslosigkeit und Hilflosigkeit können zu Niedergeschlagenheit führen und sogar Selbstmordgedanken nach sich ziehen. So können zum Beispiel Patienten (und manchmal auch die Pflegenden) unter der Belastung einer chronischen Krankheit alle Hoffnung aufgeben. Wenn dies eintritt, besteht nicht nur die Gefahr emotionaler Störungen, sondern auch einer Anfälligkeit für weitere körperliche Erkrankungen.

Streßbewältigung

Es gibt viele Möglichkeiten, die Auswirkungen von Streß zu mildern und die Last einer ängstlichen Unruhe und Anspannung zu

erleichtern. Allerdings kann die Fülle möglicher Vorgehensweisen selbst wiederum zur Ursache von Streß werden! An wen soll man sich um Hilfe wenden? Welche Therapie soll man wählen? Diese nicht einfachen Fragen sind noch schwieriger zu beantworten, wenn man etwas angeschlagen ist.
Die verschiedenen Therapien sind Möglichkeiten, uns den Frieden finden zu lassen, der in uns bereits vorhanden ist. Wir alle sind unsere eigenen Helfer. Entscheidend ist eine innere Haltung, bei der wir die Verantwortung für die Qualität unseres eigenen Lebens übernehmen. Wir können uns Rat bei »Spezialisten« holen, seien es Ärzte oder Kräuterheilkundige, doch können wir niemals die Verantwortung für unsere Heilung anderen übertragen. Heilung kommt aus dem Inneren und ist ein Wesensmerkmal alles Lebendigen.
Wenn man den Menschen als *ein* Wesen und nicht einfach als »Körper mit Geist« betrachtet, haben die tiefen Zusammenhänge zwischen Psychologie und Physiologie nichts Überraschendes mehr. Dieser natürliche Zusammenhang hat tiefreichende Auswirkungen auf alle Erkrankungen.
Es sagt viel über die Unangemessenheit der naturwissenschaftlichen Einstellung gegenüber der Gesundheit, daß man sich den Menschen überhaupt als in Körper und Geist geteilt vorstellt. Es gibt in Wirklichkeit nur *ein* Wesen, das man nicht teilen darf. Wenn man Körper und Geist helfen will, muß man das Ganze als ein Ganzes behandeln. Man braucht also nicht nur Mittel gegen bestimmte Symptome, sondern auch einen Plan, der hilft, mit Streß fertig zu werden. Diese Sicht dämpft die Wirkungen von Streß, macht uns frei und schafft das Umfeld, in dem Heilung möglich wird.
Heilpflanzen können bei allen Streßbewältigungsprogrammen eine grundlegende Rolle spielen. Heilpflanzen können die Lebensqualität eines streßgeschädigten Menschen ganz erheblich verbessern. Die ganzheitliche Medizin mahnt uns, die spezielle Situation eines Menschen zu beachten und nicht einfach ein Krankheitssymptom zu behandeln. Es ist durchaus möglich, daß

der eine Streßgeschädigte am besten auf Ernährungsempfehlungen, Heilpflanzen und Massage anspricht, während der andere eher Tranquilizer und Psychoanalyse braucht. Der Therapeut hat oft feste Auffassungen bezüglich der verschiedenen Vorgehensweisen, doch ist der Patient *immer* wichtiger als das Glaubenssystem irgendeines Arztes.
Ein ausgewogenes Streßbewältigungsprogramm berücksichtigt die verschiedenen in diesem Modell erörterten Aspekte. Pflanzliche Mittel sind ebenfalls nur ein Aspekt, aber sie spielen eine wesentliche Rolle.

- *Arzneimittel:* Umfaßt alles, was zum Zwecke der Heilung eingenommen wird, d. h. phytotherapeutische, homöopathische, naturheilkundliche und allopathische Mittel. Allen gemeinsam ist die Verwendung einer physischen Substanz, die zur Erzielung eines therapeutischen Effekts in den Körper aufgenommen wird. Heilpflanzen wirken hauptsächlich über den Stoffwechsel.
- *Körperarbeit:* Alle Maßnahmen, bei denen etwas mit dem physischen Körper getan wird. Strukturelle Faktoren werden als Auslöser von Erkrankungen berücksichtigt. Hierzu gehören die manipulierenden Therapien wie Osteopathie, Chiropraktik und die verschiedenen Massageformen sowie Chirurgie. Aus dem Bereich der persönlichen Lebensweise kommen Sport, Tanz oder jeder andere Ausdruck körperlicher Vitalität. Eine ganz entscheidende Rolle spielen Entspannungstechniken. Heilpflanzen helfen in indirekter Weise, wenn krampflösende Mittel zur Entspannung von Muskeln eingesetzt werden.
- *Geistig-seelisches Leben:* Hier kommt ein breites Spektrum psychologischer Techniken zum Zuge, die für die Erkennung und Behandlung geistiger und seelischer Faktoren in Gesundheit und Krankheit von Bedeutung sind. Dabei sind alle Zweige der Psychotherapie wichtig, insbesondere jedoch die ganzheitlich orientierten Richtungen der humanistischen und transpersonalen Psychologie. Ein bewußtes und gelöstes emotionales Le-

ben ist für eine innere Harmonie von grundlegender Bedeutung.

- *Spirituelles Leben:* Meditations- und Gebetstechniken, bei denen der Betreffende sich auf ein höheres Wesen ausrichtet, oder bei denen ein Therapeut mit dem Energiekörper des Patienten arbeitet. Hierfür ist eine gewisse Offenheit gegenüber spirituellen Dingen notwendig, ob man von einem Sonnenuntergang inspiriert wird, von Dichtkunst oder Malerei bewegt wird, religiös aktiv ist oder ganz einfach Freude am Leben hat.

Bevor nun im einzelnen Heilpflanzenempfehlungen gegeben werden, soll der Blick noch auf einige nützliche Entspannungstechniken geworfen werden.

Entspannungstechniken

Wenn wir angespannt und »geladen« sind, ist der dümmste Rat: »Entspanne dich doch und nimm es ganz locker.« Dieser Hinweis treibt uns mit Sicherheit noch mehr auf die Palme. Es ist leider eine Tatsache, daß nur wenige Menschen die innere Fähigkeit zur Entspannung besitzen – eine Fähigkeit, die wieder erlernt und geübt werden muß.
Es gibt eine Vielzahl von Entspannungstechniken. Einige basieren auf der Atmung, andere auf der Muskelkontrolle, andere auf Visualisierungen und wieder andere einfach auf Musikhören. Jeder muß herausfinden, was für ihn am besten geeignet ist. Im folgenden wollen wir uns mit der rhythmischen Atmung befassen.

Rhythmische Atmung

Die Atmung spielt für die Entspannung eine wichtige Rolle, insbesondere während der Anfangsphase. Die Atmung ist die einzige automatische Körperfunktion, die wir bewußt steuern und durch die wir alle autonomen und im gewissen Umfang auch emotionalen Reaktionen beeinflussen können. Wenn wir angespannt und ängstlich sind, wird die Atmung flach und schnell;

sind wir entspannt, ist sie tief, langsam und rhythmisch. Indem man entspannt atmet, kann man Geist und Gemüt soweit beruhigen, daß man auch bei Streß gelassen bleibt. Rhythmische Atemübungen sind einfach und können zu Hause oder sogar in der Schlange an der Kasse des Supermarkts durchgeführt werden.

In vernünftiger Weise alle unnötigen Ablenkungen ausschalten. Üben Sie zum Beispiel ohne Hintergrundgeräusche wie Radiomusik. Ziehen Sie den Telefonstecker heraus und stellen Sie die Türklingel ab. Üben Sie nicht, wenn Sie in Eile sind. Üben Sie auch nicht am späten Abend oder sofort nach Mahlzeiten, um Schwindel zu vermeiden.

Technik: Üben Sie rhythmische Atmung möglichst zweimal fünf bis fünfzehn Minuten täglich in einem ruhigen Raum. Vermeiden Sie Ablenkungen wie Sonnenlicht, Uhren, Tiere usw. Legen Sie sich auf den Rücken, stützen Sie Kopf und Nacken bequem ab und schieben Sie ein Kissen unter die Knie, um den Rücken zu entlasten. Manche fühlen sich in einer zurückgelehnten Position besser; probieren Sie es aus. Legen Sie Ihre Hände auf den Oberbauch, schließen Sie die Augen und seien Sie ganz locker.

Versuchen Sie langsam, tief und rhythmisch zu atmen. Atmen Sie tief aus; ziehen Sie den Atem langsam, ohne Druck und Hast ein. Zählen Sie beim Einatmen langsam bis vier, fünf oder sechs. Atmen Sie durch die Nase aus und lassen Sie die Brust ganz natürlich und langsam zurücksinken. Beim Einatmen wiederum bis vier, fünf oder sechs zählen. Das Ausatmen sollte ebenso lange dauern wie das Einatmen.

Vermeiden Sie jegliche Anstrengung. Wenn Sie am Anfang das Gefühl haben, bei drei schon völlig eingeatmet zu haben, macht dies nichts. Versuchen Sie allmählich, das Einatmen soweit zu dehnen, daß Sie langsam bis fünf oder sechs zählen können, wobei Sie zwischen Einatmen und Ausatmen eine Pause von zwei oder drei Schlägen lassen. In dieser Weise fünfzehn- bis zwanzigmal atmen. Da jeder Atemvorgang bis zu fünfzehn Sekunden dauern kann, nimmt die ganze Übung etwa fünf Minuten in Anspruch.

Wenn Sie diese Technik beherrschen, verknüpfen Sie die verschiedenen Phasen des Atemvorgangs mit bestimmten Vorstellungen. Versuchen Sie beim Einatmen zu spüren, wie Sie mit der Luft Wärme und Energie in Ihren Körper einsaugen, und beim Ausatmen, wie Sie tiefer in die Fläche einsinken, auf der Sie liegen.
Nach Abschluß der Übung nicht sofort aufstehen, sondern noch ein bis zwei Minuten liegen bleiben, damit Sie sich aller Empfindungen der Stille, Wärme, Schwere usw. bewußt werden. Wenn Sie diese Übung einmal beherrschen, können Sie sie in allen Spannungssituationen einsetzen und die Gewißheit haben, daß Sie der aufgeregten Reaktion den Boden entziehen. Damit haben Sie ein wirksames Mittel gegen Streßbelastungen.

Heilpflanzen und Streßbewältigung

In den nachfolgenden Abschnitten befassen wir uns mit den phytotherapeutischen Aspekten eines Streßprogramms, doch vergessen Sie nicht Ernährung, Entspannung und alle übrigen Faktoren. Je nach dem Schweregrad des Streß sind verschiedene pflanzliche Heilmittel angegeben. Am besten berücksichtigt man bei streßbedingten Beschwerden sowohl die Intensität der Probleme wie auch die Dauer der Situation.

Täglicher leichter Streß

Wenn eine Streßphase abzusehen ist, sollte man sich beizeiten darauf vorbereiten. Heilpflanzen, Ernährung und Veränderungen des Lebensstils begrenzen die Auswirkungen auf ein Mindestmaß. Entspannende Nervine können regelmäßig als sanft beruhigende Mittel eingenommen werden. Die nachfolgenden Mittel sind lediglich Beispiele, d. h. es kommen die meisten entspannenden Nervine in Frage. Andererseits können auch stärkende Bittermittel wegen ihrer stoffwechselanregenden Eigenschaften für manche Menschen geeignet sein. Diese Kräuter kann man entweder als warmen oder kalten Tee trinken, mit Massageölen vermischen oder zu entspannenden Fuß- oder Vollbädern einsetzen.

Beifuß	Kamille
Eisenkraut	Lavendel
Hafer	Lindenblüten
Helmkraut	Melisse

Eine tägliche Ergänzung mit Vitamin B und Vitamin C ist ebenfalls hilfreich. Manchmal scheint es unmöglich zu sein, Streß abzubauen, aber man darf bestimmte Dinge nicht einfach deshalb hinnehmen, weil sie da sind. Man kann sich selbst und sein Leben jederzeit ändern. Nützlich ist es, seine Entscheidungen zu überdenken:

- Tun Sie wirklich das, was Sie eigentlich wollen?
- Wenn nicht, was möchten Sie tun?
- Erlauben Sie es sich, sich Fragen über sich und Ihren Lebensstil zu stellen, ohne die Antworten zu beschönigen.
- Wenn Sie sich über Ihre Motivationen klar geworden sind, überlegen Sie, wie Sie mit ihnen umgehen wollen.

Entspannungsübungen und eine ehrliche Überprüfung des Lebensstils und der Lebensziele leisten wertvolle Dienste.

Langfristiger Streß

Der Übergang zwischen chronischem Streß und den täglichen Belastungen, mit denen wir alle fertig werden, ist fließend. Eine empfindsame Seele mit einer zarten Konstitution überschreitet die Grenze schneller als ein robuster Typ. Keiner der beiden Extreme ist dabei »besser«; sie verdeutlichen nur, daß wir in einer Welt der Vielfalt leben. Dies ist manchmal erfreulich, manchmal aber selbst Ursache von Streß. Die Empfehlungen gegen alltäglichen Streß gelten auch bei chronischem Streß, jedoch kommen zusätzlich Adaptogene zum Einsatz. Die beiden folgenden Mittel, von denen später ausführlicher die Rede sein wird, spielen eine Hauptrolle:

Ginseng
Sibirischer Ginseng

Außer der Anwendung von Adaptogenen muß dem allgemeinen Gesundheitszustand größte Aufmerksamkeit gewidmet werden. Der Körper zeigt eine Schwächung meist durch ein somatisches Symptom. Dabei kann es sich um alte Beschwerden handeln, die sich verschlimmern oder wieder auftauchen, oder um eine Beschleunigung des Alterungsprozesses.

Kurzfristiger extremer Streß

Manchmal wird überhaupt alles zuviel, und das Leiden am Dasein steigert sich dramatisch. Es gibt eine ganze Reihe traumatischer Situationen vom Autounfall bis zur persönlichen emotionalen Krise, die eine sofortige Pflanzentherapie benötigen. In allen Fällen dämpfen Kräuter das Trauma, beseitigen es aber nicht. Heilpflanzen können hierbei nur eine Hilfe sein, ein Element der umfassenden Behandlung. Dabei kann es manchmal auch nötig sein, verschiedene medizinische Dienste in Anspruch zu nehmen, Urlaub zu machen oder sich zurückzuziehen. In schweren Fällen ist sogar eine stationäre Behandlung notwendig.
Viele Pflanzen, die intensiven Streß lindern können, gelten in unserer Gesellschaft als gefährlich und sind verboten, weshalb sie hier nicht erörtert werden. Man kann jedoch neben den bereits erwähnten Heilpflanzen die nachfolgenden Mittel anwenden:

Baldrian
Giftlattich
Passionsblume

Eine Verordnung bei akutem Streß:

Helmkraut	2 Teile
Baldrian	2 Teile
Hafer	1 Teil

Von der Tinktur dieser Mischung 1 TL (5 ml) bei Bedarf einnehmen. 2 TL der getrockneten Kräuter mit 2 dl Wasser aufgießen und 3x täglich trinken.

Beachten Sie, daß die Dosierung »5 ml der Tinktur bei Bedarf einnehmen« lautet. Damit wird dem Umstand Rechnung getragen, daß Streßreaktionen periodisch auftreten. Diese Medikation kann erhöht werden, bis die gewünschte Linderung eintritt. Es ist aber auch möglich, am Morgen mit einer hohen Dosis zu beginnen oder über den Tag verteilt mehrere kleine Dosen einzunehmen. Maßgeblich sind die persönlichen Erfahrungen.
Streßreaktionen gehen oft mit körperlichen Symptomen einher; daher eine Verordnung für akuten Streß mit Verdauungsstörungen und Herzunruhe:

Helmkraut	2 Teile
Baldrian	2 Teile
Herzgespann	1 Teil
Kamille	1 Teil
Beifuß	1 Teil

Von der Tinktur dieser Mischung 3x täglich 1 TL (5 ml) einnehmen. 2 TL der getrockneten Kräuter mit 2 dl Wasser aufgießen und 3x täglich trinken.

Herzgespann unterstützt die entspannende Wirkung der übrigen Nervine und besitzt eine beruhigende Wirkung bei Herzunruhe.

Man hat in neuerer Zeit einige pflanzliche Mittel entdeckt, die den allgemeinen Widerstand gegenüber schädigenden Faktoren und Krankheiten steigern. Russische Wissenschaftler haben den Begriff »Adaptogene« für Heilkräuter geprägt, die die Widerstandskraft und Vitalität mehren. Zwei typische Adaptogene sind Ginseng und Sibirischer Ginseng.

Die pharmakologische Forschung nimmt an, daß die wirksamen Substanzen dieser Pflanzen ihre komplexen Glykoside sind, die die Widerstandskraft des Körpers gegenüber einer ganzen Reihe chemischer, physikalischer, psychologischer und biologischer Faktoren steigern. Die extrahierten chemischen Substanzen haben jedoch nicht die Wirkung der ganzen Pflanze, was den Kräuterheilkundigen allerdings nicht überrascht.

Sibirischer Ginseng besitzt ein breites Wirkungsspektrum und eine sehr niedrige Toxizität. Professor L. L. Brechman hat mit seinem Team in Wladiwostok die Pflanze über einen Zeitraum von 20 Jahren untersucht. An gesunden und kranken Menschen wurden umfassende klinische Tests durchgeführt, zu denen über 1000 Forschungsberichte veröffentlicht wurden. Sibirischer Ginseng ist wegen seiner Sicherheit und seiner Fähigkeit, die Widerstandskraft des Menschen gegenüber extremen Situationen zu stärken, ein Heilmittel von großer Bedeutung.

Diese Studien über Sibirischen Ginseng zählen zu den besten Untersuchungen über Heilpflanzen. Eine große Zahl von Menschen einschließlich Kontrollgruppen wurden langfristig beobachtet. Die Ergebnisse waren positiv und teilweise sehr beachtlich. Fragen der Herstellung und Wirksamkeit stehen bei den Berichten im Vordergrund, während die Lebensqualität und die individuelle Gesundheit nur aus ökonomischer Sicht angesprochen werden. Dennoch sprechen die Ergebnisse für sich.

Rückgang der Krankheitstage.

Zwischen 1973 und 1975 bekamen 1200 Fahrer der Wolga-Produktionsstätten im Frühjahr und Herbst zwei Monate lang

8–12 mg Ginseng-Extrakt. Am Ende des Versuchs waren die Krankheitstage um 20–30 Prozent zurückgegangen. Daraufhin führte die Werksleitung im Winter 1975 mit der Pflanze ein Massenpräventionsprogramm durch. Dabei wurde der Nahrung eine Dosis von 2 ml als Sibirischer-Ginseng-Zucker hinzugefügt. Insgesamt nahmen 13096 Personen an den Versuchen teil. Die Zahl der Krankheitstage ging im Vergleich mit einer Kontrollgruppe, die das Mittel nicht einnahm, um 30–35 Prozent zurück, und das frühere Ergebnis wurde bestätigt.

Rückgang von Grippe und akuten Erkrankungen der Atemwege.
Sibirischer Ginseng stimuliert die Nebennieren; er ist kein Antivirusmittel. Dennoch wurde eine eindeutige Wirkung gegen Viren festgestellt. Den Befunden zufolge muß Sibirischer Ginseng entweder eine kräftigende und anregende Wirkung auf die Immunabwehr oder eine direkte Wirkung gegen Viren haben. Im Gebiet Primorye bekamen 180 Menschen im März jeden zweiten Tag das Mittel. Im Vergleich mit einer Kontrollgruppe gingen Grippe und akute Erkrankungen der Atemwege von 17 auf 12,7 Prozent zurück. Im Winter 1972/73 erhielten etwa 1000 Arbeiter zwei Monate lang täglich 22 ml Sibirischen Ginseng. Dabei ging die Häufigkeit von Grippe und akuten Erkrankungen der Atemwege gegenüber der Kontrollgruppe (einer gleich großen Zahl von Arbeitern in einer Werkstatt mit denselben Arbeitsbedingungen) um das 2,4fache zurück. 1973 betrug die Zahl der Abwesenheitstage wegen akuter Erkrankungen der Atemwege 282 je 100 Arbeiter; 1979 war sie auf 11 zurückgegangen.

Rückgang von Bluthochdruck und ischämischen Herzerkrankungen.
Die Testgruppe umfaßte 1200 Fahrer in den Wolga-Betrieben. 1973 lag die Zahl der Bluthochdruckfälle im Bereich Transportwesen etwa annähernd so hoch wie im übrigen Werk. Nach einer prophylaktischen Behandlung mit Sibirischem Ginseng im Jahre 1975 sank die Zahl der Fahrer mit Bluthochdruck um das 3,5fache. Die Zahl der Fälle mit sich verschlimmernden Herzerkrankungen betrug 1973 6,7 je 100 Arbeiter; 1978 ging sie auf 0,2 zurück.

Rückgang der umgebungsbedingten Erkrankungen.
Bei längeren Reisen in die Tropen, wo hohe Temperaturen und hohe Luftfeuchtigkeit die Leistungsfähigkeit schwächen, bekamen Seeleute einen Extrakt aus der Wurzel des Sibirischen Ginseng. Die Pflanze verringerte die Beschwerden des Zentralnervensystems, von Herz und Kreislauf und bei der Wärmeregulierung, die für den physiologischen Streß unter solchen Bedingungen typisch sind, ganz wesentlich. Sie bewirkte eine Zunahme der physischen und geistigen Leistungsfähigkeit, verbesserte die Spannkraft und die Fähigkeit zu analytischem Denken.
Inzwischen wurde bei diesem Adaptogen die Wirksamkeit für eine immer größere Zahl pathologischer Zustände nachgewiesen, unter anderem Neurasthenie, chronische Magenentzündung, Diabetes, Arteriosklerose, Tuberkulose, Gehirnverletzungen und Infektionskrankheiten.
Einige der veröffentlichten Artikel befassen sich mit operativen Eingriffen. Neben den eigentlichen Befunden zeigen diese Arbeiten, wie offen die Schulmedizin in anderen Teilen der Welt gegenüber der Phytotherapie ist. Die vorläufigen Ergebnisse weisen darauf hin, daß Sibirischer Ginseng die Erholung nach Operationen beschleunigt. Bei Krebspatienten mindert er die Streßreaktion nach der Operation, die die Bildung von Metastasen begünstigen kann. Darüber hinaus besserte sich der Krankheitsverlauf, wenn Sibirischer Ginseng mit schulmedizinischen Techniken kombiniert zur Behandlung von Lippenkrebs und Brustkrebs eingesetzt wurde. Seine Fähigkeit, die Immunabwehr zu stärken, wurde erst vor kurzem entdeckt: Die Pflanze steigert die Aktivität einer Gruppe von das Tumorwachstum hemmenden weißen Blutzellen, sogenannten Killerzellen. Sie regte auch die Synthese von Gamma-Interferon an. Es ist bekannt, daß Streß die Aktivität der Immunabwehr senkt, insbesondere diejenige der Killerzellen. Es besteht eine eindeutige biochemische Wirkung der Pflanze auf Streß und Immunabwehr.

In unserer Zeit der Umweltverschmutzung und der Gefährdung durch chemische Substanzen kann diese Pflanze sehr hilfreich sein, da sie auch die giftige Wirkung vieler chemischer Stoffe mildert, wie im Tierversuch an Mäusen und Ratten gezeigt wurde. Sibirischer Ginseng hat eine Reihe spezifischer Wirkungen auf den Stoffwechsel und die physiologischen Mechanismen des allgemeinen Adaptationssyndroms, in dem er das Widerstandsstadium verlängert und die Alarmreaktion und das Erschöpfungsstadium günstig beeinflußt.
All dies weist darauf hin, daß Sibirischer Ginseng ein ganz besonderes Heilmittel ist. Durch seine universellen Eigenschaften ist er eines der wirksamsten und verheißungsvollsten Arzneimittel zur Steigerung der allgemeinen Abwehrkräfte.

Depression

Depression ist durch bestimmte Symptome gekennzeichnet:

- Appetitmangel und deutlicher Gewichtsverlust oder gesteigerter Appetit und deutliche Gewichtszunahme
- Schlaflosigkeit oder vermehrter Schlaf
- Erregung oder Hemmung von Bewegung und Gedanken
- Interesselosigkeit oder Freude an ungewöhnlichen Aktivitäten oder Rückgang des Geschlechtstriebs
- Müdigkeit und Energieverlust
- Minderwertigkeitsgefühle, Selbstvorwürfe oder übertriebene oder unangemessene Schuldgefühle
- Konzentrations- und Entscheidungsschwierigkeiten
- Todes- oder Selbstmordgedanken oder Selbstmordversuche.

Nicht alle diese Symptome treten bei jedem Patienten auf. Für die Zwecke der psychiatrischen Behandlung wird angenommen, daß ein Patient eine depressive Episode durchlebt hat, wenn er das Interesse oder die Freude an allen oder beinahe allen Aktivitäten verliert und mindestens vier der oben genannten Symptome in den letzten beiden Wochen praktisch jeden Tag erlebt hat.

Heilkräuter haben bei dieser Erkrankung gute Wirkung, doch können sie leider bei schweren Depressionen angemessene schulmedizinische Mittel nicht ersetzen. Man kann pflanzliche Mittel zusammen mit allopathischen Verordnungen einsetzen, und in leichteren Fällen sind sie auch alleine ausreichend. Tonisierende Nervine sind die pflanzlichen Grundmittel zur Herbeiführung langfristiger Veränderungen, damit der Betreffende wieder mit dem Leben zurecht kommt und die erforderlichen Anpassungen durchführen kann. Hafer und Johanniskraut sind die Pflanzen der Wahl. Entspannende Nervine können bei erregten oder hyperaktiven Formen notwendig sein. Die stärkeren Nervine dürfen nicht eingesetzt werden, da sie die Depression verschärfen könnten. Die stärksten Mittel, die in Frage kommen, sind Helmkraut, Eisenkraut und Herzgespann; meist sind jedoch die milderen Heilpflanzen wie Lindenblüten, Lavendel und Kamille die richtige Wahl. Vermeiden Sie die Verwendung von Hopfen bei der Behandlung von Depressionen. Stimulanzien helfen gelegentlich, aber in nicht vorhersagbarer Weise. Wenn sie notwendig erscheinen, wählt man besser die tonisierenden Bittermittel.

Bittermittel bewirken oft Veränderungen der Wahrnehmung des Patienten bezüglich seiner selbst und seines Lebens. Dies scheint durch eine allgemeine Anregung des Stoffwechsels und eine »Aufmunterung« des Körpers zu geschehen. Oft wird ein bitteres Nervin wie Beifuß eingesetzt, ebenso das direkter wirksame verdauungsfördernde Bittermittel Enzian. Krampflösende Kräuter lindern Muskelanspannungen, die der körperliche Ausdruck der Depression sein können. Adaptogene unterstützen die Nebennieren bei der Bekämpfung des Stresses, den der ganze Körper erfährt. Lebermittel können die Entgiftungstätigkeit der Leber wesentlich unterstützen, insbesondere, wenn dem Patienten Psychopharmaka verordnet wurden.

Ich persönlich kenne keine spezifischen antidepressiven Heilpflanzen. Johanniskraut, das seit jeher zu diesem Zweck eingesetzt wird, zeigt gelegentlich beeindruckende Wirkung – manchmal aber auch nicht. Man muß es mindestens einen Monat regelmäßig einnehmen, bevor eine Wirkung sichtbar wird.

Johanniskraut	2 Teile
Hafer	1 Teil
Lavendel	1 Teil
Beifuß	1 Teil

Von der Tinktur dieser Mischung 3x täglich 1 TL (5 ml) einnehmen.
2 TL der getrockneten Kräuter mit 2 dl Wasser aufgießen und 3x täglich trinken.

Bei Depressionen muß man sich mit dem ganzen Spektrum der in diesem Kapitel angesprochenen Probleme befassen. Von grünem Salat bis zur Entspannung, von strukturellen Anpassungen bis zur Musik, die man gerne hört, gibt es eine endlose Fülle von therapeutischen Ansatzpunkten. Besonders wichtig ist körperliche Betätigung. Im *Textbook of Natural Medicine* werden folgende Ergänzungsmittel empfohlen:
Vitamin-B-Komplex: das Fünfzigfache der empfohlenen Tagesdosis
Vitamin C: 3 x täglich 1 g
Folsäure: 400 mg täglich
Vitamin B_{12}: 250 µg täglich
Magnesium: 500 mg täglich

Schlaflosigkeit

Mehrere Pflanzen haben den Ruf, wirksame Schlafmittel zu sein, doch gibt es keine legalen Pflanzen, die einen Menschen wirklich bewußtlos machen können! Der Schlüssel zu jeder erfolgreichen Behandlung von Schlaflosigkeit liegt natürlich darin, daß man die Ursache ausfindig macht und behandelt. Dies kann alles mögliche von Kummer bis zu Verstopfung sein. Psychologische Probleme müssen oft einem Arzt vorgestellt werden, ebenso körperliche Probleme, die Schmerzen oder Beschwerden verursachen. Ernährungsfehler sollten berücksichtigt werden, ebenso Umweltfaktoren (sei es der Lärm einer Autostraße oder ein schnarchender Ehegatte). Schlaflosigkeit stellt oft eine erhebliche Herausforderung an die diagnostischen Fähigkeiten des Therapeuten dar, so daß man die großzügige Verordnung von Benzodiazepinen auch verstehen kann...

Pflanzliche Schlafmittel

Hypnotika, wie diese Mittel auch heißen, haben nichts mit Hypnose zu tun, wohl aber mit dem griechischen Wort »Hypnos« (= Schlaf). Sie wirken in unterschiedlicher Weise, von der leichten Muskelentspannung durch ätherische Öle, was die seelischen Anspannungen lindert, bis hin zu Mitteln, die starke Alkaloide enthalten und direkt auf das Zentralnervensystem wirken. Einige der wirksamsten pflanzlichen Schlafmittel sind eben wegen ihrer Wirksamkeit verboten. Die Mittel, die ich nachfolgend nenne, sind jedoch völlig sicher und in keiner Weise suchterzeugend. Parallel zu ihrer Verwendung sind Entspannung, Beratung bei der Ernährungsumstellung und eine Überprüfung der Lebensweise wichtig.

Oft liegt der Schlüssel zu einer erfolgreichen Therapie in der Behandlung eines Körperteils oder einer Körperfunktion, die Beschwerden bereitet. Im Rahmen solcher Therapien können schlaffördernde Mittel und Nervine eingesetzt werden. Sie werden entsprechend der Rolle ausgewählt, die sie in dem fraglichen System spielen, und nicht einfach nach ihrer schlaffördernden Wirkung.

- *Herz und Kreislauf:* Hier sind Herzgespann, Lindenblüten und Melisse zu erwähnen.
- *Atemwege:* Alle schlaffördernden Mittel können als Spasmolytika bei Erkrankungen wie Asthma helfen, wenn sie in der richtigen Dosis eingesetzt werden. Giftlattich lindert Reizhusten.
- *Verdauungssystem:* Die entspannenden Nervine und blähungstreibenden Mittel spielen hier eine wichtige Rolle, zum Beispiel Kamille, Melisse, Hopfen und Baldrian. Die krampflösenden Mittel kommen bei Koliken zum Einsatz; Beispiele sind Hopfen, Fischfänger, Passionsblume und Baldrian.
- *Harnorgane:* Von Bedeutung sind Hypnotika, wenn sie als Muskelrelaxanzien eingesetzt werden.
- *Fortpflanzungsorgane:* Von Bedeutung sind hier Hypnotika, wenn sie als Muskelrelaxanzien eingesetzt werden.
- *Bewegungsapparat:* Alle Hypnotika verringern die Muskelspannung und die damit verbundenen Schmerzen. Sie können eingenommen oder als Lotionen angewandt werden. Besonders wirksam sind Fischfänger und Baldrian.
- *Nervensystem:* Alle folgenden Mittel wirken auf das Nervensystem.
- *Haut:* Kamille und Schlüsselblume sind wirksame Mittel. Im übrigen liegt der Wert der Hypnotika darin, daß sie dem Körper nachts einen erholsamen Schlaf gewährleisten.

Man kann die vielen schlaffördernden Mittel nach der Stärke ihrer Wirksamkeit in drei Kategorien einteilen, wobei jedoch die individuellen Reaktionen zu beachten sind:

- *Milde Wirkung:* Herzgespann, Kamille, Melisse, Linde, Rotklee
- *Mittlere Wirkung:* Küchenschelle, Beifuß, Herzgespann, Helmkraut, Eisenkraut
- *Starke Wirkung:* Kalifornischer Mohn, Hopfen, Giftlattich, Passionsblume, Fischfänger, Baldrian.

Indem man Kräuter auswählt, die auf den betreffenden Schlafstörungen zugrunde liegende Gesundheitsstörungen wirken, erzielt man bessere Ergebnisse, als wenn man lediglich ein starkes Hypnotikum auswählt. So wäre zum Beispiel bei bestehendem Herzklopfen Herzgespann angezeigt. Die nachfolgenden Mischungen machen deutlich, wie eine Grundrezeptur für Schlafstörungen angepaßt werden kann.

Bei Schlaflosigkeit

Passionsblume
Baldrian

Von der Tinktur 1–2 TL ½ Stunde vor dem Zubettgehen einnehmen.

Bei Schlaflosigkeit im Zusammenhang mit den Wechseljahren

Passionsblume
Baldrian
Herzgespann

1–2 TL der Tinktur ½ Stunde vor dem Zubettgehen einnehmen; zusätzlich zu den entsprechenden tagsüber einzunehmenden Mitteln verabreichen (siehe das Kapitel über die Fortpflanzungsorgane).

Bei Schlaflosigkeit im Zusammenhang mit Verdauungsstörungen

Passionsblume
Baldrian
Beinwell
Melisse

1–3 TL der Tinktur ½ Stunde vor dem Zubettgehen einnehmen; zusätzlich zu den entsprechenden tagsüber einzunehmenden Mitteln verabreichen (siehe das Kapitel über das Verdauungssystem).
Hilfreich ist auch ein Aufguß von Kamille, Lindenblüten oder Melisse, den man abends trinkt.

Bei Schlaflosigkeit im Zusammenhang mit Depressionen

Passionsblume
Baldrian
Johanniskraut
Beifuß

1–3 TL der Tinktur ½ Stunde vor dem Zubettgehen einnehmen; zusätzlich zu den entsprechenden tagsüber einzunehmenden Mitteln verabreichen (siehe das Kapitel über Herz und Kreislauf).

Achtung: Bei Depressionen keinen Hopfen einsetzen.

Kopfschmerzen

Kopfschmerzen sind eine der häufigsten Beschwerden. Allein in den Vereinigten Staaten gehen jährlich bis zu 50 Millionen Menschen wegen Kopfschmerzen zum Arzt, und jährlich werden etwa 500 Millionen Dollar für Kopfschmerzmittel ausgegeben. Interessanterweise aber sind die meisten Kopfschmerzen durch Ermüdung, emotionale Störungen oder Allergien verursacht, während lediglich zwei Prozent auf organische Störungen zurückgehen.

Das Gehirn selbst ist schmerzunempfindlich, ebenso die knöcherne Schädeldecke. Kopfschmerzen entstehen durch die Reizung schmerzempfindlicher Bereiche wie Gehirnhäute und Nerven des Schädels und des oberen Nackenbereichs. Diese Reizung kann durch Entzündung, durch die Erweiterung der Blutgefäße oder durch Muskelkrämpfe in Kopf und Nacken hervorgerufen werden.

Kopfschmerzen, die durch Muskelkrämpfe entstehen, bezeichnet man als Spannungskopfschmerz; diejenigen, die durch eine Erweiterung von Blutgefäßen ausgelöst werden, nennt man vasomotorischen Kopfschmerz. Die internationale Kopfschmerzgesellschaft unterteilt Kopfschmerzen zu Forschungszwecken sogar in 14 Kategorien! Das nachfolgende Schema erleichtert es dem Kräuterheilkundigen, das geeignete Mittel auszuwählen:

- *Umgebungseinflüsse:* Luftverschmutzung, schlechte Körperhaltung, Beleuchtung, Lärm usw.
- *Streß:* Physisch, seelisch oder geistig bedingt
- *Ernährung:* mögliche Allergie gegenüber bestimmten Speisen oder Nahrungsmittelzusätzen
- *Organisch:* Erkrankungen (Bluthochdruck usw.).

Es gibt eine Fülle von Pflanzen, die man als »Kopfschmerzmittel« bezeichnen könnte. Leider wirken nicht alle bei jedem Menschen.

Baldrian
Cayennepfeffer
Fischfänger
Heil-Batunge
Helmkraut
Holunderblüten
Kamille
Lavendel
Majoran
Melisse
Pfefferminze
Raute
Rosmarin
Thymian
Wermut

Wenn ein eindeutiger Krankheitsprozeß zugrunde liegt, muß sich die Behandlung daran orientieren. Andernfalls sind Heilpflanzen auszuwählen, die für eine gute Ausscheidung sorgen, die Leberfunktion unterstützen und auf gesundheitliche Bedürfnisse ausgerichtet sind.
Zur Linderung von Kopfschmerzen können auch verschiedene ätherische Öle eingesetzt werden. Besonders wirksam sind Lavendel, Rosmarin und Pfefferminze entweder einzeln oder in Kombination. Lavendel kann man direkt auf die Schläfen auftragen oder als kalte Kompresse auf Schläfen, Stirn oder Nacken legen. Noch wirksamer sind möglicherweise Lavendel und

Pfefferminze zu gleichen Teilen, denn Lavendel besitzt die Fähigkeit, in Mischungen die Wirkung anderer Öle zu steigern. Bemerkenswert ist auch, daß Lavendel beruhigend, Pfefferminze dagegen anregend wirkt, und daß viele handelsübliche Kopfschmerzmittel aus einem anregenden Mittel (meist Koffein) und einem oder mehreren Schmerzmitteln bestehen. Schmerzmittel besitzen oft eine leicht sedierende (manchmal sogar deprimierende) Wirkung, weshalb Koffein hinzugefügt wird, um dem entgegenzuwirken. Lavendel und Pfefferminze haben einen ähnlichen Effekt, jedoch ohne die Risiken synthetischer Mittel.

Wenn der Kopfschmerz durch Katarrh oder einen Nebenhöhleninfekt verursacht ist, haben in der Regel Lavendel, Pfefferminze, Rosmarin oder Eukalyptus eine gute Wirkung, indem sie den Kopfschmerz lindern und die zugrunde liegende Stauung beseitigen. Alle diese Öle wirken antiseptisch, bekämpfen die Naseninfektion und bringen sofortige Linderung.

Zur Bekämpfung von Kopfschmerzen sollte man die nachfolgenden Hinweise beachten:

- Meiden Sie reifen Käse, Zitrusfrüchte und Schokolade.
- Stellen Sie eine Liste aller Nahrungsmittel zusammen, die Beschwerden verursachen, und meiden Sie diese.
- Essen Sie zu regelmäßigen Zeiten.
- Sorgen Sie für guten Schlaf. Versuchen Sie, jeden Tag um dieselbe Zeit aufzustehen, und vermeiden Sie es, an Ihren freien Tagen lange auszuschlafen.
- Achten Sie auf Ihre Umgebung. Meiden Sie sehr helles oder blendendes Licht und tragen Sie notfalls getönte Gläser. Halten Sie sich von Rauch oder Parfümduft fern.
- Lernen Sie, sich zu entspannen. Machen Sie Entspannungs- und Dehnungsübungen, um sich von angesammelten Spannungen zu befreien.
- Überanstrengen Sie sich nicht und bürden Sie sich nicht mehr auf, als Sie bewältigen können; lernen Sie, nein zu sagen.

- Geben Sie auf Reisen Ihrem Körper Zeit, sich an die neue Umgebung anzupassen.
- Trinken Sie reichlich Wasser und essen Sie möglichst Speisen, die reich an komplexen Kohlehydraten sind.
- Meiden Sie möglichst alle alkoholischen Getränke. Versuchen Sie, nicht mehr als ein bis zwei Gläser täglich zu trinken.
- Nehmen Sie keine Medikamente ein, die Ihre Kopfschmerzen verschlimmern könnten.

Migräne

Für die Schulmedizin gelten die Ursachen der Migräne als unbekannt. Der Kräuterheilkundige (wie auch andere ganzheitlich orientierte Therapeuten) erzielen aber hervorragende Ergebnisse, indem sie sich auf bestimmte Faktoren konzentrieren, was den Schluß nahelegt, daß es kausale Zusammenhänge gibt. Bestimmte pflanzliche Mittel können sich bei ganzheitlicher Verwendung, wenn der ganze Körper und die Umgebung des Patienten angesprochen werden, als außerordentlich erfolgreich erweisen. Etwa acht Prozent aller Kopfschmerzen, die der Hausarzt behandelt, sind der Migräne oder einer ihrer Varianten zuzuordnen.
Die unmittelbar auslösende Ursache der Migräne scheint eine Zusammenziehung der Blutgefäße im Kopf zu sein. In etwa 30 Prozent aller Fälle gehen den Migräneanfällen Warnzeichen wie Flimmern vor den Augen, blinde Flecke, Lichterscheinungen, Empfindungsausfall in Teilen des Körpers und Verzerrung des Gesichtsfeldes voraus. Diese Vorboten eines Anfalls beruhen vermutlich auf einer Zusammenziehung von Gefäßen innerhalb des Gehirns, während der Kopfschmerz mit der Erweiterung der Kopfhautarterien zusammenhängt. Alle diese Symptome enden mit oder kurz vor dem Beginn der Schmerzen. Der Schmerz kann einseitig oder allgemein sein, jedoch bleibt das Erscheinungsbild beim einzelnen Menschen meist gleich. Die Anfälle

können täglich oder in monatlichen Abständen auftreten. Unbehandelte Anfälle können Stunden oder Tage anhalten und gehen oft mit Übelkeit, Erbrechen und Lichtscheu einher.
Mögliche Ursachen, die in Frage kommen, sind nachfolgend aufgeführt, wobei sie nur in seltenen Fällen bei einem einzelnen Menschen alle gleichzeitig bestehen.

- *Nahrungsmittelallergie:* Zu dieser Kategorie kann praktisch alles gehören. Häufige Verursacher sind Milchprodukte, insbesondere Käse, Schokolade, Eier, Weizen und Weizenprodukte, Erdnüsse, Zitrusfrüchte, Tomaten, dunkles Fleisch und Schalentiere sowie Alkohol, insbesondere Rotwein und Schnaps.
- *Streß und Erschöpfung:* Spielen zweifellos eine Rolle und können auslösend sein.
- *Ansammlung von Giftstoffen:* Verstopfungen, Leberbeschwerden oder eine allgemeine »Gestautheit« können bei manchen Menschen auslösend wirken.
- *Hormonspiegel:* Gelegentlich können Veränderungen in der Hormonausschüttung einen Anfall auslösen.
- *Strukturelle Ursachen:* Fehlstellungen der Wirbelsäule und andere Haltungsfehler können beteiligt sein, auch wenn keine orthopädischen Beschwerden bestehen.

Mutterkraut ist die einzige Heilpflanze europäischer Kräuterheilkundiger, die zur Behandlung von Migräne geeignet ist. Sie ist auch das beste Beispiel für ein pflanzliches Mittel, das in jüngster Zeit von der allopathischen Medizin akzeptiert und eingesetzt wurde. Mutterkraut wird seit jeher als bitteres Tonikum und Mittel gegen starke Kopfschmerzen eingesetzt. Durch die Resonanz in den Medien hat die Pflanze in den letzten Jahren einen verdienten Ruf als Heilmittel bei Migräne erworben. Kliniker an der Londoner Migräneklinik haben beobachtet, daß bei Patienten nach Einnahme der Heilpflanze eine deutliche Besserung eintrat. Es ist ein Glück für die Migräneleidenden, daß diese Ärzte die Offenheit und Neugier echter Wissenschaftler hatten und

eigene Forschungen bezüglich der Heilwirkung von Mutterkraut durchführten. Wenig später erschienen die ersten klinischen Beobachtungen in medizinischen Fachzeitschriften.
Ein Beispiel ist die Arbeit von Dr. D. M. Hylands und Kollegen. 17 Patienten, die täglich frische Mutterkrautblätter zur Prophylaxe gegen Migräne einnahmen, wurden gebeten, an einem klinischen Doppelblindversuch teilzunehmen. Acht von ihnen bekamen Kapseln mit gefriergetrocknetem Mutterkrautpulver, neun ein Placebo. Bei denjenigen, die das Placebo einnahmen, trat eine signifikante Zunahme der Häufigkeit und Schwere von Kopfschmerzen, Übelkeit und Erbrechen auf. Bei der Gruppe, die die Mutterkrautkapseln bekam, blieben die Migränesymptome weiterhin aus. Dieser deutliche Wirksamkeitsbeweis war für die Forscher Anlaß, die Heilpflanze auch anderen Migränekranken zu empfehlen, die bisher noch nicht damit behandelt worden waren. Patienten, die Mutterkraut langfristig einnahmen, berichten über positive Nebeneffekte wie die Befreiung von Depressionen, Übelkeit und Schmerzen durch Gelenkentzündungen.
Die großen englischen Kräuterheilkundigen John Gerard und Nicholas Culpepper wären über diese Befunde sicher nicht erstaunt gewesen. Es ist zu bedauern, daß die Versuchspersonen, die das Placebo bekamen, neue Migräneanfälle erleiden mußten, nur um etwas zu beweisen, was Kräuterheilkundige und Patienten schon längst wußten.
Die Pharmakologen widmen heute dieser bescheidenen Pflanze bei ihrer Suche nach neuen Mitteln gegen Migräne und Schmerzen große Aufmerksamkeit. Aber wenn das getrocknete oder frische Blatt der Pflanze so wunderbar wirkt, warum sagt man dann dies nicht einfach den Patienten? Hier kommen neben den medizinischen Gesichtspunkten auch gesellschaftliche, politische und wirtschaftliche Interessen ins Spiel. Wenn der allopathische Arzt einem Patienten einfach ein pflanzliches Mittel empfehlen würde, dann würde er diesem gegenüber einen Teil seiner Macht preisgeben, denn der Patient, der pflanzlich behandelt wird, ist

nicht mehr allein auf das fachliche Können des Therapeuten angewiesen, sondern nimmt aktiv an seiner Heilung teil. Auch die Pharmaindustrie wäre über die Folgen nicht sehr glücklich, denn die Natur läßt die Pflanze kostenlos wachsen, und sie kann nicht patentiert werden, d. h. es gäbe daran nichts zu verdienen. Damit soll nichts über den Wert der pharmazeutischen Forschung gesagt werden, wohl aber über die Art, wie die Forschungsergebnisse verwertet werden.
Oft genügt die einfache Anwendung pflanzlicher Mittel in Kombination mit den Empfehlungen für Ernährung und Umgebung.

Mutterkraut

1x täglich 125 mg der getrockneten Droge.

Lavendel

Bei den ersten Anzeichen eines Anfalls Öl in die Schläfen einmassieren.

Migräne im Zusammenhang mit Streß und Bluthochdruck:

Weißdorn
Lindenblüten
Helmkraut
Schneeball

Von der Tinktur dieser Mischung 3x täglich 1 TL (5 ml) einnehmen.
2 TL der getrockneten Kräuter mit 2 dl Wasser aufgießen und 3x täglich trinken.

Periphere Nervenleiden

Periphere Nervenleiden können durch Verletzungen, arthritische Erkrankungen, Stoffwechselstörungen, Erreger, Giftstoffe, Mangelernährung oder bösartige Geschwulste verursacht sein. Eine wirksame Behandlung hängt daher von einer guten Diagnose ab, die leider oft schwierig ist. Die hier vorgeschlagene Therapie ist sehr einfach und ideal für traumatische Nervenentzündungen, kann aber auch bei den übrigen Symptomen von Wert sein. Eine traumatische Nervenentzündung kann durch Verletzung, Kompressionslähmung, Kälteeinwirkung oder sogar Strahlung verursacht sein.
Tonisierende Nervine »nähren« das geschädigte Nervengewebe, während die entspannenden Nervine gegen damit verbundene Anspannungen wirken. Entzündungshemmende Mittel bekämpfen die Entzündungsreaktion, und Spasmolytika wirken gegen die Muskelanspannung, die als Reaktion auftritt. Adaptogene helfen sowohl die Belastung durch den Schmerz wie auch die streßbedingten Ursachen zu bekämpfen.

Zum Einnehmen

Johanniskraut
Helmkraut
Hafer
Sibirischer Ginseng

Von der Tinktur dieser Mischung 3x täglich 1 TL (5 ml) einnehmen.
2 TL der getrockneten Kräuter mit 2 dl Wasser aufgießen und 3x täglich trinken.

Äußere Anwendung

Pfefferminzöl
Johanniskrautöl
Kolloidales Hafermehl

Bei starken Schmerzen kann man die innere Verordnung durch die Beigabe der schmerzlindernden Heilpflanzen Baldrian oder Fischfänger intensivieren. Diese Mittel können jedoch bei einer wirksamen Dosis zu stark beruhigen, und selbst dann sind sie nicht so wirksam, wie der Patient es gerne hätte. In solchen Fällen kann es sinnvoll sein, allopathische Schmerzmittel zu empfehlen. Wichtig sind Streßbekämpfungstechniken in Verbindung mit richtiger Ernährung. Als Ergänzung müssen B-Vitamine gegeben werden.

Ohrenklingen

Jeder Zehnte leidet an einem Hörproblem, und hiervon haben 85 Prozent Ohrenklingen (Tinnitus). Die häufigsten Ursachen für Ohrenklingen sind lärmbedingte Schäden und altersbedingter Hörverlust. Weil Ohrenklingen keine Krankheit, sondern ein Symptom ist, liefert es oft einen wichtigen Hinweis auf andere Schädigungen wie Gehirnerschütterung, Schädel- oder Halswirbelbruch, Peitschenschlagsyndrom und Kiefergelenkprobleme. Bei Schilddrüsenüberfunktion kann eine erhöhte Pulsfrequenz und die dadurch verstärkte Durchblutung des Ohres zu Ohrenklingen führen. Tinnitus ist weiterhin ein Symptom für die Menière-Krankheit. Vorübergehendes Ohrenklingen kann die Folge einer Erkältung oder Grippe sein und verschwindet zwei bis vier Monate nach dem Infekt wieder.

Ohrenklingen wird oft durch Muskelkrämpfe, Anspannung und Streß verschärft. Eine verstärkende Rolle spielen auch Nikotin und Koffein. Manche Menschen, die unter Streß leiden, bemerken plötzlich ein Klingen in ihren Ohren, das oft dadurch bedingt ist, daß sie mit den Zähnen mahlen. Streßabbau und die Beseitigung der Dysfunktion verringern die Beschwerden. Wenn man allerdings feststellt, daß man durch Lärm Ohrenklingen bekommen oder einen Teil seiner Hörfähigkeit eingebüßt hat, ist die Schädigung der Haarzellen im Innenohr meist irreversibel.

Durch den Gebrauch von Heilpflanzen und Vermeidung von verschlimmernden Faktoren kann man die Beschwerden immerhin auf ein Mindestmaß begrenzen.
Während meiner Ausbildung in Großbritannien wurde Wanzenkraut und Gelbwurz gegen Ohrenklingen empfohlen. Bei meiner Arbeit mit Patienten aus dem industriellen Südwales, deren Ohrenklingen durch Lärm verursacht war, erwiesen sich diese Pflanzen als sehr hilfreich. Seither wurde ich auch auf die Forschungen über Ginkgo bei verschiedenen Gefäßerkrankungen des Innenohrs aufmerksam. Dies erscheint so einleuchtend, daß ich diese Pflanze ebenfalls in die Empfehlungen aufgenommen habe. Ginkgo ist wirksam, wenn der Tinnitus durch eine Mangeldurchblutung des Innenohrs verursacht ist.* Die klinische Forschung hat festgestellt, daß viele Menschen mit Schwindel nach der täglichen Einnahme von Ginkgo über mehrere Wochen völlig genasen.

- Störungen des Innenohrs aufgrund eines Gefäßdefekts wurden erfolgreich mit Ginkgo behandelt. In einer Studie über altersbedingten Hörverlust, Ohrenklingen und Schwindel wurde eine Besserung der Hörfähigkeit bei 40 Prozent der Patienten festgestellt. Bei den meisten Tinnitus-Patienten trat zwischen 10 und 20 Tagen eine deutliche Besserung ein.
- Bei Patienten, die unter Hörverlust, Ohrenklingen, Schwindel und Labyrinthentzündung litten, wurde eine Erfolgsrate von 88 Prozent festgestellt. Die Forscher kamen zu dem Ergebnis, daß die Pflanze bei gefäßbedingten neurosensorischen Erkrankungen des Innenohrs wirksam ist, die sich in Ohrensausen, Schwindel und Kopfschmerzen äußern.

* Stange et. al., »Adaptational behaviour of peripheral and central acoustic responses in guinea pigs under the influence of various fractions of an extract from Ginkgo biloba,« Arzneim. Forsch. 26/3 (1976): Seite 367–74.

Wenn jedoch die Haarzellen beschädigt sind, kann durch keine Medikation Ohrenklingen wieder vollständig beseitigt werden.
Die nachfolgende Verordnung kann bei längerer Einnahme hilfreich sein:

Wanzenkraut
Gelbwurz
Ginkgo

Von der Tinktur dieser Mischung 3x täglich 1 TL (5 ml) einnehmen.
2 TL der getrockneten Kräuter mit 2 dl Wasser aufgießen und 3x täglich trinken.

Zur Behandlung von Ohrenklingen müssen möglicherweise auch andere Faktoren berücksichtigt werden. Streß kann mit pflanzlichen Mitteln sowie den Entspannungstechniken oder anderen Verfahren (siehe Seite 183) bekämpft werden. Die Mehrzahl der Patienten erfährt ihr Ohrenklingen als leichte Beeinträchtigung oder nimmt es die meiste Zeit nicht wahr. Ein ständig vorhandenes Geräusch kann jedoch sehr störend sein und zu einer Depression führen. Durch die Behandlung der Depression schlafen diese Patienten besser, fühlen sich wohler und empfinden das Ohrenklingen nicht mehr als so störend. Hier kommt hauptsächlich Johanniskraut in Frage.
Wichtig ist der Schutz des Gehörs, insbesondere in der Nähe von schädlichem Lärm. Wenn Lärm am Arbeitsplatz das Problem ist, muß versucht werden, den Geräuschpegel zu senken oder eventuell den Arbeitsplatz zu wechseln, auch wenn dies nicht immer einfach ist. Man kann Ohrenklingen auch durch Hintergrundgeräusche verdecken. Hintergrundmusik ist oft erträglicher als das von innen kommende Ohrenklingen, insbesondere bei älteren Patienten mit Hörverlust im hohen Frequenzbereich.

Gürtelrose

Gürtelrose (Zoster) ist eine Virusinfektion von Nervenzellen, die durch dasselbe Virus (Varicella zoster) ausgelöst wird, das auch Windpocken hervorruft. Nach der ersten Windpockenerkrankung bleibt das Virus in den Spinalganglien latent. Merkmal der Erkrankung sind Schmerzen am befallenen Nerv und seinen Verzweigungen und die Bildung von Bläschen in dem durch die Nerven versorgten Hautbereich. Dem Ausbruch der Krankheit gehen meist einige Tage starke Schmerzen im betroffenen Bereich voraus. Anschließend entwickeln sich viele juckende Bläschen, die 7 bis 14 Tage bestehen bleiben. Schließlich bilden sich schorfige Krusten, die abfallen. Nach dem Ausbruch der Krankheit können die Schmerzen andauern, auch wenn die Bläschen verschwunden sind, insbesondere beim älteren Menschen. Dies kann Monate anhalten und schmerzhafter sein als die ursprüngliche Infektion. Die Krankheit tritt vorwiegend bei Menschen über 50 auf.

Bei Gürtelrose wirken tonisierende Nervine heilend auf geschädigtes Nervengewebe. Entspannende Nervine lindern möglicherweise die damit verbundenen Schmerzen; auf jeden Fall bessern sie die damit verbundene Unruhe oder Anspannung. Geeignete entzündungshemmende Mittel dämpfen die Entzündungsreaktion. Antiseptische Mittel helfen dem Körper, die Virusinfektion abzuwehren, doch muß man damit rechnen, daß diese sehr hartnäckig ist. Nachfolgend eine Kombination, die sich bei langfristiger Anwendung als nützlich erwiesen hat:

Hafer
Johanniskraut
Sonnenhut
Helmkraut

Von der Tinktur dieser Mischung 3x täglich 1 TL (5 ml) einnehmen.
2 TL der getrockneten Kräuter mit 2 dl Wasser aufgießen und 3x täglich trinken.

Äußerlich angewandtes Pfefferminzöl kann den Schmerz durch einen leichten lokalen Betäubungseffekt lindern. Dies nicht versuchen, wenn die Haut sehr empfindlich ist. Kolloidales Hafermehl kann auf die betroffenen Hautregionen aufgestäubt werden, um die Reibungsschmerzen der Kleidung zu lindern.
Wichtig sind sorgfältige Ernährung und Kräftigung der allgemeinen Gesundheit. Die Gabe von Schmerzmitteln mit Paracetamol kann die Krankheit verlängern. In der pharmakologischen Forschung gibt es Hinweise darauf, daß Capsaicin aus dem Cayennepfeffer schmerzstillende Wirkung haben kann. Zu empfehlen sind folgende Ergänzungen:
Vitamin-B-Komplex: 100 mg 3x täglich zu den Mahlzeiten
Vitamin C: 2x täglich 2 g
Lysin (eine essentielle Aminosäure): 500 mg 2x täglich.

Ginkgo, Demenz und Alzheimer-Krankheit

Die Heilpflanzenindustrie und die Hersteller von Ergänzungsmitteln machen so großartige Versprechungen bezüglich der Wirksamkeit von Ginkgo bei Demenz und Alzheimer-Krankheit, daß es sich lohnt, einen Blick auf die einschlägigen Forschungsarbeiten zu werfen.
Alzheimer-Krankheit ist eine neurologische Erkrankung des Gehirns, die früher als selten galt, inzwischen aber die häufigste Einzelursache für Altersdemenz ist. Diese irreversible Verschlechterung der geistigen Fähigkeiten ist immer mit einem Gedächtnisschwund verbunden und fast immer von zahlreichen weiteren Störungen der geistigen Fähigkeiten begleitet. Aktuellen Studien zufolge ist ein Prozent der Bevölkerung in Industrieländern mit einem hohen Anteil alter Menschen betroffen.
Bei Alzheimer-Krankheit entwickelt das Gehirn »neuritische Plaques«, die aus degenerierten Nervenenden bestehen, wobei sich in den Nervenzellen fibröse Strukturen bilden. Als Ursache für diese Neubildungen vermutet man den Rückgang des Acetyl-

cholins im Gehirn. Neuere Studien haben gezeigt, daß im erkrankten Gehirn außerdem der Glukosestoffwechsel verringert ist und daß im Körper abnorm viel Aluminium und Silizium vorhanden ist. Es gibt keine allopathischen Mittel gegen diese Krankheit.

In neuerer Zeit fand die Behandlung mit Ginkgo große Aufmerksamkeit, wobei vor allem in Frankreich klinische und pharmakologische Forschungen durchgeführt wurden. Die klassischen Anwendungen der Pflanze beruhen auf ihrer antiseptischen und antituberkulösen Wirkung. Neuere Forschungsarbeiten haben jedoch auch einen tiefgreifenden Einfluß auf die Funktion und Durchblutung des Gehirns ergeben. Es wurde der klinische Nachweis einer Wirksamkeit bei Patienten mit Gefäßerkrankungen, bei allen Formen von Demenz und sogar bei Patienten erbracht, die an kognitiven Störungen nach Depressionen litten; letzteres beruht auf der günstigen Wirkung von Ginkgo auf das Gemüt.

Besonders erfolgversprechend ist die Behandlung, wenn die Erkrankung noch im Anfangsstadium ist, da Ginkgo das Fortschreiten verzögern und dem betreffenden Patienten ein normales Leben ermöglichen kann. Je früher die Behandlung einsetzt, desto besser ist bei der Alzheimer-Krankheit die Prognose. Aber auch bei fortgeschrittenen Fällen tritt oft eine sofortige Besserung ein, die über mehrere Monate anhält. Diese Eigenschaft ist besonders wichtig, weil jede Zelle des Körpers bei einer Mangeldurchblutung beeinträchtigt wird; die Folge sind Energiemangel, Anfälligkeit gegenüber Infektionen, Minderung der geistigen und physischen Leistungsfähigkeit. Altersdemenz hängt in aller Regel mit Durchblutungsstörungen zusammen.

Laboruntersuchungen haben ergeben, daß Ginkgo den Gefäß-, Gewebe- und Stoffwechselstörungen sowie ihren neurologischen Folgen entgegenwirkt. Auch Vorgänge innerhalb der Zellmembranen scheinen beeinflußt zu werden, indem eine Schutzwirkung gegen freie Radikale zu beobachten ist. Die Besonderheit der pharmakologischen Wirkungen von Ginkgo liegt darin, daß er vor allem auf Gewebe wirkt, in dem Sauerstoffmangel besteht, d.h. er verbessert die Durchblutung von ischämischem Gewebe. Nach neueren Forschungen* wirkt Ginkgo in folgender Weise:

- Anhebung des Glukose- und ATP-Spiegels in den Zellen und damit Aufrechterhaltung der Energieversorgung.
- Stabilisierung der Zellmembranen einschließlich der Blut-Hirn-Schranke, wodurch Gehirnödeme verringert werden und hoher Blutdruck gesenkt wird.
- Hinauszögern der Demenz infolge einer Sklerose der Gehirnarterien.
- Bekämpfung der Folgen einer altersbedingten fortschreitenden Mangeldurchblutung des Gehirns.
- Senkung des Insulinverbrauchs, weshalb das Mittel für den Einsatz bei diabetischen Gefäßerkrankungen geeignet erscheint. Weil Ginkgo den Glukosestoffwechsel nur minimal beeinflußt, ist er insbesondere für Diabetiker geeignet (die stets an Durchblutungsstörungen leiden).
- Blutdrucksenkung und Erweiterung der peripheren Gefäße, womit es zur Behandlung von Bluthochdruck, zur Genesung nach Herzinfarkt und gegen Claudicatio intermittens eingesetzt werden kann.

Ginkgo hat ausgeprägte neurophysiologische Wirkungen, doch scheint er sich auch in den Gefäß- und Drüsensystemen zu konzentrieren, die große Wirkung auf das Nervensystem haben. Dies gilt insbesondere für die Nebennieren, die Dopamin, Epinephrin und Norepinephrin sowie Zwischenprodukte erzeugen, die für die Bildung, Tätigkeit und den Stoffwechsel anderer Neurotransmitter benötigt werden. Durch seine Wirkung auf den Kreislauf kann Ginkgo auch die Verfügbarkeit von Acetylcholin verbessern, eines weiteren Neurotransmitters.

* F. Clostre, »From the body to the cell membrane: the different levels of pharmacological action of Ginkgo biloba extract,« Presse Med 15/31 (25. September 1986): Seite 1529–38.

Diese Wirkungen umfassen:

- Anregung der Synthese wichtiger Neurotransmitter, wodurch die willkürlichen und unwillkürlichen Funktionen stimuliert werden (Verdauung, Blutdruckregulierung, Hormonausschüttung, Regulierung des Blutzuckers).
- Verbesserung der Durchblutung des Gehirns und Anregung des Wachstums von Rezeptorstellen. Dies verbessert die Leistungsfähigkeit des Gehirns, was sich in einer Stärkung des Erinnerungs- und Denkvermögens, einer Besserung der Stimmungslage, der Reaktionsfähigkeit, der geistigen Wachheit und sprachlichen Ausdrucksfähigkeit äußert.
- Hemmung des synaptischen Abbaus von Neurotransmittern, womit diese vermehrt zur neuralen Stimulation zur Verfügung stehen. Dies wiederum steigert die Leistungsfähigkeit des Nervensystems und bessert Stimmungslage, Gedächtnis und Selbstbeherrschung.

Ginkgo wird auch von Schulmedizinern für verschiedene neurologische Störungen bei älteren Menschen, bei peripheren Gefäßkrankheiten und einigen funktionellen Störungen von Ohren, Nase, Hals und Augen verordnet. Diese Verwendung wurde in kontrollierten klinischen Versuchen geprüft, und die ausgezeichneten Befunde decken sich mit den heutigen pharmakologischen Ergebnissen. Es wurde festgestellt, daß Ginkgo-Extrakt Wirkung auf die zerebrale Durchblutung, auf den durch Sauerstoffmangel gefährdeten neuronalen Stoffwechsel, auf die Nervenübertragung und auf Schädigungen der Neuronenmembranen durch freie Radikale hat.* Die Besserung der Funktion der Hörnerven durch den Einsatz von Ginkgo ist in dem Abschnitt über Ohrenklingen (siehe Seite 206) näher besprochen.

* Gautherie et al., »Vasodilator effect of Ginkgo biloba extract determined by skin thermometry and thermography,« Therapie 27/5 (September – Oktober 72): Seite 881–92.

Wegen der positiven Wirkungen auf das Gemüt bietet die Pflanze gute Heilungsaussichten bei allen Formen von Demenz sowie bei Patienten, die an kognitiven Störungen infolge von Depressionen leiden. Insbesondere gilt dies für Patienten, bei denen die Beeinträchtigung gerade erst eingesetzt hat. Ginkgo kann die weitere Verschlechterung hinauszögern und diesen Patienten ein normales Leben ermöglichen. Jeder kann von Ginkgo profitieren, ob die altersbedingten Störungen der geistigen Funktionen bereits bestehen oder erst beginnen. Darüber hinaus ist die Heilpflanze auch in hoher Dosierung unbedenklich.*

Als Ursachen für die Alzheimer-Krankheit vermutet man Schädigungen durch freie Radikale, Gefäßinsuffizienz, Durchblutungsstörungen sowie cholinerge und noradrenerge Dysfunktionen. Für Ginkgo wurde der klinische Nachweis erbracht, daß er auf Kreislauffunktionen, auf die neuronalen und metabolischen Folgen mangelnder Durchblutung, auf die Nervenübertragung und auf die Widerstandsfähigkeit der Zellmembranen gegenüber freien Radikalen günstig wirkt. Alle Studien haben bisher bestätigt, daß Ginkgo sich positiv auf das Verhalten auswirkt, das Wohlbefinden steigert, die Krankheitsanfälligkeit senkt und die Selbständigkeit des alten Menschen erhält.

Freie Radikale sind vermutlich am Altersprozeß und an degenerativen Erkrankungen beteiligt. Die Flavonoide von Ginkgo, unter anderem Quercitin, sind hochwirksame Sauerstoffänger. Durch ihre spezielle Affinität zum Zentralnervensystem sowie zu den Nebennieren und Schilddrüsen ist die Pflanze ideal zum Schutz des Herzens, der Blutgefäße und des Gehirns.

- Im Laborversuch konnte gezeigt werden, daß Ginkgo freie Radikale zerstört, ihre Bildung hemmt und die Peroxidation von Membranlipiden verhindert, für deren Zerstörung freie Radi-

* Warburton, D. M., »Clinical psychopharmacology of Ginkgo biloba extract«, Presse Med 15/31 (25. September 1986): Seite 1595–604.

kale mitverantwortlich sind. Außerdem regt die Pflanze die Biosynthese von Prostanoiden an.
- Eine der Nebenwirkungen von Diabetes bei Ratten ist die allmähliche Verschlechterung der Sehfähigkeit, die auf eine Schädigung der Retina durch freie Radikale zurückgeführt wird. Ginkgo beugt der Entstehung und dem Fortschreiten dieser Schädigung vor.
- Ginkgo verbesserte die Sehschärfe von Patienten mit einer Maculaatrophie, an der freie Radikale beteiligt sind.
- Es wurde eine Schutzwirkung gegen die Schädigung von Netzhautzellen durch Laserstrahlen festgestellt. Eine vorbeugende Behandlung mit Ginkgo, durch die freie Radikale eingefangen wurden, verhinderte größere Gewebeschädigungen.

Es ist offensichtlich, daß Gingko einen wichtigen phytotherapeutischen Beitrag zur Behandlung und Vorbeugung der Alzheimer-Krankheit leisten kann. Die französischen Wissenschaftler sind der Auffassung, daß diese Pflanze die Bedingungen erfüllt, die die Weltgesundheitsorganisation für die Entwicklung wirksamer und sicherer Mittel gegen Alterserscheinungen des Gehirns festgelegt hat. *

* M. Allard, »Treatment of the disorders of aging with Ginkgo biloba extract: From pharmacology to clinical medicine«, Presse Med 15/31 (25. September 1986): Seite 1540–5.

Die Harnorgane

Die Bedeutung der Harnorgane kann nicht genug betont werden, denn ihre physiologischen Funktionen spielen eine grundlegende Rolle für Gesundheit und Wohlbefinden. Als Hauptorgan für die Ausscheidungen des Körpers stellten die Nieren zusammen mit Leber, Lunge, Haut und Darm ein gesundes inneres Milieu sicher. Überschüssiges Wasser, Stoffwechselschlacken und anorganische Salze werden mit dem Harn ausgeschieden. Wegen ihrer Ausscheidungsfunktion ist die Niere auch weitgehend für den Wasserhaushalt des Körpers und den pH-Wert im Blut verantwortlich. Daneben ist sie an weiteren Körpervorgängen beteiligt wie der Ausschüttung des Proteins Erythropoetin, das die Bildung von roten Blutkörperchen anregt, und der Regelung des Blutdrucks. Bestimmte Arzneimittel oder ihre Stoffwechselprodukte werden ebenfalls über die Niere ausgeschieden.

Die Bildung von Urin ist ein komplexer und geradezu wunderbarer Vorgang. Es handelt sich dabei nicht einfach um die Ausscheidung von Wasser, sondern stellt einen Prozeß selektiver Filtration dar, durch die Schlackenstoffe und potentielle Toxine aus dem Blut entfernt werden, während vom Körper benötigte Moleküle im Blut verbleiben.

Für die einwandfreie Funktion der Niere ist es wichtig, regelmäßig Wasser zu trinken. Da etwa 50 Prozent des Wasserbedarfs durch feste Nahrung gedeckt werden und die Nahrungsaufnahme des Durchschnittsmenschen mit dem Alter zurückgeht, ist es insbesondere für den älteren Menschen wichtig, auf reichliche Flüssigkeitsaufnahme zu achten. Ernährungswissenschaftler empfehlen zwischen sechs und acht Gläser pro Tag. Darüber hinaus ist eine übermäßige Zufuhr von Eiweiß zu vermeiden. Die

Niere muß den Stickstoff jedes unverwerteten Proteins ausscheiden, wodurch sie überlastet wird und Krankheiten entstehen können. Außerdem ist es wichtig, Nierenerkrankungen frühzeitig zu erkennen. Die wichtigsten Warnzeichen für Nierenerkrankungen sind:

- Ein Brennen oder andere Beschwerden beim Wasserlassen
- Gesteigerter Harndrang, insbesondere nachts
- Blut im Urin
- Hartnäckige Schmerzen im Kreuzbereich unterhalb der Rippen
- Aufgedunsenheit im Augenbereich oder Anschwellung der Hände und Füße
- Bluthochdruck
- Hoher Blutdruck kann die Nieren belasten, und umgekehrt können Nierenerkrankungen manchmal Bluthochdruck auslösen. Von allen Fällen eines Nierenversagens sind zwischen 10 und 20 Prozent durch hohen Blutdruck verursacht.

Die Natur hat uns reichlich mit Pflanzen bedacht, die heilende Wirkung auf die harnableitenden Wege haben. Oft ist es schwierig, die Funktionsmechanismen zu erklären, doch ist es andererseits relativ einfach, therapeutische Schlußfolgerungen zu ziehen. Die wichtigste Gruppe dieser Heilpflanzen bilden die harntreibenden Mittel (Diuretika).

Harntreibende Mittel

Harntreibende Mittel sind pflanzliche oder synthetische Mittel, die dem Körper helfen, sich über eine Steigerung der Harnproduktion von überschüssiger Flüssigkeit zu befreien. Flüssigkeitsansammlungen im Gewebe, sogenannte Ödeme, sind ein Symptom für die verschiedensten Erkrankungen des Herzens, der Niere, der Leber und anderer Organe. Man muß solche Erkrankungen spezifisch angehen; dabei können jedoch Diuretika in Kombination mit Heilpflanzen, die die Grunderkrankung bekämpfen, zur Linderung der Ödeme eingesetzt werden. Viele Diuretika verändern die Ausscheidung von Elektrolyten durch die Nieren; diese Elektrolyte (wie zum Beispiel Natrium- und Kaliumsalze) sind an vielen Körperprozessen beteiligt, unter anderem bei der Regulierung des Blutdrucks, der Übertragung von Nervenimpulsen und der Muskelkontraktion. Früher bezeichnete die Kräuterheilkunde manchmal auch Pflanzen als Diuretika, die irgendeine heilende Wirkung auf die Harnorgane hatten. Wenn man sich auf Diuretika im strengen Sinne beschränkt, kann man zwei große Gruppen unterscheiden: Mittel, die die Durchblutung der Nieren steigern, und Präparate, die die Wasserrückresorption in den Nephronen der Nieren verringern.

Zur ersten Gruppe gehören nicht nur pflanzliche Diuretika wie zum Beispiel Ginster, sondern auch Heilpflanzen, die Herz und Kreislauf anregen. Wenn mehr Blut die Nieren passiert, wird auch mehr Harn ausgeschieden. Eine ähnliche Wirkung haben koffeinhaltige Pflanzen wie Kolanuß, Guaraná, Tee und Kaffee.

Die Diuretika der zweiten Gruppe können in verschiedener Weise wirken. Einige sind harntreibend, weil ihre Inhaltsstoffe über die Nieren ausgeschieden werden und dabei möglicherweise das osmotische Gleichgewicht verändern, so daß mehr Wasser ausgeschieden wird. Dies ist bei Löwenzahn, Quecke und Maisgriffel der Fall. Andere wirken über eine Reizung des Rückresorptionsmechanismus durch flüchtige Öle, Saponine oder Alkaloide. Weitere auf die Harnorgane wirkende Heilpflanzen sind lindernde und entzündungshemmende Mittel, adstringierende Mittel zur Stillung eventuell auftretender Blutungen, antiseptische Mittel zur Bekämpfung von Infektionen und steinbildungsverhindernde Mittel.

– *Adstringierende Mittel:* Odermennig, Bärentraube, Ginster, Schachtelhalm, Schafgarbe
– *Antiseptische Mittel:* Bärentraube, Bucco, Quecke, Wacholder, Schafgarbe
– *Entzündungshemmende Mittel*: Selleriesamen, Klettenlabkraut, Maisgriffel, Quecke, Wasserdost
– *Schleimhautschützende Mittel:* Bärentraube, Maisgriffel, Quecke, Grießwurzel
– *Steinbildungsverhindernde Mittel:* Wasserdost, Hortensie, Grießwurzel

Gesunderhaltung

Wie so viele Faktoren, die die Gesundheit und Ganzheit des Menschen erhalten, wird die Nierenfunktion als selbstverständlich betrachtet und von den Therapeuten – von der gelegentlichen Verordnung eines Diuretikums abgesehen – kaum beachtet. Die Bandbreite der verfügbaren Mittel bietet aber verschiedene therapeutische Möglichkeiten, die über die bloße Steigerung der Harnausscheidung hinausgehen, wie sie mit Löwenzahnblättern so beeindruckend erzielt wird (die französische Bezeichnung *pissenlit* für die Pflanze ist äußerst treffend!).
Für die Harnorgane gibt es kein Tonikum (wie es etwa Weißdorn für Herz und Kreislauf oder Hafer für das Nervensystem ist), das man allgemein einsetzen könnte. Jeder Kräuterheilkundige hat statt dessen seine eigenen milden Tonika für die harnableitenden Wege. Diese unterscheiden sich regional; wenn man dennoch zu diesem Zweck verwendete Mittel benennen müßte, kämen in Frage:

Klettenlabkraut
Schafgarbe
Quecke

Der Nachdruck liegt dabei auf einer Pflege des Gewebes und einer Unterstützung der verschiedenen Organe.

Wenn man einige einfache Grundregeln beherzigt, ist die Gesunderhaltung der Harnorgane und die Vorbeugung von Krankheiten leicht zu bewerkstelligen.

- Trinken Sie genügend Wasser, etwa sechs bis acht Gläser pro Tag.
- Ein zu hoher Eiweißanteil in der Ernährung überlastet die Niere, weil sie einen großen Teil der stickstoffreichen Stoffwechselschlacken ausscheiden muß, die beim Eiweißabbau anfallen. Unter normalen Umständen ist dies kein Problem. Bei Nierenerkrankungen muß jedoch eine eiweißarme Diät eingehalten werden, wobei das benötigte Protein hauptsächlich von pflanzlichen Produkten wie Erbsen, Bohnen, Linsen, Pilzen und Spargel stammen sollte.
- Wichtig ist eine gute persönliche Hygiene.
- Meiden Sie reizende Nahrungsmittel, insbesondere oxalsäurehaltige Speisen wie Rhabarber und Spinat sowie ein Übermaß an Kaffee und Tee. Ätherische Öle können bei Einnahme das zarte Gewebe der Nephronen beschädigen.

Häufiges Wasserlassen

Häufiges Wasserlassen ohne Zunahme der Harnmenge ist ein Zeichen, daß die Blase weniger Harn als normal aufnehmen kann. Dies kann verschiedene Ursachen haben, die abgeklärt und behandelt werden müssen. Infektionen, Fremdkörper, Steine oder Tumore können das Gewebe der Blasenwand schädigen, wodurch Nierenentzündungen möglich sind.
Antiseptische harntreibende Mittel helfen dem Körper, sich von Krankheitserregern zu befreien und dadurch Entzündungen zu beseitigen. Wenn keine Infektion vorliegt, wirken entzündungshemmende Diuretika heilend auf das Gewebe und lösen dadurch die lokale Muskelanspannung. Eine Reihe diuretischer Demulcentia hat gute Wirkung, auch wenn schwierig zu sagen ist, ob

das Abklingen der Entzündung durch eine Zellreaktion oder durch die lindernde Wirkung auf die Zelloberfläche entsteht. Das wichtigste Beispiel dafür wäre Maisgriffel, gefolgt von Quecke und Eibischblatt.

Maisgriffel	2 Teile
Bärentraube	1 Teil

2 TL der Kräuter mit 2 dl Wasser aufgießen; stündlich eine Tasse bis zur Beseitigung der Symptome trinken.

Ein altes Hausmittel gegen Erkrankungen der harnableitenden Wege ist in Großbritannien und Irland Gerstenwasser, während in Nordamerika meist Preiselbeersaft eingesetzt wird. Die beiden Mittel wirken in unterschiedlicher Weise, bieten jedoch dasselbe Ergebnis. Gerstenwasser kann bei vermehrter oder schmerzhafter Harnausscheidung wie auch bei allen anderen Beschwerden der harnableitenden Wege eingesetzt werden.

Gerstenwasser

100 g Vollgerste mit wenig Wasser kochen, dann in ein Sieb geben. Die so gereinigte Gerste mit 500 ml Wasser aufgießen und 15 g sorgfältig gewaschene Zitronenschale dazugeben (möglichst aus biologischem Anbau).
Köcheln lassen, bis die Gerste weich ist, dann vom Feuer nehmen und auf lauwarme Temperatur abkühlen lassen. Durch ein Sieb geben und mit ein wenig Honig süßen. Hiervon mehrere Tassen täglich trinken.

Schmerzen beim Wasserlassen

Dieses wichtige Symptom kann in Verbindung mit ganz unterschiedlichen Erkrankungen auftreten, weshalb es sehr hilfreich ist, über die Möglichkeiten einer Abhilfe Bescheid zu wissen. Der Heilerfolg hängt von der genauen Diagnose ab. Antiseptische, entzündungshemmende und harntreibende Mittel lindern in aller Regel den Schmerz und lassen sich gut mit spasmolytischen Mitteln gegen die Muskelkrämpfe kombinieren, die oft bei Erkrankungen der harnableitenden Wege auftreten.

Schneeball
Maisgriffel
Bärentraube

2 TL der getrockneten Kräuter mit 2 dl Wasser aufgießen und stündlich eine Tasse bis zur Beseitigung der Symptome trinken.

Flüssigkeitsansammlungen

Starke Flüssigkeitsansammlungen im zwischenzelligen Milieu können durch Leber- oder Nierenerkrankungen, Schwangerschaft, prämenstruelles Syndrom und Herzinsuffizienz verursacht sein. Weil Flüssigkeitsansammlungen stets ein schwerwiegendes diagnostisches Zeichen sind, dürfen sie *niemals* ohne Abklärung der Grundursachen behandelt werden. Hier haben wir es mit einem paradoxen Problem der heutigen Kräuteranwendung zu tun: Sie werden zu oft erfolgreich zur Bekämpfung der Symptome eingesetzt, während die tiefreichenderen Heilwirkungen, die sie haben können, nicht genutzt werden. Der unbestrittene Wert pflanzlicher Diuretika bei der Ausscheidung von überschüssigem Wasser ist hierfür ein besonders gutes Beispiel. Der Therapeut, der einfach Löwenzahnblätter verordnet, wenn ein Ödem auftritt, unterläßt es möglicherweise, die spezifische Grundursache zu klären und zu behandeln.
Die bewährteste harntreibende Pflanze ist Löwenzahn, dessen Wirkung mit derjenigen von Furosemid vergleichbar ist. Darüber hinaus hat Löwenzahnblatt den Vorzug, eine gute Kalium-

quelle zu sein. Die übliche Folge einer Stimulierung der Nierenfunktion ist ein Kaliumverlust. Dies hat Auswirkungen auf eine ganze Reihe von Körperfunktionen, vor allem aber auf das Elektrolytgleichgewicht im Herzmuskel. Wenn das Diuretikum im Zusammenhang mit einer Herzinsuffizienz verordnet wird, verschärft jede Verringerung des Kaliumangebots die Herzsymptome. Mit Löwenzahn haben wir dagegen eine der besten natürlichen Kaliumquellen, die alles ersetzt, was durch die Harnausscheidung verlorengeht. Es ist damit ein ideal ausgeglichenes Diuretikum, das jederzeit unbedenklich eingesetzt werden kann.

Löwenzahnblatt

½ TL der Tinktur 3x täglich, oder 1 TL Tinktur bei Bedarf, jedoch nicht abends (wirkt zu gut!).

Blasenentzündung

Die Entzündung der Blasenschleimhaut kann durch eine bakterielle Infektion oder mechanischen Abrieb durch Mikrokristalle im Harn verursacht sein. Symptome einer Blasenentzündung sind häufiges, schmerzhaftes Wasserlassen sowie Schmerzen und Empfindlichkeit im Unterleib. Der Harn selbst kann durch Eiter oder Blut getrübt sein und einen unangenehmen Geruch haben. Diese Symptome müssen gegenüber einer Scheidenentzündung, Geschlechtskrankheiten und Reizungen der Harnröhre abgegrenzt werden.
Akute Infektionen der harnableitenden Wege treten bei mindestens 15 Prozent aller Frauen mindestens einmal im Leben auf. Solche Infektionen sind bei Frauen etwa zwanzigmal häufiger als bei Männern. Dies liegt daran, daß die Harnröhre der Frau kürzer ist als diejenige des Mannes, weshalb Erreger leichter in die Blase gelangen. Solche aufsteigenden Infektionen kündigen sich

meist durch Beschwerden am Ausgang der Harnröhre an; im weiteren Verlauf wandert die Entzündung weiter nach oben. Die Infektion wird meist durch das Bakterium *Escherichia coli* verursacht. Dies ist ein normalerweise harmloses Bakterium, das im Darm vorkommt und durch mangelnde Hygiene an den Ausgang der Harnröhre gelangen kann. Seltener ist der Fall, daß Infektionen aus dem Blutstrom und den Nieren in die Blase absteigen. Solche absteigenden Infektionen gehen meist mit Rückenschmerzen, Kopfschmerzen, Abgeschlagenheit und Bauchschmerzen einher.
Man kennt eine Reihe prädisponierender Faktoren:

- *Geschlechtszugehörigkeit.* Die weibliche Harnröhre ist wegen ihrer Nähe zum Anus, ihrer geringen Länge (etwa 4 cm) und ihrer Lage innerhalb der Schamlippen besonders gefährdet. Reibung während des Verkehrs kann zu einer geringfügigen Reizung der Harnröhre führen, die den Boden für eine Infektion schafft, und es können auch Erreger in die Harnröhre gedrückt werden.
- *Schwangerschaft.* Schwangere können durch hormonelle Veränderungen, die zu einer Erweiterung des Harnleiters führen, verstärkt infektionsanfällig sein. Druck der Gebärmutter auf die Blase und lokale venöse Stauungen können ebenfalls auslösende Faktoren für eine Blasenentzündung in der Schwangerschaft sein.
- *Diabetes.* Diabetiker und Menschen, die viel Zucker essen, sind für eine Blasenentzündung prädisponiert.
- *Chemische Faktoren.* Antiseptische Seifen, Intimsprays, Duschen und empfängnisverhütende Cremes und Salben verändern das Scheidenmilieu und können eine Reizung verursachen, die das Gewebe infektionsanfällig macht. Weiterhin können mechanische Verhütungsmittel wie das Pessar zu einer mechanischen Reizung der Harnröhre führen. Einige Formen der Blasenentzündung können durch Nahrungsmittel hervorgerufen werden, die mit Pestiziden verunreinigt sind.

- *Harnverhaltung.* Anatomische Abweichungen wie zum Beispiel eine Lageanomalie der Gebärmutter können zu einer Harnverhaltung führen und damit die Disposition zu Infekten schaffen.
- *Hormonelle Veränderungen.* Bei manchen Menschen können orale Verhütungsmittel Infektionen auslösen.
- *Antibiotika.* Mißbrauch dieser potentiell lebensrettenden Mittel führt zur Bildung resistenter Bakterienstämme, wodurch oft Blasenentzündungen entstehen.
- *Streß.* Streß führt zur Ausschüttung von Hormonen wie ACTH, Glukokortikoiden und Aldosteron, die die Zahl der weißen Blutkörperchen verringern und die Anfälligkeit für Infektionen erhöhen. Bei vielen Menschen, bei denen wiederholt Infektionen auftreten, besteht ein Zusammenhang zwischen Belastungen (chemisch, physikalisch, emotional) und dem Auftreten der Symptome.

Heilpflanzen können bei der Behandlung einer Blasenentzündung sehr wirksam sein, doch liegt der Schlüssel zum Erfolg in der richtigen Kombination für den Patienten. Antiseptische Diuretika helfen dem Körper, die bakterielle Infektion zu bekämpfen und zu stoppen. Allerdings enttäuschen viele der bekannten antiseptischen Mittel (wie zum Beispiel Sonnenhut) den Kräuterheilkundigen im Falle einer Blasenentzündung. Man muß Pflanzen einsetzen, die spezifisch auf den Harntrakt wirken. Hier sind also antiseptische Mittel mit ätherischen Ölen wie Bärentraube und Bucco indiziert, da das Öl über die Nieren aus dem Körper ausgeschieden wird und damit den Infektionsherd in der Blase erreicht. Entzündungshemmende Mittel dämpfen die Schmerzen und Beschwerden. Die symptomatische Linderung, die sie bewirken, darf jedoch nur begleitend zur Beseitigung der Infektion eingesetzt werden, die die Entzündung ausgelöst hat. Bei starken Schmerzen müssen gegebenenfalls krampflösende Mittel eingesetzt werden. Viele Pflanzen stehen im Ruf, bei Blasenentzündung zu wirken, doch ist die Wirkung oft unterschiedlich, je nachdem, ob man die Frischpflanze oder das getrocknete Kraut verwendet, zu welcher

Jahreszeit die Pflanzen gesammelt wurden usw. In Wales hatte frisch gesammelte Schafgarbe, möglichst von Klippen, eine beeindruckende Wirkung selbst bei hartnäckigen Fällen. Leider blieb diese Wirkung bei Tinkturen oder Aufgüssen aus denselben getrockneten Pflanzen aus.

Maisgriffel	2 Teile
Bärentraube	2 Teile
Bucco	1 Teil

Von der Tinktur dieser Mischung 3x täglich 1 TL (5 ml) einnehmen. 1–2 TL der getrockneten Kräuter mit 2 dl Wasser aufgießen und 3 x täglich trinken.

Nachfolgend ein Rezept für Blasenentzündung mit starken Schmerzen:

Maisgriffel	2 Teile
Bärentraube	2 Teile
Schneeball	1 Teil
Baldrian	1 Teil

Von der Tinktur dieser Mischung 3x täglich 1 TL (5 ml) einnehmen. 2 TL der getrockneten Kräuter mit 2 dl Wasser aufgießen und 3x täglich trinken.

Heiße Aufgüsse lindern die Symptome in beeindruckender Weise. Die britische Kräuterheilkundige Annie McIntyre empfiehlt die nachfolgende Kombination getrockneter Kräuter:

Eibischwurzel	2 Teile
Maisgriffel	2 Teile
Quecke	2 Teile
Schachtelhalm	2 Teile
Bärentraube	2 Teile
Bucco	1 Teil

1 TL dieser Mischung mit 2 dl kochendem Wasser aufgießen. 10–15 Minuten ziehen lassen. 4–5x täglich heiß trinken.

Neben der pflanzlichen Behandlung können noch weitere Faktoren berücksichtigt werden, um die Behandlung in einen umfassenderen Rahmen zu stellen:

- Verwenden Sie keine Tampons, da diese Chemikalien enthalten können, die die Scheidenschleimhaut schädigen.
- Verwenden Sie kein Pessar, keine oralen Verhütungsmittel und keine Chemikalien im Vaginalbereich.
- Benutzen Sie keine desodorierenden Seifen. Diese Seifen reizen die Haut und vernichten die normalerweise auf der Haut vorhandenen Bakterien, an deren Stelle dann schwieriger zu bekämpfende Erreger treten.
- Trinken Sie täglich mindestens acht bis zwölf Gläser. Dadurch werden die Bakterien ausgeschwemmt und die Schmerzen beim Wasserlassen gelindert.
- Säuern Sie den Harn, indem Sie ungesüßten Preiselbeersaft trinken. Vermeiden Sie basenüberschüssige Nahrungsmittel wie Milchprodukte, Zitronensäfte und Sodawasser.
- Essen Sie eine leichte Kost aus Getreide und Gemüse.
- Verzichten Sie auf Blasenreizmittel wie Kaffee, Schwarztee und Alkohol.
- Verzichten Sie auf alle zuckerreichen Nahrungsmittel wie süßes Gemüse und Obst, Zucker und Honig. Schokolade reizt ebenfalls die Blase.
- Neueren Studien zufolge reizt Ascorbinsäure die Blase; deshalb muß Vitamin C in Form von Kalziumascorbat aufgenommen werden, das relativ gepuffert ist. Meiden Sie Vitamine, die Aspartat enthalten, da dies die Blase reizt.
- Nehmen Sie zur Ergänzung Vitamin E (400–600 I.E. täglich) und Vitamin B_6 (300 mg pro Tag) ein.

Nierensteine

Drei Prozent der Bevölkerung leiden irgendwann in ihrem Leben an einem Nierenstein, und bei der Hälfte dieser Patienten treten innerhalb der darauffolgenden zehn Jahre erneut Steinprobleme auf. Diese Krankheit betrifft also einen erheblichen Anteil der Bevölkerung. Bei entsprechender Behandlung kommt es praktisch nie zu einem dauernden Funktionsausfall der Niere, und sofern keine Komplikationen hinzutreten, ist sie normalerweise auch nicht tödlich.
Die wichtigsten Arten von Nierensteinen sind Kalziumoxalat-, Kalzium-Phosphat-Xanthin- und Harnsäuresteine. Die meisten Steine enthalten Kalzium in irgendeiner Form. Eine Ausnahme bilden die Harnsäuresteine, die nur etwa zehn Prozent aller Steine ausmachen.
Normaler Urin enthält bestimmte Mengen von Kalzium, Magnesium, Harnsäure und anderen Nebenprodukten des Stoffwechsels. Normalerweise sind diese Stoffe gelöst und gehen in die Blase über. Unter bestimmten Bedingungen und in einem komplexen chemischen Milieu, das noch nicht völlig aufgeklärt ist, können diese Substanzen auskristallisieren und in der Niere ein steinartiges Konkrement bilden. Dieses hält die weitere Kristallisation in Gang. Wenn der Stein in den offenen Räumen der Niere verbleibt, können Symptome fehlen, doch kann manchmal mikroskopisch Blut im Urin nachgewiesen werden. Wenn ein Stück des Steins abbricht und in den Harnleiter eintritt, treten spontan Krämpfe auf, die zu den nachfolgend beschriebenen schmerzhaften Symptomen führen.
Bei einer Infektion der harnableitenden Wege können Zelltrümmer als Keim wirken, an dem sich Kristalle niederschlagen. Durch die Tätigkeit der Bakterien wird der Urin basischer, wodurch Phosphate ausgefällt werden, die Kalziumphosphatsteine bilden. Ein Überschuß an Harnsäure und gesteigerte Kalziumausscheidung durch die Nieren kann in Kombination mit einer vermehrten Unlöslichkeit von Kalzium im Harn ebenfalls eine

Steinbildung auslösen. Langfristige Bettlägerigkeit oder auch chronischer Bewegungsmangel können dazu führen, daß Kalzium aus den Knochen in das Blut übertritt, wodurch der Kalziumspiegel im Harn ansteigt. Ebenso können Steroide den Kalziumspiegel in Blut und Harn ansteigen lassen. Vererbung und Übergewicht schaffen ebenfalls eine Prädisposition für Nierensteine.
Ein Steinanfall kommt plötzlich. Typischerweise treten schwere, unerträgliche Schmerzen auf der befallenen Seite in Wellen auf und strahlen in den Unterleib und den Lendenbereich, zu den Hoden oder zur Vagina und gelegentlich zur Innenfläche der Oberschenkel aus. Für die meisten Menschen gibt es keinen schlimmeren Schmerz als den Steinschmerz. Blut kann, muß aber nicht im Urin vorhanden sein. Es können Übelkeit, Erbrechen und Schweißausbruch auftreten. Nach einer Zeitspanne zwischen Minuten und Tagen treten die meisten Steine in die Blase über, und der Schmerz ist vorüber. Der kleine, meist braune oder schwarze Stein ist im Urin zu sehen und sollte zur Untersuchung aufbewahrt werden. Falls Fieber auftritt, kann dies ein Hinweis darauf sein, daß sich hinter dem Stein im gestauten Urin ein Infekt gebildet hat.
Gegen Steine wirkende Heilpflanzen erleichtern in irgendeiner Weise den Durchtritt des Steins oder des Grießes. Wie sie wirken, ist nicht bekannt, doch kann ihr Erfolg sehr beeindruckend sein. Entzündungshemmende Mittel sind indiziert, um die Reizung zu dämpfen, die durch die Steinwanderung verursacht wird. Diese Mittel können in gewissem Umfang den Schmerz und die Beschwerden lindern. Spasmolytische Mittel sind wichtig, um die Muskelkrämpfe längs des Harntrakts zu verringern, während die Peristaltik den Stein weiterbefördert. Leider sind die spasmolytischen Mittel, die legal erhältlich sind, nicht stark genug, um in akuten Fällen wirklich zu helfen.
Verschiedene Pflanzen haben in Europa eine lange Tradition, wobei vor allem die nachfolgenden zu nennen sind:

Brennessel	Mauerkraut
Goldrute	Petersilie
Hydrangia	Quecke

Hinzu kommen die nordamerikanischen Pflanzen Grießwurzel, Wasserhanf und Maisgriffel.

Grießwurzel
Wasserhanf
Maisgriffel
Yamswurzel
Schneeball

Von der Tinktur dieser Mischung 3x täglich 1 TL (5 ml) einnehmen.
2 TL der getrockneten Kräuter mit 2 dl Wasser aufgießen und 3x täglich trinken.
Regelmäßig eine Tasse eines Brennesselaufgusses trinken.

Durch starkes Schwitzen oder geringe Flüssigkeitsaufnahme kann der Urin konzentrierter werden, so daß Harnsalze ausfallen und sich Steine bilden. Vermeiden Sie eine Austrocknung, insbesondere nach körperlichen Anstrengungen, aber auch an normalen Tagen, indem Sie reichlich Flüssigkeit trinken. Trinken Sie täglich zwei bis drei Liter und einen halben Liter vor dem Zubettgehen. Trinken Sie so viel, daß Sie innerhalb von 24 Stunden zumindestens eineinhalb Liter Harn ausscheiden. Idealerweise sollte der Patient so viel trinken, daß er jede Nacht durch den Harndrang aufwacht. Je nach der Härte des Steins gibt es bestimmte Ernährungsempfehlungen:

– *Harnsäuresteine:* Hier ist der Harn sauer. Um diese Steine »aufzulösen«, auf basische Ernährung achten wie zum Beispiel Kartoffeln, Grüngemüse und Obst (keine Zitrusfrüchte). Verringern Sie die Eiweißaufnahme, da Eiweiß den Harn sauer macht. Insbesondere keine Leber, Nieren, Fischrogen und Sardinen essen. Weiterhin basenüberschüssiges Mineralwasser trinken.

- *Kalziumoxalatsteine:* Oxalathaltige Speisen wie Spinat, Rhabarber, rote Bete, Petersilie, Sauerampfer und Schokolade meiden. Patienten, die zur Bildung von Oxalatsteinen neigen, scheiden oft zuviel Kalzium aus, das mit den Oxalsäuren die Steine bildet. Aus diesem Grund empfiehlt es sich auch, die Milchprodukte einzuschränken, weil diese reich an Kalzium sind. Trinken Sie magnesiumreiches Mineralwasser, um die Löslichkeit von Kalzium zu erhöhen. Vitamin B_6 und Folsäure scheinen der Bildung von Kalzium im Körper entgegenzuwirken.
- *Kalziumphosphatsteine:* Diese werden meist bei einer Infektion der Harnwege gebildet. Der Harn ist basisch, weshalb man säureüberschüssige Speisen wie Fleisch, Fisch und Eier essen sollte. Meiden Sie Milchprodukte.

Die Fortpflanzungsorgane

Man braucht eigentlich nicht erstaunt zu sein, daß die Natur so reich ist an Pflanzen, die in irgendeiner Weise Empfängnis und Geburt unterstützen. Diese schöpferischen Vorgänge sind schließlich ein Grundprozeß allen Lebens. Allerdings sieht sich der Kräuterheilkundige mit einem typischen Dilemma unseres 20. Jahrhunderts konfrontiert: Einige Hauptmittel für die weiblichen Fortpflanzungsorgane, die früher eingesetzt wurden, sind heute stark gefährdete Arten, unter anderem Falsche Einhornwurzel (*Chamaelirium luteum*), Frauenschuh (*Cypripedium spp.*) und Dreiblatt (*Trillium spp.*).

Der Vernichtungsfeldzug, den die Menschheit gegen die Natur führt, rächt sich, indem Heilpflanzen dieser Bedeutung heute in starkem Maße gefährdet sind. Zwar sind sie lokal noch häufig anzutreffen, doch ist ihre Verbreitung insgesamt dramatisch zurückgegangen.

Der nachfolgende Abschnitt befaßt sich mit diesen Pflanzen, insbesondere *Chamaelirium*, weil sie umfassende Heilungsmöglichkeiten bieten. Ich muß den Leser jedoch dringend bitten, nur Pflanzen aus Plantagenanbau zu kaufen, was allerdings im Fall von *Cypripedium* außerordentlich schwierig ist. Die Pflanze in freier Natur zu sammeln wäre in diesem Fall ein ökologisches Verbrechen. Gefährdete Pflanzen, die auf der Roten Liste stehen, müssen unbedingt geschont werden. Welche Pflanzen geschützt sind, ist in jedem guten Bestimmungsbuch angegeben. Im Zweifelsfall kann man sich auch an eine der Naturschutzorganisationen wenden.

Pflanzliche Wirkungen auf das weibliche Fortpflanzungssystem

Zur Unterscheidung der verschiedenen Wirkungen habe ich die entsprechenden Mittel wie folgt gegliedert:

Uterustonika

Diese Pflanzen haben eine tonisierende und nährende Wirkung auf das Gewebe und die Funktion der weiblichen Fortpflanzungsorgane. Die Wirkungsweise ist meist nicht bekannt, doch besagt dies nichts über den therapeutischen Wert.

Falsche Einhornwurzel	Himbeere
Frauenwurzel	Rebhuhnbeere
Goldkreuzkraut	Wanzenkraut

Menstruationsmittel

Unter den Pflanzen, die die Menstruation anregen können, finden sich viele, die auch allgemein tonisierende Wirkung haben. Von den aufgeführten Menstruationsmitteln (Emmenagoga) wirken einige durch bittere Stimulation, andere durch lokale Reizung. Die nachfolgenden Heilpflanzen kräftigen in gewissem Umfang den gesamten Körper.

Beifuß	Rebhuhnbeere
Falsche Einhornwurzel	Schafgarbe

Hormonell normalisierende Mittel

Eine Reihe von Pflanzen haben direkte Wirkung auf das hormonelle Geschehen im Körper. Natürlich gibt es viele menschliche Hormone, und nur wenige davon beeinflussen die Fortpflanzungsfunktion. Leider wurden diese Pflanzen bisher nur wenig untersucht. Diejenigen, die eine feststellbare Wirkung haben, werden meist als »umstimmende« Mittel bezeichnet. Die wichtigste dieser Pflanzen ist in der europäischen Kräuterheilkunde Keuschlamm, das allgemein normalisierend auf die Körpervorgänge wirkt, gleichgültig, welches weibliche Geschlechtshormon zuwenig oder im Übermaß vorhanden ist. Wie dies geschieht, ist bisher nicht völlig geklärt. Die gebärmutterwirksamen Tonika und Bittermittel haben eine ähnliche Wirkung, die jedoch nicht so sicher eintritt wie bei Keuschlamm.

Gebärmutterwirksame Adstringenzien

Verschiedene Heilpflanzen verringern den Blutverlust aus der Gebärmutter, sei es bei übermäßiger Regelblutung (Menorrhagie), Zwischenblutungen (Metrorrhagie) oder Blutungen im Zusammenhang mit organischen Erkrankungen wie zum Beispiel einer Fasergeschwulst. Dabei ist bisher nicht geklärt, wie diese Mittel wirken, weil aus dem Darm keine zusammenziehenden Gerbstoffe an das Gewebe gelangen können. Möglicherweise ist bei einigen Pflanzen ein hormoneller Prozeß beteiligt. Von den vielen wertvollen Mitteln, die am Anfang dieses Kapitels als Adstringenzien angeführt wurden, haben besondere tonisierende Wirkung:

Dreiblatt
Schafgarbe

Weitere wichtige gebärmutterwirksame Adstringenzien, die nicht unter den Menstruationsmitteln aufgeführt wurden, sind:

Frauenmantel	Hirtentäschelkraut
Gefleckter Storchschnabel	Vinca rosea

Schleimhautschützende Mittel

Auch hier ist der genaue Wirkmechanismus unbekannt, doch besteht kein Zweifel, daß diese Mittel entzündetes Gewebe beruhigen. Die stärkste tonisierende Wirkung hat:

Frauenwurzel

Nervine und krampflösende Mittel

Durch Einsatz geeigneter Nervine und Spasmolytika kann der funktionelle Tonus gut beeinflußt werden. Hilfreiche Mittel in dieser Kategorie sind:

Herzgespann
Küchenschelle
Schneeball
Schneeballbaum
Wanzenkraut

Die männliche Sexualität

Wie können ältere Menschen ein befriedigendes Sexualleben führen? Hier ist natürlich keine pauschale Antwort möglich. Zum einen hängt dies nicht nur von einem selbst ab, sondern auch vom Partner. Neuere Studien über das Sexualleben älterer Menschen haben eine große Bandbreite bezüglich der Häufigkeit und Form sexueller Aktivität beim älteren Menschen ergeben. »Normal« ist alles vom Händchenhalten um Mitternacht bis zu häufiger, intensiver sexueller Betätigung.
Der beste Rat ist vermutlich, zunächst einmal alle Scherze zu vergessen, die man immer über frustrierte alte Männer und Frauen hört. Behalten Sie klaren Kopf, bleiben Sie offen und leben Sie mit wachen Sinnen. Dann werden Sie noch viele Jahre sexuell so aktiv bleiben können, wie Sie Lust haben. Wenn Sie über die Veränderungen Bescheid wissen, die eintreten werden, machen Sie sich auch weniger Sorgen. Beim älteren Mann wird sich folgendes ändern:

- Es dauert länger, bis es zu einer Erektion kommt, und meist muß der Penis hierzu direkt stimuliert werden.
- Es ist eine längere Stimulierung notwendig, um zum Orgasmus zu kommen.
- Die Zeitdauer des Samenergusses wird kürzer, bis dieser schließlich ganz ausbleibt, wodurch sich der in zwei Phasen ablaufende Orgasmus des jüngeren Menschen zu einem einzigen Orgasmuserlebnis verkürzt.
- Die Stärke und die Menge des Samenergusses geht zurück.
- Die Unempfindlichkeit nach der Ejakulation hält länger an. Bei einem älteren oder alten Mann kann es 12 bis 24 Stunden dauern, bis wieder eine Erektion möglich ist.

Sofern der Mann nicht krank ist und keine psychologischen Blockaden vorliegen, wird die Erektionsfähigkeit durch das Alter nicht beeinträchtigt. Es gibt jedoch gewisse Faktoren, die zu einem vorübergehenden Funktionsausfall führen können.

- *Arzneimittel:* Medikamente wie Tranquilizer, blutdrucksenkende Mittel und Antidepressiva können die Sexualfunktion beeinträchtigen.
- *Alkohol:* Als dämpfendes Mittel kann Alkohol die Sinne betäuben und zu einer vorübergehenden Impotenz führen.
- Die *psychoaktiven Drogen* (Marihuana, LSD, Kokain und andere Drogen, die manchmal zur Intensivierung der sexuellen Erfahrung eingenommen werden) können beim Mann die Erektion und bei Männern und Frauen den Orgasmus beeinträchtigen.
- *Streß:* Wenn ein Mann mit Problemen am Arbeitsplatz oder in seinen Beziehungen beschäftigt ist, kann er die Lust am Sex und die Fähigkeit zur Erektion verlieren.
- *Körperliche Erschöpfung:* Körperliche Aktivität beeinträchtigt beim gesunden Mann das sexuelle Interesse nicht. Ungewohnte körperliche Anstrengungen können jedoch beim nicht-

trainierten älteren Mann für 24 bis 48 Stunden zu einem Verlust des sexuellen Interesses führen.

Die allgemeine Vitalität und sexuelle Aktivität im mittleren Lebensabschnitt scheint eine entscheidende Rolle für das sexuelle Leben des Mannes im höheren Alter zu spielen. Wenn der Mann zwischen 40 und 60 regelmäßig sexuell aktiv ist, hat er gute Aussichten, auch später noch ein befriedigendes Sexualleben führen zu können.
Heute werden verschiedene Pflanzen als Aphrodisiaka für den Mann propagiert. Es gibt in der Tat einige Mittel, die bei sexuellen Problemen des Mannes greifen, wenn diese mit Schwäche oder Erschöpfung zusammenhängen, aber wirkungslos bleiben, wenn der Mann organisch gesund ist. Hierzu zählen Yohimbé und Damiana. Yohimbé stimuliert die Nerven, die die Erektion steuern, doch ist darauf zu achten, daß keine Entzündungsreaktion auftritt. Wegen seines Alkaloidgehalts sollte das Mittel nicht zusammen mit Alkohol oder Antihistaminen oder überhaupt mit anderen Arzneimitteln eingenommen werden. Allgemein tonisierend auf die männlichen Fortpflanzungsorgane wirken:

Sarsaparilla
Zwergpalme

Klimakterium und Menopause

Das Klimakterium ist eine Übergangsphase, die zwischen 15 und 20 Jahren dauert und während der die Funktion der Eierstöcke erlischt, die Hormonproduktion zurückgeht und der Körper sich anpaßt. Die Menopause selbst, eine Phase des Klimakteriums, stellt das Aufhören der Menstruation und Erlöschen der Fruchtbarkeit dar (Klimakterium und Menopause sind nicht dasselbe und können auch zu unterschiedlichen Zeiten eintreten).

Klimakterium	Menopause
Gegenstück der Pubertät	Gegenstück der Menarche
eine Reihe von Veränderungen	ein einziges biologisches Ereignis
Übergangszeit, in der die Funktion der Eierstöcke erlischt und die Hormonbildung zurückgeht	Aufhören der Periode und Erlöschen der Fruchtbarkeit
dauert 15 bis 20 Jahre	dauert 1 bis 7 Jahre
zwischen dem 40. und 60. Lebensjahr	zwischen dem 48. und 52. Lebensjahr

Man muß sich darüber im klaren sein, daß weder die Menopause noch die Wechseljahre eine Krankheit sind. Beides sind natürliche Aspekte des menschlichen Lebens. Allerdings können Probleme auftreten, die auch behandelt werden sollten. Leider sehen in unserer »zivilisierten« Gesellschaft viele Frauen dieser Zeit mit Schrecken entgegen, weil sie ihre Rolle als Mutter, Geliebte und Frau nicht mehr in derselben Weise spielen können und sie daher einen gesellschaftlichen Wertverlust befürchten müssen.
Aus einer anderen Perspektive kann man das Klimakterium auch als großes Geschenk im Leben einer Frau betrachten, als den Anbruch einer neuen Zeit, die Befreiung von alten Rollen. Dieser Übergang gibt die Möglichkeit, seine Zielsetzungen im Leben zu überdenken, sich in vielfältiger Weise zu ändern und diese Änderungen nicht als etwas Beängstigendes zu sehen, sondern als Chance zu nutzen.

Körperliche Veränderungen nach der Menopause

Mit dem Älterwerden treten unausweichlich Funktionsänderungen der Eierstöcke ein. Die durchschnittliche Dauer des Monatszyklus geht allmählich von etwa 28 Tagen bei der Zwanzigjährigen auf 26 Tage bei der vierzigjährigen Frau zurück. Die Eierstöcke verlieren zu diesem Zeitpunkt allmählich ihre Fähigkeit, reife Eier, Östrogen und Progesteron zu bilden. Dadurch fällt bei dieser Altersgruppe die Fruchtbarkeit markant ab. Regelmäßige Perioden werden immer wieder von kürzeren und längeren Zyklen unterbrochen. Schließlich werden die Zeiträume zwischen den Menstruationen immer länger, bis diese schließlich ganz aufhören. Zu den körperlichen Symptomen, die im Zusammenhang mit der Menopause auftreten können, zählen:

- Eine gewisse Atrophie von Vagina, Gebärmutterhals, Gebärmutter und Eierstöcken.
- Die Scheidenwand wird kürzer und dünner und verliert ihren Tonus.
- Die großen Schamlippen werden dünner, heller und weniger elastisch.
- Der Tonus der stützenden Muskulatur wird schwächer (Schließmuskeln, Blase, Rektum).
- Es wird weniger Zervikalschleim gebildet.
- Größe, Festigkeit und Form der Brüste verändern sich.
- Die Körperbehaarung wird in den meisten Fällen dünner; gelegentlich nimmt sie auch zu.
- Die Haut wird faltig und verliert ihre Elastizität.
- Das Körperfett wird umverteilt.
- Es tritt ein Verlust an Knochenmasse ein.
- Der Stoffwechsel verlangsamt sich.

Durch diese Vorgänge können spezifische Beschwerden auftreten, oder es können andere gesundheitliche Probleme verschärft werden. Der Kräuterheilkundige ist bestrebt, die klimakterischen Veränderungen zu unterstützen und zugleich die Symptome zu behandeln.

- *Hitzewallungen:* Die häufigsten Symptome, die durch die verringerte Östrogenausschüttung verursacht werden, sind Hitzewallungen, Blutandrang zum Kopf und Schweißausbrüche. Hiervon sind etwa 85 Prozent aller Frauen über 50 betroffen. Die Anfälle treten plötzlich auf und können sehr schwerwiegend sein, wobei Zittern, Schwindel oder Ohnmacht hinzukommen. Bei manchen Frauen werden sie durch emotionale Belastungen, Anstrengungen, Alkohol und bestimmte Speisen ausgelöst. Typischerweise treten sie mehrmals täglich auf und dauern jeweils einige Minuten. Bei diesem oft sehr unangenehmen Symptom ist Keuschlamm ein wirksames Mittel.
- *Schlaflosigkeit, Erschöpfung und Niedergeschlagenheit:* Das Klimakterium ist oft eine Zeit emotionalen Aufruhrs. Es können Niedergeschlagenheit, Schlaflosigkeit, ängstliche Unruhe, Zweifel bezüglich des Selbstwerts und das Gefühl der sexuellen Unzulänglichkeit auftreten. Die Probleme können durch Ängste vor der Menopause verschärft werden, weil man nicht weiß, was sie mit sich bringen wird. Weitere Faktoren sind eheliche Auseinandersetzungen und veränderte familiäre Umstände, wenn die Kinder erwachsen werden und aus dem Haus gehen. Manche Frauen stellen fest, daß ihr sexuelles Verlangen nach der Menopause abnimmt, wiewohl die sinkende Östrogenausschüttung keine direkte Wirkung auf die Libido hat. Solange die vaginalen Symptome wirksam behandelt werden, besteht kein Grund, warum Frauen nach der Menopause nicht ein befriedigendes Sexualleben haben sollten. In aller Regel sind die emotionalen Symptome im Zusammenhang mit der Menopause durch Umgebungsfaktoren und nicht durch Hormonmangel bedingt.
- *Urogenitale Symptome:* Im Klimakterium können Veränderungen der Geschlechtsteile und Harnwege auftreten. Der sinkende Hormonspiegel führt dazu, daß das Scheidengewebe schrumpft und atrophiert, und durch die Schwächung des Beckengewebes lockert sich die Stützmuskulatur. Vor

allem bei Frauen, die mehrere Kinder geboren haben, kann die Lockerung des Stützgewebes so schwerwiegend sein, daß die Gebärmutter in die Vagina sinkt. Durch den Rückgang der natürlichen Schleimproduktion wird die Vagina trocken. Die Folge können Juckreiz und Schmerzen beim Verkehr sein.

- *Bluthochdruck und Arteriosklerose:* Herzerkrankungen und Arteriosklerose sind bei Frauen im gebärfähigen Alter seltener als bei Männern, während in den Jahren nach der Menopause die geschlechtsspezifischen Unterschiede verschwinden. Es ist bekannt, daß Frauen, deren Eierstöcke vor der natürlichen Menopause entfernt wurden, stärker zu Herzinfarkt und Arteriosklerose neigen. Man nimmt an, daß der Östrogenmangel daran beteiligt ist, doch hat die Gabe von Östrogen nach der Menopause bisher noch keine Besserung der Symptome gebracht.
- *Osteoporose:* Hierbei handelt es sich um einen langsamen Abbau von Knochenkalzium. Dieser Prozeß beginnt bei beiden Geschlechtern im vierten Lebensjahrzehnt, wobei er sich bei Frauen nach der Menopause beschleunigt. Prädisponiert sind magere, hellhäutige, inaktive Raucherinnen. Mit der Zeit werden die Knochen spröde und können schon bei geringen Belastungen brechen. Bei fortgeschrittener Krankheit können selbst Husten, plötzliche Bewegungen oder alltägliche Aktivitäten zu einem Knochenbruch führen. Besonders häufig sind Brüche von Handgelenk und Hüftknochen sowie Zusammenbruch der Rückenwirbel. Letzteres führt zu einem Rückgang der Körpergröße und einer Vorwärtskrümmung der Wirbelsäule. Östrogenmangel ist durch die Verringerung der Kalziumaufnahme aus dem Darm sowie den verstärkten Abbau von Kalzium aus dem Knochenskelett wesentlich am Krankheitsgeschehen beteiligt. Es ist jedoch bekannt, daß auch andere hormonelle Faktoren beteiligt sind.

Hier können verschiedene pflanzliche Mittel eingesetzt werden. Umstimmende Mittel bringen die hormonellen Steuerungsmechanismen ins Gleichgewicht. Uteruswirksame Tonika helfen den betroffenen Organen und Geweben, die Veränderungen ohne größere nachteilige Folgen zu überstehen. Entspannende Nervine sind oft gegen die ängstliche Unruhe und Anspannung angezeigt, die mit den klimakterischen Veränderungen einhergehen (die gewählten Nervine sollten möglichst auch Tonika sein). Antidepressiva können eingesetzt werden, wenn bei der Frau entsprechende Symptome auftreten. Bittermittel helfen mehr allgemeiner und können mit der Nahrung aufgenommen werden.

Bei europäischen Kräuterheilkundigen stehen vor allem Keuschlamm und Johanniskraut im Ruf, die symptomatischen Beschwerden lindern zu können, denen Frauen in dieser Zeit ausgesetzt sind. Johanniskraut wirkt dabei der Niedergeschlagenheit entgegen. Nordamerikanische Kräuterheilkundige verwenden Goldkreuzkraut in ähnlicher Weise. Herzgespann bekämpft das lästige Herzklopfen, das oft mit Hitzewallungen verbunden ist.

Nachfolgend eine bemerkenswert wirksame Rezeptur:

Keuschlamm	2 Teile
Johanniskraut	1 Teil
Goldkreuzkraut	1 Teil

Von der Tinktur dieser Mischung 3x täglich 1 TL (5 ml) einnehmen.

1–2 TL der getrockneten Kräuter mit 2 dl Wasser aufgießen und 3x täglich trinken.

Wenn die klimakterischen Symptome von Ängstlichkeit und Herzklopfen begleitet sind, kommt folgendes in Frage:

Keuschlamm	2 Teile
Herzgespann	2 Teile

Johanniskraut	1 Teil
Wanzenkraut	1 Teil
Goldkreuzkraut	1 Teil

Von der Tinktur dieser Mischung 3x täglich 1 TL (5 ml) einnehmen. 2 TL der getrockneten Kräuter mit 2 dl Wasser aufgießen und 3x täglich trinken.

Über die ganzheitliche Behandlung von klimakterischen Beschwerden gibt es eine Reihe hervorragender Bücher. Eine ausführliche Darstellung von Ernährung, Ergänzungsmitteln und sinnvollen Übungen enthält unter anderem Linda Ojedas *Menopause Without Medicine* (Hunter House 1989).

Atrophische Scheidenentzündung

Hierbei handelt es sich um eine Entzündung der Scheide durch Östrogenmangel. Diese unangenehme Beschwerde entsteht meist nach der Menopause oder nach der Entfernung beider Eierstöcke. Die Scheidenhaut wird dünn, trocken und zunehmend infektionsanfällig. Die üblichen Symptome sind Juckreiz, Brennen und Schmerzen beim Verkehr. Die pflanzliche Behandlung richtet sich auf mehrere Ziele:

- Linderung der Beschwerden. Sofortige Hilfe bringt die lokale Anwendung entzündungshemmender Mittel.
- Behandlung des hormonellen Ungleichgewichts. Dies ist nicht immer möglich, insbesondere, wenn die Eierstöcke entfernt wurden. Die hormonellen Umstimmungsmittel können kein Östrogen ersetzen, wohl aber dessen Erzeugung stimulieren; einige von ihnen enthalten molekulare Vorläufer, die die Synthese im Körper erleichtern.
- Schutz vor Sekundärinfektionen entweder durch allgemeine Unterstützung der Abwehrkräfte oder durch lokale Anwen-

dung von antiseptischen Pflanzen. Eine topische Behandlung sollte jedoch anfänglich vermieden werden, da viele antiseptische Mittel die trockene Scheidenhaut reizen können.

Zum Einnehmen

Keuschlamm	2 Teile
Sonnenhut	1 Teil
Gelbwurz	1 Teil
Yamswurzel	1 Teil

Von der Tinktur dieser Mischung 3x täglich 1 TL (5 ml) einnehmen.

Lokal anzuwendendes erweichendes Mittel

Feuchtigkeitscreme (siehe Seite 357)

Myom

Myome sind gutartige Geschwulste aus Muskelgewebe, die eine Vergrößerung und Deformierung der Gebärmutter verursachen. Sie führen dazu, daß die Menstruation schmerzhaft und stark verläuft, und möglicherweise tritt dadurch Blutarmut auf. Dies ist der häufigste Anlaß für eine Gebärmutterentfernung. Sofern aber das Myom keine schwerwiegenden Beschwerden macht, sollte man diesen drastischen Schritt möglichst vermeiden. Myome werden selten bösartig. Da sie nur in Anwesenheit von Östrogen wachsen können, schrumpfen sie im Klimakterium. Wenn operiert werden muß, sollte man den neuen Lasertechniken den Vorzug gegenüber der vollständigen Entfernung geben. Der phytotherapeutische Beitrag zur Behandlung von Myomen besteht in gebärmutterstärkenden Tonika und Umstimmungsmitteln. Die Kombination solcher Mittel kräftigt die allgemeine Gesundheit und Vitalität der Gebärmutter. Falls notwendig, verringern gebärmutterwirksame Adstringentien den Blutverlust.

Umstimmende Mittel haben sich vielfach bei gesundheitlichen Beschwerden im Zusammenhang mit gutartigen Tumoren bewährt. Spasmolytika lindern die Krampfschmerzen, während lymphwirksame Mittel die Ableitung von Flüssigkeiten aus der Gebärmutter unterstützen.

Zum Einnehmen

Frauenwurzel	2 Teile
Vinca rosea	2 Teile
Keuschlamm	1 Teil
Wanzenkraut	1 Teil
Yamswurzel	1 Teil
Klettenlabkraut	1 Teil

Von der Tinktur dieser Mischung 3x täglich ½ TL (2,5 ml) einnehmen.
2 TL der getrockneten Kräuter mit 2 dl Wasser aufgießen und 3x täglich trinken.

Eine allgemeine Besserung der Gesundheit und des Wohlbefindens ist unbedingt wichtig. Dabei müssen die verschiedensten Faktoren berücksichtigt werden, damit man sich in seinem Körper und Leben wohl fühlt.

- *Ernährung:* Essen Sie eine ausgewogene und an Nährstoffen reiche Kost mit viel frischem grünem Gemüse.
- *Körperliche Betätigung:* Finden Sie heraus, wie Sie sich am besten körperlich entspannen können. Dies könnte zum Beispiel Aromatherapie, Massage, Spazierengehen am Meer oder Tanzen sein.
- *Innerer Frieden:* Entspannungsübungen, Meditation oder psychotherapeutische Beratung können hilfreich sein.
- *Lebensweise:* Eine Überprüfung der Umgebung am Arbeitsplatz und zu Hause, der persönlichen Beziehungen und Ziele verschafft oft Klarheit darüber, wo es Bereiche positiven Wachstums und der Transformation gibt.

Die männlichen Fortpflanzungsorgane

Wie bei den weiblichen Fortpflanzungsorganen gibt es auch für den Mann bestimmte Kräuter, die tonisierend auf die Funktion der Geschlechtsorgane wirken. Die Kräuterheilkundigen haben alle ihre bevorzugten Tonika, doch dürften sie sich hinsichtlich Zwergpalme, Sarsaparilla und Ginseng einig sein. Allgemein tonisierende Mittel für den Urogenitalbereich, die zusätzliche positive Wirkungen haben, können ebenfalls eingesetzt werden, unter anderem milde Adstringentien und Diuretika wie Schafgarbe, Schachtelhalm, baumartige Hortensie, Quecke und Klettenlabkraut. Antiseptische Mittel für die harnableitenden Wege sind auch dann geeignet, wenn keine offensichtlichen Infektionssymptome bestehen. Hier kommen Sonnenhut, Bärentraube und Bucco in Frage. Lindernde Mittel, die gegen symptomatische Beschwerden eingesetzt werden können, sind unter anderem Quecke, Maisgriffel und Eibischblätter.

Zum Einnehmen

Zwergpalme	2 Teile
baumartige Hortensie	2 Teile
Sarsaparilla	1 Teil
Damiana	1 Teil
Maisgriffel	1 Teil
Bärentraube	1 Teil

Von der Tinktur dieser Mischung 3x täglich 1 TL einnehmen.

Starker Aufguß für ein Sitzbad

Schachtelhalm
Quecke
Bärentraube

Auf ½ l Wasser 50 g der getrockneten Kräuter geben.

Wenn die Symptome den Patienten nicht stark beeinträchtigen und wenn keine wiederkehrenden, schweren oder hartnäckigen Infektionen oder Nierenschäden vorliegen, kann für einige Zeit eine konservative Therapie angewandt werden.

- Sofortige Behandlung der Infektion.
- Gelegentliche Massage der Prostata mittels einer rektalen Untersuchung, um Stauungen aufzuheben.
- Häufige Ejakulationen des Patienten zum selben Zweck.
- Meidung von Arzneimitteln, die den Blasentonus senken wie Antidepressiva, manche Tranquilizer und Antihistamine.

Darüber hinaus empfiehlt James Green in *The Male Herbal* (Freedom, Kalifornien: Crossings Press 1991), auf folgendes zu achten:

- Entspannung der Muskulatur im Genitalbereich. Dies gelingt am besten durch Streßbewältigung und Entspannungstechniken, doch können auch entspannende Nervine eingesetzt werden.
- Trinken Sie reichlich normales Wasser und kauen Sie täglich bis zu einer halben Tasse Kürbissamen.
- Zu empfehlen sind folgende Ergänzungen:
  Vitamin E: 800 I.E. täglich
  Kalzium-Magnesium-Kombination:
  400–600 mg täglich
  Zinkpicolinat: 20–50 mg täglich

Prostataadenom

Die Vorsteherdrüse (Prostata), die beim Mann von Geburt an vorhanden ist, tritt mit Erlangung der Geschlechtsreife in Funktion. Sie erzeugt die Flüssigkeit, in der das Sperma bei der Ejakulation schwimmt. Sie befindet sich tief im Becken über der

Harnröhre, die vom Penis zur Blase führt. Mit der Erlangung der Geschlechtsreife umschließt die Prostata die Harnröhre ganz, in die sie ihre Sekrete entleert. Die Vorsteherdrüse hat normalerweise die Größe einer Kastanie. Wenn sie sich entzündet oder vergrößert, kann sie Druck auf die Harnröhre ausüben oder den Ausgang zur Blase versperren. Dies kann zu einer Erschwerung des Wasserlassens oder zu Harndrang und häufigem Wasserlassen, insbesondere bei Nacht führen. Außerdem kann die Harnentleerung schmerzhaft sein.

Bei starker Verengung staut sich der Harn bis zu den Nieren, die dadurch geschädigt werden. Wird die Blase nicht restlos entleert, vermehren sich die Bakterien, die gelegentlich im Harntrakt vorhanden sind, und lösen Infektionen aus.

Eine Vergrößerung der Vorsteherdrüse (Prostataadenom) tritt bei praktisch allen Männern über 60 auf. Die Ursachen sind nicht geklärt, doch vermutet man Reaktionen der Drüsenzellen auf den sich ändernden Hormonspiegel. Viele ältere Männer bleiben trotzdem beschwerdefrei (wiewohl dies für die anderen kein Trost ist, die nicht so glücklich sind).

Achtung: Bei einer kleinen Zahl von Vergrößerungen oder Entzündungen der Prostata kann es sich um Krebs handeln. Aus diesem Grund ist bei allen Symptomen, die auf eine Prostataerkrankung hinweisen, eine ärztliche Untersuchung notwendig.

Prostataentzündung

Prostatitis ist eine Entzündung oder Infektion der Vorsteherdrüse, die auf die Harnröhre und die Blase übergreifen kann. Die Symptome einer entzündeten, infizierten und/oder vergrößerten Prostata sind ähnlich: Schmerzen im Prostatabereich, Schmerzen beim Sitzen, häufiges Harnträufeln, Beschwerden beim Wasserlassen, Blut im Urin, Fieber und Frösteln.

Eine erfolgreiche Behandlung ist nur mit antiseptischen Mitteln möglich, die gut auf die Harnorgane wirken. Hier kommen

Bärentraube und Bucco in Frage. Es sind dieselben Tonika einzusetzen wie bei dem Prostataadenom. Hier sind in erster Linie Zwergpalme und baumartige Hortensie zu nennen. Diuretika unterstützen die Blase und Nieren bei der Ausscheidung, doch sind sie kontraindiziert, wenn durch die Anschwellung der Prostata eine ausgeprägte Blockierung besteht. Lindernde Mittel für die harnableitenden Wege helfen bei einigen Symptomen.

Bärentraube
Quecke
Bucco
Sonnenhut
Zwergpalme
Maisgriffel

3x täglich 1 TL (5 ml) dieser Tinkturmischung einnehmen.

Maisgriffel
Schafgarbe

1 TL der getrockneten Kräuter mit 2 dl Wasser aufgießen und über den Tag verteilt trinken.

Die von James Green im Zusammenhang mit Prostataadenom (siehe Seit 247) erwähnten Faktoren sind auch hier zu berücksichtigen.

Der Bewegungsapparat

Wenn man davon ausgeht, daß unsere Umwelt den biologischen Bedürfnissen des Menschen und der Tiere weitgehend angemessen ist, dann ist es nicht überraschend, daß das Pflanzenreich so viele entzündungshemmende Mittel für uns bereithält. Zwar sind diese Mittel meist nicht so wirksam wie Steroide, weisen aber dafür keine gefährlichen Nebenwirkungen auf. Die entzündungshemmenden Steroide wurden ursprünglich aus pflanzlichem Material entwickelt und werden noch heute in großem Umfang aus Saponinen wie zum Beispiel dem Dioscin der mexikanischen Yamswurzel synthetisiert.

Entzündungen entstehen als Reaktion auf verschiedene Traumen, von Sonnenbrand und Wunden bis hin zu Infektionen und Autoimmunreaktionen. Entzündliche Prozesse äußern sich grundsätzlich in vier physischen Symptomen: Wärme, Rötung, Schwellung und Schmerz. Wärme und Rötung entstehen durch Erweiterung der kleinen Blutgefäße im verletzten Bereich und verstärkte lokale Durchblutung. Weil die Blutgefäße bei einer Entzündung durchlässiger werden, gelangt ein proteinreiches Exsudat aus dem Blutplasma in das beschädigte Gewebe und bildet eine Schwellung. Der Schmerz entsteht vermutlich durch chemische Stoffe wie Serotonin oder durch die Gewebespannung über dem entzündeten Bereich. Eine Entzündung bei Autoimmunkrankheiten wie primärchronische Polyarthritis ist daher im Prinzip dasselbe wie eine Entzündung bei einfachen Infektionen; der Auslösemechanismus ist jedoch völlig anders.

Die Biochemie und Pathologie dieses komplexen Geschehens könnte den Schluß nahelegen, daß Chemie die medizinische Antwort sein müsse. Kräuterheilkundige in aller Welt kennen jedoch viele Pflanzen mit entzündungshemmenden Eigenschaften. Sei es Fieberklee, Brennessel oder Ackerhahnenfuß aus der Wüste Kalahari – sie wirken, ohne daß wir ihre Biochemie kennen.

Pflanzliche »Antirheumatika«

Bei Erkrankungen des Bewegungsapparates können viele Pflanzen Heilung und Linderung bringen. Oft sind jedoch die spezifischen Wirkungen, die diese Pflanzen haben, durch die allgemeine Rubrik »Antirheumatika« verdeckt. Die Tatsache, daß diese Mittel die rheumatischen Beschwerden vieler Patienten gelindert haben, bedeutet nicht, daß sie eine spezifische Wirkung auf die Erkrankung oder überhaupt auf das Muskel- und Skelettgewebe haben. Der Begriff bezieht sich auf das Ergebnis, nicht auf den Prozeß und hat daher nur eine beschränkte Aussagekraft. Nachfolgend die wichtigsten Mittel, die der westliche Kräuterheilkundige kennt:

Ackerhahnenfuß
Amerikanisches Wintergrün
Arnika
Bärentraube
Beifuß
Birke
Brennessel
Cayennepfeffer
Engelwurz
Fieberklee
Frauenwurzel
Gagel
Gelbholz
Guajakbaum
Ingwer
Kelp
Kermesbeere
Klette
Krauser Ampfer
Löwenzahn
Mädesüß
Makarienrinde
Meerrettich
Mutterkraut
Pappel
Petersilie
Rosmarin
Sarsaparilla
Schafgarbe
Schneeball
Schwertlilie
Selleriesamen
Senf
Wacholder

Wanzenkraut
Wasserhanf
Weidenrinde
Wermut
Yamswurzel

Zur leichteren Auswahl können die aufgeführten Heilpflanzen wie folgt kategorisiert werden:

- *Entzündungshemmend/antirheumatisch:* Diese Mittel lindern die Entzündung oder bekämpfen sie direkt und werden ausführlich besprochen: Ackerhahnenfuß, Engelwurz, Selleriesamen, Birke, Yamswurzel, Mädesüß, Wintergrün, Guajak, Fieberklee, Pappel, Weide, Mutterkraut.
- *Umstimmend/antirheumatisch:* Pflanzen, die die normale Funktion des Körpers allmählich wieder herstellen und die Gesundheit und Vitalität steigern. Einige umstimmende Mittel unterstützen die Ausscheidung von Schlackenstoffen über Nieren, Leber, Lungen oder Haut; andere regen die Verdauungsfunktion an oder sind antiseptisch: Blaue Schwertlilie, Mutterkraut, Kelp, Guajak, Selleriesamen, Fieberklee, Kermesbeere, Krauser Ampfer, Sarsaparilla, Brennessel.
- *Diuretisch/antirheumatisch:* Diese Heilpflanzen können die Produktion und Ausscheidung von Harn steigern oder aber eine allgemeine günstige Wirkung auf die Harnorgane haben, wodurch sie den gesamten Prozeß der inneren Reinigung unterstützen: Selleriesamen, Schafgarbe, Bärentraube, Amerikanischer Wasserhanf, Wasserdost, Wacholder, Petersilie, Löwenzahn.
- *Kreislaufanregend/antirheumatisch:* Meerrettich, Senf, Cayennepfeffer, Gagel, Rosmarin, Gelbholz, Ingwer.
- *Spasmolytisch/antirheumatisch:* Die spasmolytischen Mittel lindern die Muskelspannung entweder im ganzen Körper oder in spezifischen Bereichen. Da viele von ihnen auch Nervine sind, lindern sie auch seelische Spannungen: Wanzenkraut, Gemeiner Schneeball.
- *Antirheumatisch (bei unklarer Grundlage):* Arnika, Wermut, Beifuß, Frauenwurzel.

Entzündungshemmende Heilpflanzen

Die Schulmedizin legt großen Wert auf chemische Substanzen, die die Entzündungssymptome bekämpfen und die Schmerzen lindern. Diese Linderung der Symptome ist bei der Anwendung von pflanzlichen entzündungshemmenden Mitteln nicht ideal. Selbstverständlich sind sie dafür unbedenklich einsetzbar, doch verwendet man sie am besten in Kombination mit anderen Mitteln, die die Grundkrankheit angehen.

Diese Mittel wirken der Entzündung in vielerlei Weise entgegen, unterstützen aber dabei die natürliche Reaktion des Körpers. Die entzündliche Reaktion ändert oft das Milieu in einer Weise, daß der erkrankte Bereich geheilt und die Gesundheit wieder hergestellt wird. Es ist ein Fehler, diesen Mechanismus zu unterdrücken (ausgenommen natürlich in lebensbedrohlichen Situationen). So beseitigt zum Beispiel die einfache Unterdrückung von Entzündungssymptomen im Magen zwar die Beschwerden, nicht aber die zugrunde liegenden Ursachen, die zur Entwicklung von Magengeschwüren führen. Wir sind daran gewöhnt, Entzündung als etwas Unerwünschtes zu sehen, nicht als etwas, mit dem man arbeiten kann. Wie bei allen gesundheitlichen Problemen muß man aber auch hier um Gleichgewicht bemüht sein.

Die pflanzlichen entzündungswidrigen Mittel lassen sich nach ihrer Wirkungsweise in fünf Kategorien einteilen:

- *Salicylhaltige Pflanzen:* Viele Pflanzen enthalten natürliche aspirinartige Chemikalien, sogenannte Salicylate. Man sollte sich darüber im klaren sein, daß alle aspirinartigen Mittel ursprünglich aus Pflanzen isoliert wurden. Der Name Aspirin kommt von »Spierstaude«, wie das Mädesüß auch genannt wird, und Salicylat leitet sich von Salix her, dem lateinischen Wort für Weide. Diese Heilpflanzen haben eine ausgeprägte Wirkung – ohne die Nebenwirkungen von Aspirin. Mädesüß, das besonders reich an Salicylaten ist, kann zur Stillung leichter Magenblutungen eingesetzt werden – einer Erkrankung, die synthetische Salicylate gerade auslösen! Weitere Pflanzen, die reich an diesen Substanzen sind, sind Weidenrinde, amerikanisches Wintergrün, Birke, viele Pappeln und amerikanischer Schneeballbaum.

- *Saponinhaltige Pflanzen:* Die Steroide wurden zuerst aus pflanzlichem Material isoliert, und einige Heilpflanzen enthalten Saponine, unbedenkliche Inhaltsstoffe, die durch den Stoffwechsel in entzündungshemmende steroidale Moleküle überführt werden. Beispiele hierfür sind Süßholzwurzel und Yamswurzel.
- *Ölhaltige Pflanzen:* Viele der Gewürzpflanzen mit ihren wunderbaren ätherischen Ölen haben entzündungswidrige Wirkung. Zwei der bekanntesten sind Melisse und Kamille. Ringelblume und Johanniskraut enthalten ebenfalls Öle, die Entzündungen lindern und bekämpfen.
- *Harzhaltige Pflanzen:* Einige harzhaltige Pflanzen wirken entzündungswidrig, rufen aber oft Entzündungen des Magens hervor. Dadurch ist ihr Einsatzbereich begrenzt, doch sind sie bei der Behandlung von arthritischen Beschwerden unersetzlich. Beispiele hierfür sind Fieberklee, Ackerhahnenfuß und Guajak.
- *Weitere Arten entzündungshemmender Pflanzen:* Bei verschiedenen entzündungshemmenden Heilpflanzen ist keine eindeutige Wirksubstanz bekannt (was wieder einmal bestätigt, daß Gesundheit und Wohlbefinden nicht nur pharmazeutische Chemie sind!). Von den vielen Mitteln aus dieser Gruppe soll hier nur Wanzenkraut erwähnt werden.

Die Pflanzen, die zu den einzelnen Körpersystemen passen, wirken dort auch entzündungswidrig. Diese natürliche Entsprechung erlaubt es dem Kräuterheilkundigen, ein bestimmtes erkranktes System zu stärken und zugleich Entzündungen zu bekämpfen.

- Für das *Kreislaufsystem* können eine Reihe von Pflanzen zur Bekämpfung von Entzündungen in Blutgefäßen eingesetzt werden, unter anderem Linde, Weißdornbeeren, Roßkastanie und Schafgarbe.
- Da die Mittel direkt in das *Verdauungssystem* gelangen, können sie bei den verschiedensten Beschwerden von Magengeschwüren bis zu Dickdarmentzündung und Hämorrhoiden eingesetzt werden. Zu diesen Heilpflanzen zählen Kamille, Yamswurzel, Süßholzwurzel, Gelbwurz, Ringelblume und Pfefferminze. Die lindernden Mittel wie zum Beispiel Eibisch wirken durch lokalen Kontakt gegen Entzündungen.
- Eine Reihe von Heilpflanzen wirken unmittelbar lindernd auf das Gewebe der *Harnorgane*, wenn ihre entzündungshemmenden Inhaltsstoffe Niere und Blase passieren. Spezielle entzündungshemmende Mittel für die harnableitenden Wege sind Goldrute und Maisgriffel.
- Auf die *Fortpflanzungsorgane* wirken viele tonisierende Mittel oft auch entzündungshemmend. Zwei Beispiele sind Frauenmantel und Frauenwurzel.
- Bei stark beanspruchten und überlasteten *Muskeln und Knochen* kommen salicylathaltige Mittel zur Anwendung. Hervorragende Wirkung zeigen Weidenrinde, Mädesüß, Pappel und Birke. Weiterhin kommen in Frage Fieberklee, Ackerhahnenfuß, Wanzenkraut, Mutterkraut und Yamswurzel.
- Die besten Mittel für das *Nervensystem* sind die entspannenden pflanzlichen Nervine. Das einzige wirklich entzündungshemmende Mittel für das Nervengewebe ist Johanniskraut, das zur Wiederherstellung geschädigter Nerven eingesetzt wird. Sehr hilfreich sind aber auch Hafer und Baldrian.
- Viele Mittel wirken gegen entzündliche Zustände der *Haut*. Zu diesen Geschenken der Natur zählen Ringelblume, Johanniskraut, Myrrhe, Gelbwurz, Arnika, Vogel-Sternmiere und Breitwegerich.

Wichtige Mittel für den Bewegungsapparat

Es gibt eine Reihe von Mitteln für Beschwerden des Bewegungsapparates beim älteren Menschen, die jeweils spezifische Anwendungsgebiete haben. Hier kommen vor allen Dingen die nachfolgenden Pflanzen in Frage:

Ackerhahnenfuß	Mädesüß
Birke	Selleriesamen
Brennessel	Wanzenkraut
Engelwurz	Weidenrinde
Fieberklee	Yamswurzel

Es können stärkere Mittel zum Einsatz kommen, wenn die milder wirkenden Mittel nicht zu dem gewünschten Erfolg geführt haben. Auch hier stehen dem Kräuterheilkundigen tonisierende Heilpflanzen zur Verfügung. Wurde schon im ganzen Buch der Nachdruck auf die Tonisierung gelegt, so gilt dies erst recht für Muskel- und Gelenkbeschwerden. Oft erübrigt sich eine intensivere Behandlung, weil die milderen antirheumatischen Mittel eine gute, wenn auch nicht ganz so schnelle Wirkung haben. Dies bedeutet nicht, daß man die Osteoarthritis eines Menschen vollständig beseitigen kann, der schon jahrelang an dieser Krankheit leidet und dessen Körper strukturell geschädigt ist; auf alle Fälle aber wird sich der Patient wesentlich besser fühlen.

»Rheumatismus«

Dieser vage und oft falsch gebrauchte Begriff bezieht sich allgemein auf Schmerzen in der Muskulatur. Da solche Symptome im Anfangsstadium vieler Infektionen und einer Reihe von Autoimmunerkrankungen auftreten, ist eine sorgfältige Diagnose nötig. Als Faustregel gilt, daß ein schwerwiegenderes Problem vorliegt, wenn die Symptome nicht innerhalb von zwei Wochen abklingen. Eine wirksame Phytotherapie muß das Grundproblem berücksichtigen und nicht einfach versuchen, die Beschwerden zu beseitigen.

- Wenn die Beschwerden die Folge alter Sportverletzungen sind, dann muß das Bindegewebe gekräftigt werden, während gleichzeitig zur Lockerung der Muskulatur spasmolytische Mittel gegeben werden.
- Wenn Verdauungsbeschwerden bestanden, sind tonisierende Digestiva angezeigt.
- Tonika für Herz und Kreislauf kommen zum Einsatz, wenn Bluthochdruck oder Herzerkrankungen bestehen. Die ausgewogene Verordnung von Heilpflanzen zur aktiven Behandlung von Rheumatismus und solchen für die Behandlung von Herz- und Gefäßkrankheiten kann nur von einem entsprechend ausgebildeten Kräuterheilkundigen vorgenommen werden.
- Langfristiger Streß kann zu einer Anspannung von Muskeln und dadurch zu einer Versteifung der Gelenke führen. Im Laufe der Jahre kann sich eine »Verschleißarthritis« entwickeln, doch können auch kurzfristige Anspannungen zu Schmerzen und Steifigkeit führen.

Hier helfen alle Antirheumatika, die jedoch nach ihren Grundeigenschaften ausgewählt werden müssen (meist entzündungshemmend, umstimmend oder krampflösend). Diuretika können bei unklaren rheumatischen Schmerzen eine überraschende Wirkung haben. Durchblutungsfördernde Mittel steigern die lokale Durchblutung in Muskelgewebe und werden am besten in Form von Einreibemitteln angewandt. Dadurch wird die Ausscheidung von Schlackenstoffen beschleunigt und die lokale Versorgung mit Sauerstoff und Nährstoffen gesteigert.
Schmerzstillende Analgetika sind von begrenzter Bedeutung.

In den verschiedenen Volksmedizinen der Welt stehen die salicylathaltigen entzündungshemmenden Mittel im Mittelpunkt der Behandlung. Besondere Bedeutung besitzen Mädesüß, amerikanisches Wintergrün, Pappel und Weide. Hinzu kommen Engelwurz, Selleriesamen und eigentlich alle erwähnten antirheumatischen Mittel. Äußere Anwendungen sind oft hilfreich, sei es in Form von Hautrötungsmitteln, durchblutungsfördernden Mitteln, salicylhaltigen Ölen oder auch Spasmolytika, je nach der individuellen Reaktion. Eine häufig eingesetzte Anwendung lautet:

Weide	2 Teile
Engelwurz	1 Teil
Brennessel	1 Teil

Von der Tinktur dieser Mischung 3x täglich 1 TL (5 ml) einnehmen.
2 TL der getrockneten Kräuter mit 2 dl Wasser aufgießen und 3x täglich trinken.

Muskelentspannendes Einreibemittel

Lobelie
Gemeiner Schneeball

Die Tinkturmischung nach Bedarf in den schmerzenden Muskelbereich einreiben.

Zur inneren Behandlung steht eine Auswahl an salicylathaltigen Antirheumatika mit entzündungshemmender Wirkung zur Verfügung, die außerdem die Verdauung beeinflussen und eine allgemein umstimmende Wirkung haben. Die Zahl der äußeren Anwendungen ist so groß, daß dies mehr eine Frage der kulturellen Vorliebe als eine diagnostische Entscheidung ist.
Auf richtige Ernährung muß geachtet werden (Empfehlungen hierzu auf Seite 269). Eine sorgfältige Überprüfung der Lebensweise fördert oft Probleme hinsichtlich der Haltung, der Arbeitsbedingungen, der physischen Belastungen usw. zutage. Günsti-

ge Wirkung können Chiropraktika, Aromatherapie, Massage und ausreichend Bewegung haben.

Äußere Anwendungen

Unterschiedliche äußere Anwendungen können oft Beschwerden an Muskeln und Skelett lindern. Die nachfolgende kurze Liste, die sich auf zahlreiche Quellen stützt, ist nach dem hauptsächlichen Bestandteil gegliedert.

Cayennepfeffer (Capsicum spp.)

Eine stimulierende Anwendung für Arthritis und Rheumatismus besteht aus folgendem:

Cayennepfeffer	1 Teil
Königskerzenblatt	½ Teil
Ulmenrindenpulver	½ Teil
Apfelessig zum Befeuchten der Mischung	

Einen Umschlag bereiten. Wenn die Anwendung von Cayennepfeffer zu starkes Brennen verursacht, pflanzliches Öl auf die Haut auftragen. Man kann auch gleiche Teile von Cayennepfeffer und Glycerin miteinander verschütteln und auf die schmerzenden Gelenke auftragen. Cayennepfeffer oder -tinktur kann zusätzlich an Schwellungen und Entzündungen eingerieben werden.

Königskerze (Verbascum thapsus)

Königskerze ergibt mit Wanzenkraut und Lobelie in Einreibemitteln eine gute Kombination. Bei geschwollenen Gelenken und zur Linderung der Schmerzen bei Arthritis und Rheumatismus Königskerzenöl gut einreiben oder einen Wattebausch damit tränken, auflegen und abdecken. Man kann ein entsprechendes Mittel aus 50 g Königskerzenblüten und 50 g Olivenöl herstellen.

Dies jedoch nicht an Schwellungen mit Ablagerungen anwenden, die nicht resorbiert werden dürfen. Zur Behandlung schmerzender und geschwollener Gelenke eine kleine Menge Königskerze mit kochendem Essig bedecken und zugedeckt 20 bis 30 Minuten köcheln lassen. Durch ein Sieb geben und ein wenig Cayennepfeffer- und Lobelientinktur hinzufügen.
Bei Arthritis, Gelenksteifigkeit und Rheumatismus ist folgender Umschlag hilfreich:

---

50 g Königskerze
15 g Lobelienblätter
1 TL Cayennepfeffer
2 l Apfelessig

15 Minuten köcheln lassen, durch ein Sieb geben und so heiß, wie es vertragen wird, auf die betroffenen Teile auftragen.

Lavendel *(Lavandula officinalis)*

Eine kleine Menge Lavendelessenz, mit einem neutralen Öl vermischt, ergibt ein wirksames entzündungswidriges Mittel zur Behandlung rheumatischer Erkrankungen.

Lobelie *(Lobelia inflata)*

Bei Krämpfen, Rheumatismus und Entzündungen wird folgende spasmolytische Tinktur empfohlen:

---

30 g Lobelie, gemahlene Samen und pulverisierte Blätter
30 g Zehrwurz
30 g Helmkraut
30 g Myrrhe
30 g Baldrian
15 g Cayennepfeffer

Die getrockneten Kräuter eine Woche gut verschlossen in einem Liter Weingeist ziehen lassen. Eine Flasche mit weitem Hals verwenden und täglich gut schütteln. Nach einer Woche die klare Flüssigkeit durch ein Sieb geben und ausdrücken. Die betroffenen Bereiche einreiben.

Myrrhe *(Commiphora mol-mol)*

Zur Behandlung von Rheumatismus wird folgender Umschlag empfohlen:

Myrrhe	1 Teil
Cayennepfeffer	1/4 Teil
Sonnenhut	2 Teile

Die Tinkturen sorgfältig vermischen und 10–15 Tropfen in reichlich Wasser äußerlich anwenden.

Sassafras *(Sassafras albidum)*

Ein traditionelles Einreibemittel für rheumatische Beschwerden kann wie folgt zubereitet werden:

30 ml Sassafrastinktur
30 ml Gelbholztinktur
30 ml Cayennepfeffertinktur
30 ml Myrrhentinktur
30 ml Kampfertinktur
250 ml Wasser

Die Zutaten gut miteinander verschütteln und auf die betroffenen Stellen auftragen.

Schwarzer Senf *(Brassica nigra)*

Senfsamen werden äußerlich gegen akute lokale Schmerzen, Ischias und Gicht angewandt. Für einen Umschlag die gemahlenen Samen mit warmem Wasser zu einer Paste anrühren, auf Packpapier geben und auf den betroffenen Bereich legen. Bei rheumatischen Schmerzen kann Senföl, ein sehr wirksames lokales Reizmittel, aufgetragen werden.

Sternmiere (Stellaria media)

Sternmiere kann in Form eines Umschlags, eines Wickels oder einer Salbe bei Rheumatismus und für viele Arten von Hauterkrankungen angewandt werden. Der nachfolgende Umschlag ist bei Steifigkeit zu empfehlen:

Sternmiere	1 Teil
Kohlblätter	½ Teil
Thymianblätter und -blüten	½ Teil
Cayennepfeffer	1 TL

Die obigen Zutaten mit pulverisierter Ulmenrinde und Bockshornklee vermischen; mit heißem Apfelessig befeuchten, bis die Mischung die gewünschte Konsistenz hat. Auf einem Tuch ausstreichen und warm anwenden. Den Umschlag abdecken, damit die Wärme erhalten bleibt.

0,5 kg frisch geschnittene Sternmiere
0,75 kg pflanzliches Fett
50 g Bienenwachs

Die Zutaten in einen Edelstahltopf geben und zugedeckt im Backofen drei Stunden bei 90° backen. Durch ein Sieb geben und nach dem Abkühlen nach Bedarf anwenden.

Weißer Senf (Sinapis alba)

Umschläge aus Senfblüten, Semmelmehl und Essig werden zur Behandlung von Rheuma- und Ischiasschmerzen angewandt. Bei der Herstellung kann man die weißen Samen mit schwarzen vermischen. Dies kann zu einer Hautrötung führen, ist jedoch sehr stimulierend.
Bei rheumatischen Schmerzen die Füße in eine Schüssel mit heißem Wasser stellen, in die man Senfsamen oder -pulver ge-

geben hat. Dies kann auch drohenden rheumatischen Beschwerden vorbeugen, wenn man dieses Mittel sofort nach dem Auftreten der ersten Symptome anwendet.
Nachfolgend ein Umschlagrezept, das sich in vielen Quellen findet:

Rheumaumschlag

3 g pulverisierter Breitwegerich
3 g pulverisierter Beinwell
1 g pulverisierte Eibischwurzel
1 g pulverisierte Lobelie
1/8 g pulverisierter Cayennepfeffer

Wirkt gegen schmerzende, geschwollene Gelenke. Man kann den Umschlag den ganzen Tag und die ganze Nacht anwenden.

Nichtsteroidale entzündungshemmende Mittel

Über 13 Millionen Menschen nehmen in Amerika nichtsteroidale entzündungswidrige Mittel gegen Schmerzen oder Entzündungen ein, die durch Arthritis, Muskelreizungen, Sehnenentzündungen, Kopfschmerzen oder Menstruationsbeschwerden ausgelöst werden. Weil arthritische Erkrankungen mit höherem Alter zunehmen, ist bei älteren Menschen der Verbrauch am höchsten. Gerade diese Bevölkerungsgruppe reagiert aber am empfindlichsten auf Arzneimittel und ist am anfälligsten für Erkrankungen, die durch ärztliche Behandlung verursacht sind. Die meisten dieser Mittel sind rezeptpflichtig; seit jedoch 1984 Ibuprofen freigeben wurde, wurde es zu einem der am häufigsten verkauften Mittel.
Diese Mittel sind mit Risiken befrachtet, insbesondere für ältere Menschen und bei Nierenfunktionsstörungen oder einer geschädigten Magenwand. Erhebungen haben ergeben, daß sechsmal mehr ältere Patienten, die nichtsteroidale entzündungshem-

mende Mittel einnehmen, wegen Magen-Darm-Beschwerden ins Krankenhaus eingeliefert werden als vergleichbare Patienten, die diese Mittel nicht einnehmen. Schätzungen zufolge sind die durch solche Mittel ausgelösten Magenblutungen die häufigste und schwerwiegendste Arzneimittelnebenwirkung in den Vereinigten Staaten, die jährlich 20000 Krankenhausaufenthalte und 2600 Todesfälle allein bei Patienten mit primärchronischer Polyarthritis zur Folge hat. Die Zahl der Todesfälle, die auf langfristige Einnahme von nichtsteroidalen entzündungshemmenden Mitteln zurückzuführen sind, liegt in den Vereinigten Staaten zwischen 10 000 und 20000 pro Jahr.

Diese Mittel lindern Schmerzen, dämpfen Entzündungen und senken das Fieber, indem sie die Synthese von Prostaglandinen hemmen. Prostaglandine sind nicht ursächlich für Entzündungen, aber wesentlich am Entzündungsprozeß beteiligt. Es handelt sich um kleine Moleküle, die kurze Entfernungen zwischen verschiedenen Zellgruppen überwinden können. In den Nieren spielen Prostaglandine eine wichtige Rolle für die Aufrechterhaltung des Blutstroms und die Regulierung des Blutdrucks; die Magenwand schützen sie vor den sauren Verdauungssäften. Ihre Hemmung hat folgende Nebenwirkungen:

- *Magenreizung.* Wie Aspirin schädigen nichtsteroidale entzündungshemmende Mittel die Magenwand, wodurch kleine, oberflächliche Läsionen, aber auch Magengeschwüre entstehen können. Die Ursache für diese Schädigungen ist die Hemmung der Prostaglandinausschüttung in den Zellen der Magenwand. Diese Zellen steuern die Bildung von Schleim, der die den Magensäuren ausgesetzte Oberfläche schützt; außerdem steuern diese Zellen die Ausschüttung von doppeltkohlensauren Salzen, die die Säure neutralisieren. Prostaglandine steigern weiterhin die Fähigkeit der Magenwandzellen, Schäden zu reparieren. (Dies erklärt die Bedeutung der Schleimstoffdrogen, die die Magenwand überziehen und dadurch Entzündungen entgegenwirken).

– *Nierenfunktion:* Bei Krankheit oder Austrocknung verringert sich die Durchblutung des peripheren Gewebes, während die Nierendurchblutung nicht beeinträchtigt werden darf, damit das Blut weiterhin von Schlackenstoffen befreit wird. Die Nieren können eine Verringerung des Blutstroms teilweise aufheben, indem sie Prostaglandine ausschütten, die die inneren Gefäße der Nieren erweitern. Nach dem vierten Lebensjahrzehnt nimmt die Durchblutung der Nieren durchschnittlich um zehn Prozent pro Jahrzehnt ab, weshalb beim älteren Menschen ein größeres Risiko der Nierenschädigung durch Mittel besteht, die diese Durchblutung weiter verringern. Diuretische Mittel regen die Harnbildung an, während durchblutungsfördernde und tonisierende Mittel eine ausreichende Blutversorgung der Nieren sicherstellen.

All dies macht die Bedeutung pflanzlicher Alternativen zu den »unbedenklichen« entzündungshemmenden Arzneimitteln deutlich. Manchmal können nichtsteroidale entzündungshemmende Mittel notwendig sein, wenn die Wirkung pflanzlicher Mittel nicht ausreicht, doch sollten sie nicht leichtfertig eingesetzt werden.

Arthritis

Zu den häufigsten entzündlichen Prozessen beim Menschen gehören Gelenkentzündungen in verschiedener Form, und in aller Welt werden dagegen Heilpflanzen eingesetzt. *Arthritis* ist ein Sammelbegriff für über 100 bekannte Erkrankungen, die Entzündungen des Bindegewebes und der Gelenke oder eine Degeneration verursachen. Arthritis bedeutet wörtlich »Gelenkentzündung«; weil jedoch auch andere Bereiche betroffen sind, bezeichnet man solche Erkrankungen auch als Bindegewebserkrankungen (Kollagenosen). Die Ursachen für diese Erkrankungen reichen von Autoimmunvorgängen bis zum normalen Altersverschleiß.

Die Phytotherapie unterstützt den Körper bei der Heilung der spezifischen Erkrankungen und lindert zugleich die Schmerzen. Entzündungshemmende und antirheumatische Mittel alleine genügen hier jedoch nicht; die Therapie muß auch die Leberfunktion, die Durchblutung und Ausscheidung sowie die Lebensqualität des Patienten berücksichtigen. Diese Fragen gehen über den Rahmen dieses Buches hinaus, doch gibt es viele Möglichkeiten einer einfachen und sicheren Therapie.

Osteoarthritis

Osteoarthritis ist die häufigste Form der Arthritis, die etwa jeden sechsten Einwohner und 80 Prozent aller über Siebzigjährigen befällt. Bei den meisten Menschen sind damit kaum Symptome verbunden, und die Krankheit wird nur deshalb diagnostiziert, weil das Röntgenbild der Wirbelsäule charakteristische Sporne zeigt und weil sich Fingergelenke knotig verdicken. Diese Knochenauswüchse können Nerven abklemmen. Bei anderen Patienten führen die Gelenkveränderungen zu Belastungen der Bänder und Muskeln. Die Folge sind Schmerzen, die im Laufe der Zeit schlimmer werden. Die degenerativen Prozesse sind teilweise verschleißbedingt. Physikalische Verletzungen rufen mikroskopische Brüche im Knorpel hervor, so daß der darunter liegende Knochen freigelegt wird. Die Knochenzellen setzen dann Enzyme frei, die das Eiweiß und die Polysaccharid-Bausteine des Knochens zerstören.
Dieser degenerative Prozeß kann auch bei jüngeren Menschen durch bestimmte Dispositionen beschleunigt werden. Wenn diese rechtzeitig erkannt werden, können vorbeugende Maßnahmen ergriffen werden. Zu den disponierenden Faktoren zählen:

- Fettleibigkeit (wodurch die Gelenke stärker belastet werden)
- Knochenverformungen (durch die abnorme mechanische Kräfte auf die Gelenke einwirken)

- alte Knorpelverletzungen
- Gelenkinfektionen
- bestimmte Formen entzündlicher Gelenkerkrankungen, insbesondere rheumatoide Arthritis und Gicht
- Diabetes
- Akromegalie (eine Erkrankung, die durch die übermäßige Bildung von Wachstumshormonen ausgelöst wird)
- Stereotype Bewegungen in der Arbeit oder beim Sport, durch die die betroffenen Gelenke ungewöhnlichen Belastungen unterworfen werden.

Osteoarthritis äußert sich meist durch schmerzende Gelenke und Steifigkeit. Der Schmerz wird durch Bewegung und Belastung verschlimmert. Schwellungen können auftreten, während Erwärmung und Rötung meist mit aktiven Entzündungsvorgängen im Gelenk zusammenhängen. Am häufigsten betroffen sind Hüften, Knie, Knöchel, Nacken, Kreuzbereich und Hände. Hüftschmerzen können besonders stark sein, so daß das Gehen Schwierigkeiten bereitet. Die Finger sind oft knotig und verkrümmt. Osteoarthritis der Wirbelsäule ist eine häufige Ursache chronischer Schmerzen und der Bewegungseinschränkungen von Hals und Rücken. In manchen Fällen drücken Knochenauswüchse die Wirbelsäule zusammen oder klemmen Nerven ab. Osteoarthritis unterscheidet sich in verschiedener Weise von rheumatoider Arthritis:

- Die Dauer der Steifigkeit bei Osteoarthritis währt kürzer (meist nur einige Minuten) als bei rheumatoider Arthritis (Stunden).
- Die Schmerzen bei Osteoarthritis treten bei Bewegung auf, bei rheumatoider Arthritis dagegen oft in Ruhe.
- Eine Schwellung tritt meist bei beiden Erkrankungen auf, doch sind Rötung und Erwärmung typisch für rheumatoide Arthritis.
- Osteoarthritis kommt normalerweise nicht in symmetrisch gegenüberliegenden Gelenken vor.

Wie kann der Kräuterheilkundige bei Osteoarthritis vorgehen? Antirheumatika helfen meist, wie dies schon ihr Name sagt, doch müssen sie auf der Grundlage umfassender therapeutischer Erwägungen ausgewählt werden.

- *Entzündungshemmende Mittel* spielen die Hauptrolle. Ihr Einsatz lindert nicht nur die Symptome, sondern wirkt auch den degenerativen Veränderungen von Knochengewebe entgegen. Bei Osteoarthritis sind die salicylathaltigen Heilpflanzen wie Mädesüß und Weidenrinde besonders hilfreich.
- *Umstimmende Mittel* sind der Schlüssel zur Beeinflussung bestehender Grundkrankheiten. Wenn die Osteoarthritis auf mechanischem Verschleiß beruht, spielen sie eine weniger wichtige Rolle. Von den in Frage kommenden Heilpflanzen sind vor allem Fieberklee, Ackerhahnenfuß, Brennessel und Sarsaparilla zu nennen.
- *Spasmolytische Mittel* wie Wanzenkraut und Gemeiner Schneeball vermindern den Reibungsdruck auf die Gelenke.
- *Durchblutungsfördernde Mittel* unterstützen den Heilungsprozeß des betroffenen Gewebes. Hier wird oft Gelbholz eingesetzt.
- *Rötungsmittel* helfen als Einreibemittel; sie bewirken eine lokale Anregung der Durchblutung.
- *Schmerzstillende Mittel* vermindern die Beschwerden, ersetzen aber keine spezifische Behandlung.
- *Nervine* kommen zum Einsatz, weil sie dem unter Streß stehenden Patienten in vielfältiger Weise helfen. Entspannende Nervine wirken zugleich krampflösend, während tonisierende Nervine die beständige Anspannung durch die Schmerzen mildern. Wichtige Heilpflanzen sind dabei Wanzenkraut, Baldrian, Selleriesamen und Helmkraut.
- *Hypnotika* fördern den durch die Schmerzen gestörten Schlaf. Auf die Heilwirkung eines erholsamen Schlafs kann nicht genug hingewiesen werden! In Frage kommen Baldrian, Gemeiner Fischfänger und Passionsblume.

– Der Kräuterheilkundige sollte außerdem sicherstellen, daß die Verdauungsvorgänge optimal ablaufen und nicht durch nichtsteroidale entzündungshemmende Mittel beeinträchtigt werden.

Fieberklee kann als Spezifikum gelten. Brennesseln sind in ganz Europa ein traditionelles Heilmittel, das innerlich und äußerlich als Rötungsmittel angewandt wird. Die äußere Anwendung des frischen rohen Blatts ist allerdings keine Therapie für empfindliche Menschen!

Fieberklee	2 Teile
Mädesüß	2 Teile
Wanzenkraut	1 Teil
Gelbholz	1 Teil
Selleriesamen	1 Teil
Engelwurz	1 Teil
Schafgarbe	1 Teil

Von der Tinktur dieser Mischung 3x täglich 1 TL (5 ml) einnehmen.

Die Ernährung spielt bei der erfolgreichen Behandlung von Osteoarthritis eine wichtige Rolle. Es gibt viele Empfehlungen, welche Speisen oder Ergänzungsmittel bei den einzelnen Erkrankungen eingesetzt werden sollen, doch besteht das einfachste Verfahren darin, den Patienten Speisen meiden zu lassen, bei denen er festgestellt hat, daß sie die arthritischen Beschwerden verschlimmern. Eine solche Diät liefert in der schmerzhaften Anfangsphase die besten Ergebnisse. Bei seit langem bestehender Osteoarthritis muß ein Gleichgewicht zwischen Ernährungsvorschriften und den täglichen Eßgewohnheiten gefunden werden. Die besten Erfolge erzielt man, indem man folgendes meidet:

– Kaffee (normal oder coffeinfrei)
– dunkles Fleisch jeglicher Art, auch Schweinefleisch

- Essig und alles, was in Essig eingelegt ist, *vielleicht* mit Ausnahme von Apfelessig
- Gemüse mit hohem Säureanteil (zum Beispiel Tomaten, Rhabarber)
- fruchtsäurereiche Beeren (Stachelbeeren, rote und schwarze Johannisbeeren)
- raffinierten weißen Zucker und daraus hergestellte Produkte
- raffiniertes weißes Mehl und daraus hergestellte Produkte
- Nahrungsmittelzusätze, Aromastoffe und Konservierungsmittel
- denaturierte Speisen
- Rotwein, Portwein und Sherry
- kohlensäurehaltige Getränke
- Schaltiere
- alle Speisen und Getränke, die dem Patienten Beschwerden machen.

Patienten, die durch diese Erkrankung behindert sind, muß mit mechanischen Hilfsmitteln geholfen werden. Es gibt heute Geräte, die die einfachen Aufgaben des täglichen Lebens erleichtern, von speziellem Besteck, Dosenöffnern und Wasserhähnen bis zu Bürsten mit verlängerten Griffen und Haltevorrichtungen für Telefone. Beschäftigungstherapeuten und andere Spezialisten können darüber Auskunft geben. Weitere Informationen erhält man bei Krankenkassen und Selbsthilfegruppen.

Rheumatoide Arthritis

Rheumatoide Arthritis ist eine chronische entzündliche Erkrankung, die nicht nur Gelenke, sondern auch Bindegewebe befällt. Frauen sind dreimal häufiger betroffen als Männer. Manche Menschen besitzen eine besondere Disposition bzw. eine erbliche Veranlagung.
Als unmittelbare Ursache wird eine Störung der Immunabwehr vermutet. Ein wichtiger Laborbefund ist das Vorhandensein des Rheumafaktors, eines speziellen Antikörpers, der auf die norma-

lerweise im Blut vorhandenen Antikörper reagiert. Warum er entsteht, ist nicht bekannt, doch vermutet man eine übermäßige Immunreaktion auf Erreger und körperfremde Substanzen. Der Rheumafaktor selbst ist nicht für die entzündlichen Vorgänge verantwortlich, stellt aber ein charakteristisches Merkmal der Erkrankung dar.
Die Gelenkzerstörung, die bei schwerer rheumatoider Arthritis eintritt, ist die Folge einer Entzündung der Synovialhaut, der dünnen, glatten Membran oder Kapsel, die die Gelenke einhüllt. Durch die Immunrekation auf den unbekannten Reiz strömen weiße Blutkörperchen und Antikörper in die Gelenkhaut ein und lassen diese wuchern. Hartnäckige oder wiederkehrende Entzündungen führen schließlich zu einer dauerhaften Schädigung von Gelenkschmiere, Knochen, Bändern und Sehnen. Der Entzündungsprozeß greift auch auf Blutgefäße, Haut, Nerven, Muskeln, Herz und Lunge über. Die Folge sind Schmerzen in den Gelenken, Verlust der Beweglichkeit und allgemeine Empfindlichkeit und Niedergeschlagenheit. Die Symptome für rheumatoide Arthritis sind im einzelnen

- Gelenkschmerzen und allmählich beginnende Steifigkeit.
- Hierauf folgt innerhalb weniger Wochen Schwellung, Rötung und Erwärmung der Gelenke.
- Hände, Handgelenke, Schultern, Ellbogen, Füße, Knöchel und Knie sind meist auf beiden Seiten des Körpers betroffen, doch ist manchmal zu Beginn nur ein einzelnes Gelenk befallen.
- Die Symptome sind am Morgen am ausgeprägtesten und bessern sich im Laufe des Tages.
- Bei manchen Patienten erscheinen kleine, feste Schwellungen unter der Haut (rheumatoide Knoten), insbesondere im Bereich der Ellbogen.
- Oft stellt sich am frühen Nachmittag starke Müdigkeit ein. Darüber hinaus bestehen Schlafstörungen.
- Rheumatoide Arthritis kann andere Organe in Mitleidenschaft ziehen. Eine Entzündung der Blutgefäße (Vasculitis) kann

Hautausschläge, Geschwüre oder Gangräne verursachen. Weitere Erscheinungen sind Narbenbildung in der Lunge, Entzündung der das Herz und die Lunge umgebenden Membranen (Perikarditis, Pleuritis), Nervenschäden, trockene Augen und trockener Mund (Sjögren-Syndrom) und Vergrößerung der Milz und der Lymphknoten.

Bei fünf bis zehn Prozent der Patienten zeigt sich die Krankheit nur schwach oder auf eine oder zwei Anfälle begrenzt. Bei weiteren 25 Prozent findet sich ein unregelmäßiger Verlauf mit längeren Remissionen und wiederholten Rückfällen. Bei der Mehrzahl der Patienten jedoch schreitet die Erkrankung in Schüben voran. Die meisten Patienten können trotz einiger Schmerzen ein weitgehend normales Leben führen, während sich bei etwa zehn Prozent schwere dauernde Gelenkdeformationen, Bewegungseinschränkungen und Arbeitsunfähigkeit entwickeln.
Die Kräuterheilkunde kann bei dieser schweren Erkrankung sehr hilfreich sein, aber keine Wunder wirken. Die Behandlung ist langwierig und kann gemeinsam mit einer schulmedizinischen Therapie durchgeführt werden. Die Vorgehensweise ist mit einigen Ausnahmen und Ergänzungen ähnlich wie bei Osteoarthritis.

- *Entzündungshemmende Mittel* spielen eine wichtige Rolle, da die Symptomatik weitgehend die Folge des entzündlichen Prozesses ist. Die saponinhaltigen Mittel sind hier erste Wahl, doch helfen auch die salicylathaltigen Kräuter. In Frage kommen Yamswurzel, Mädesüß und Weidenrinde.
- *Umstimmende Mittel* haben eine günstige Wirkung auf die körpereigene Abwehr (siehe Seite 307). Sie sind die sichersten Präparate, da aktivere abwehrstimulierende Pflanzen den Zustand verschlimmern könnten. In Frage kommen Fieberklee, Ackerhahnenfuß, Brennessel und Sarsaparilla.
- *Krampflösende Mittel* wie Wanzenkraut und Gemeiner Schneeball lindern Muskelkrämpfe.

- *Durchblutungsfördernde Mittel* sind bei rheumatoider Arthritis weniger wichtig als bei Osteoarthritis, sollten aber trotzdem in Betracht gezogen werden. Ein oft eingesetztes Mittel ist Gelbwurz.
- *Rötungsmittel* bringen selten Erfolg.
- *Nervine* sind angesichts der anerkannt »psychosomatischen« Natur dieser Erkrankung besonders wichtig.

Für rheumatoide Arthritis gibt es keine spezifischen pflanzlichen Heilmittel, was angesichts der multifaktoriellen Natur dieser immunologischen Erkrankung verständlich ist. Von besonderer Bedeutung sind die umstimmenden Antirheumatika. Hierzu zählen Fieberklee, Selleriesamen, Sarsaparilla und blaue Schwertlilie. Guajak und Yamswurzel sind als entzündungshemmende Mittel besonders wirksam. In einigen Fällen ist Mutterkraut sehr hilfreich.

Fieberklee	1 Teil
Mädesüß	1½ Teile
Yamswurzel	1½ Teile
Guajak	1 Teil
Baldrian	1 Teil
Wanzenkraut	1 Teil
Selleriesamen	1 Teil
Engelwurz	1 Teil
Johanniskraut	1 Teil

Von der Tinktur dieser Mischung 3x täglich 1 TL (5 ml) einnehmen.

Für guten Schlaf und zur Schmerzlinderung

Baldrian
Gemeiner Fischfänger
Passionsblume

Eine halbe Stunde vor dem Zubettgehen 1–3 TL (5–15 ml) der Tinkturmischung einnehmen.

Eine einwandfreie Funktion der Verdauung ist wichtig, weshalb Magenbeschwerden vordringlich behandelt werden müssen. Bei der obigen Kräuterkombination ist dies noch nicht berücksichtigt. Wie bei Osteoarthritis ist Eibisch hinzuzufügen, wenn durch die Herbheit von Fieberklee oder Guajak Magenbeschwerden auftreten. Die allgemeinen Ratschläge für die Behandlung von Osteoarthritis gelten auch hier; darüber hinaus ist psychologische Beratung oder zumindest ein Streßbewältigungsprogramm zu empfehlen.

Osteoporose

Bei Osteoporose kommt es zu einem langsam fortschreitenden Abbau von Knochenkalzium, wodurch die Knochen spröde werden und durch kleinere Verletzungen oder alltägliche Belastungen brechen können.
98 Prozent des Kalziums sind im Knochenskelett abgelagert; der Rest ist im Gewebe und im Blut enthalten, wo es an der Blutgerinnung und der Tätigkeit der Muskeln und Nervenzellen beteiligt ist. Das Skelett erreicht seine größte Masse etwa im 35. Lebensjahr; nach dem vierten Lebensjahrzehnt verliert der Mensch jährlich im Durchschnitt ein bis zwei Prozent Knochensubstanz. Dieser Prozeß beschleunigt sich nach der Menopause, so daß Fünfundsechzigjährige oft bereits 30 bis 50 Prozent ihrer Knochenmasse verloren haben. Männer sind in geringerem Umfang betroffen.
Zur Aufrechterhaltung der Lebensvorgänge muß der Kalziumspiegel konstant gehalten werden. Hierfür sorgt ein homöostatischer Mechanismus, der auf Ernährung, Aufnahme, Ausscheidung und hormonelle Vorgänge sowie auf Wachstum, körperliche Aktivität und Krankheit reagiert. Unter dem Einfluß von Vitamin D und Parathormon wird ein Gleichgewicht zwischen Skelettkalzium und Serumkalzium gehalten. Ein leichter Rückgang des Serumkalziums steigert die Freisetzung von Kal-

zium aus den Knochen und die Aufnahme aus dem Dünndarm und hemmt die Abgabe in den Harn. Der umgekehrte Vorgang und die ständige Ergänzung des Mineralgehalts der Knochen erfolgt durch Vitamin D, Kalzitonin, Östrogen und andere Hormone.

Natürlich beschränkt sich die Behandlung von Osteoporose nicht auf die Gabe von Kalzium. An der Aufnahme von Kalzium sind viele Faktoren beteiligt:

- erbliche Veranlagung (zum Beispiel familiär bedingte Knochenerkrankungen)
- bestimmte Krankheiten, die die Kalziumretention beeinflussen (zum Beispiel Überfunktion der Schilddrüse oder der Nebenniere)
- Östrogenspiegel (Östrogen steigert die Kalziumaufnahme; Knochenabbau nach der Menopause ist die häufigste Ursache für Osteoporose).
- Die Kalziumresorption wird bei Männern und Frauen mit zunehmendem Alter schlechter, wobei Frauen früher betroffen sind.
- Körperliche Betätigung steigert die Aufnahme; lange Bettlägerigkeit oder Untätigkeit verringert sie.
- Arzneimittelgaben (unter anderem Kortikosteroide, krampflösende Mittel, aluminiumhaltige Mittel gegen Magensäure, harntreibende Mittel), Drogen, Rauchen, Koffein und bestimmte Nahrungsmittel behindern die Aufnahme, steigern die Ausscheidung von Nährsalzen und verschlechtern ihre Verfügbarkeit.
- Chronischer Streß behindert die direkte Versorgung mit Kalzium und erschöpft die Kalziumvorräte.
- Mangel an anderen Nährstoffen, insbesondere Vitamin D, C und K und den Mineralen Magnesium und Phosphor behindert ebenfalls die Resorption.

Pflanzliche Mittel und die Zufuhr von Nährstoffen können Osteoporose nicht beseitigen, den Prozeß aber verlangsamen. Zur langfristigen Behandlung von Osteoporose kann Schachtelhalm, Haferstroh und Alfalfa eingesetzt werden. Obwohl diese Heilpflanzen keinen besonders hohen Anteil an Kalzium enthalten (wie dies früher behauptet wurde), sind sie trotzdem oft wirksam. Pflanzliche Umstimmungsmittel können bei frühzeitiger Gabe ebenfalls nützlich sein. Antirheumatika bekämpfen die Gelenk- und Muskelschmerzen, und entzündungshemmende Mittel wirken in ähnlicher Weise gegen die Beschwerden.

Keuschlamm	2 Teile
Schachtelhalm	1 Teil
Selleriesamen	1 Teil
Hafer	1 Teil
Alfalfa	1 Teil

Von der Tinktur dieser Mischung 3x täglich 1 TL (5 ml) einnehmen.
2 TL der getrockneten Kräuter mit 2 dl Wasser aufgießen und 3x täglich trinken.

Regelmäßige körperliche Betätigung, Verzicht auf Tabak und Aufrechterhaltung eines normalen Körpergewichts sind wichtige Empfehlungen. Die nachfolgenden Ergänzungsmittel können täglich gegeben werden:
Kalzium: 1 g vor der Menopause, 1,5–2 g danach
Magnesium: 0,5 g vor der Menopause, 0,75–1 g danach
Vitamin C: 1 g
Vitamin D: 400–800 I. E.

Gicht

Die entzündlichen Prozesse bei Gicht werden durch die Ablagerung von Harnsäure in den Gelenken hervorgerufen. Beim akuten Gichtanfall werden nadelförmige Kristalle der abgelagerten Harnsäure von weißen Blutkörperchen aufgenommen, die wiederum entzündungsauslösende Enzyme freisetzen. In extremen Fällen entstehen Gichtknoten, große Ablagerungen von Harnsäure im Bereich der Gelenke. Klassisch tritt die Krankheit akut in Form von Schmerzen, Schwellung, Rötung und Erwärmung der Gelenke auf. Bei manchen Menschen hat Gicht jedoch auch das Bild einer fortschreitenden, verkrüppelnden chronischen Erkrankung, die auch die Nieren schädigen kann. Gicht ist bei Männern zwanzigmal häufiger als bei Frauen. Oft bestehen gleichzeitig Fettleibigkeit, hoher Blutdruck und atherosklerotische Herzerkrankungen. In 5 bis 15 Prozent der Fälle ist die Krankheit familiär bedingt.

Um das Wesen von Gicht verstehen zu können, muß man über den Chemismus der Harnsäure Bescheid wissen. Diese natürliche Substanz ist ein Abbauprodukt der Purinbasen, aus denen das genetische Material DNS besteht. Wenn Zellen sterben und DNS frei wird, werden Purine in Harnsäure umgewandelt, die dann mit dem Harn und in geringerem Umfang über den Darm ausgeschieden werden. Die Menge der im Blut gelösten Harnsäure hat direkten Einfluß auf dieses empfindliche Gleichgewicht zwischen Harnsäurebildung und -ausscheidung. Ein hoher Harnsäurespiegel im Blut weist in der Regel auf eine mangelnde Harnsäureausscheidung über die Nieren hin. Obwohl plötzliche Schwellung und Schmerzen in einem Gelenk, insbesondere in der großen Zehe, den Verdacht auf Gicht rechtfertigen, gibt es auch viele andere arthritische Beschwerden und Infektionen, die ein ähnliches Erscheinungsbild besitzen.

Diuretika spielen eine Schlüsselrolle bei allen Therapien, die über eine Linderung der Symptome hinausgehen sollen, da sie die Ausscheidung von Uraten aus dem Körper unterstützen. Antirheumatische Mittel helfen in gewissem Umfang, jedoch nur diejenigen Pflanzen, die gleichzeitig diuretische Eigenschaften haben. Die steinbildungshemmenden und diuretischen Mittel gelten oft als Spezifika. Colchicin aus der Herbstzeitlose ist ein spezifisches allopathisches Mittel. Aufgrund der Toxizität ist die Verwendung der ganzen Pflanze jedoch nicht ratsam. Ein Beispiel für eine sichere, milde und wirksame Kombination wäre:

Wasserdost	2 Teile
Quecke	2 Teile
Selleriesamen	2 Teile
Guajak	1 Teil

Von der Tinktur dieser Mischung 3x täglich 1 TL (5 ml) einnehmen.

2 TL der getrockneten Kräuter mit 2 dl Wasser aufgießen und 3x täglich trinken.

Es empfiehlt sich, häufig einen kräftigen Aufguß von Brennesseln zu trinken.

Zur Steigerung der Pflanzenwirksamkeit sollten die nachfolgenden Ernährungsempfehlungen beachtet werden:

- Rohes Obst, Gemüse, Getreide, Samen und Nüsse essen. Besonders zu empfehlen sind Kirschen und Erdbeeren.
- Möglichst kein Fleisch essen, da es reich an säurebildenden Inhaltsstoffen ist.
- Täglich drei Liter Flüssigkeit trinken. Zu empfehlen ist leicht basisches stilles Quellwasser.
- Stark purinhaltige Speisen meiden: Sardellen, Spargel, Krabben, Fischrogen, Hering, Niere, Leber, Fleischbrühe, Pilze, Muscheln, Erbsen und Bohnen, Sardinen.
- Massive Schlankheitskuren vermeiden, durch die der Harnsäurespiegel im Blut ansteigen kann.
- Alle alkoholischen Getränke meiden.

Schleimbeutelentzündung und Sehnenentzündung

Ein Schleimbeutel ist eine bindegewebige Tasche an einem Gelenk. Er besitzt innen eine glatte Auskleidung und erleichtert dadurch die Gleitbewegung von Muskeln und Sehnen über Knochenvorsprünge. Eine Schleimbeutelentzündung (Bursitis) hat Schmerzen, Empfindlichkeit, Steifigkeit und in einigen Fällen Schwellung und Rötung zur Folge. Meist sind Schulter, Ellbogen, Hüfte und Knie betroffen, doch kann auch jeder andere Schleimbeutel befallen sein.
Die Ursache der Erkrankung ist unbekannt, doch kann wiederholter Druck auf einen Schleimbeutel auslösend sein. Bei bestimmten Tätigkeiten oder Berufen treten wegen typischer Schleimbeutelbelastungen spezifische Formen von Bursitis auf. Ein bekanntes Beispiel hierfür ist das Hausmädchenknie. Merkmal der Schulterbursitis, des häufigsten Typs, sind Schmerzen an der äußeren oberen Schulter. Der Schmerz wird durch Heben und Rückwärtsrotation des Arms schlimmer. Typischerweise besteht morgendliche Steifigkeit, die durch die Anwendung von Wärme oder die Ausführung der üblichen Tätigkeiten nachläßt.
Sehnen(scheiden)entzündung tritt entweder spontan oder in Zusammenhang mit Verletzungen, beruflichen oder sportlichen Aktivitäten, bestimmten Formen von Arthritis oder Infektionen auf. Wie bei der Schleimbeutelentzündung ist die Schulter am häufigsten betroffen. Besonders anfällig ist die Befestigung der Bizepssehne an der Schulter. Bizepstendinitis äußert sich als Schmerz längs des Bizeps, der zur Schulter und zum Unterarm ausstrahlt. Die Schmerzen werden bei Bewegung schlimmer. Weiterhin kommen Sehnenscheidenentzündungen häufig an Ellbogen, Handgelenk, Hand, Knie und Knöchel vor.
Heilpflanzen können diese Erkrankungen wirksam bekämpfen. Entzündungshemmende, antirheumatische Kräuter schaffen symptomatische Erleichterung. Spasmolytische Mittel wirken gegen die lokal auftretenden Muskelanspannungen. Durchblu-

tungsfördernde Mittel verbessern die lokale Blutversorgung. Hilfreich können auch schmerzlindernde Mittel sein. Am besten ist es jedoch, Schmerzlinderung durch die Verwendung von entzündungshemmenden und krampflösenden Mitteln zu erzielen.

- *Salicylathaltige entzündungshemmende Mittel:* Weidenrinde, Mädesüß
- *Allgemein entzündungshemmendes Mittel:* Selleriesamen
- *Spasmolytische Mittel:* Lobelie, Gemeiner Schneeball, Selleriesamen
- *Durchblutungsförderndes Mittel:* Gelbholz

Weidenrinde	2 Teile
Gemeiner Schneeball	2 Teile
Selleriesamen	2 Teile
Gelbholz	1 Teil

Von der Tinktur dieser Mischung 3x täglich 1 TL (5 ml) einnehmen.
2 TL der getrockneten Kräuter mit 2 dl Wasser aufgießen und 3x täglich trinken.

Krampflösendes Einreibemittel

Lobelie
Schneeball

Den schmerzenden Muskel nach Bedarf mit der Tinktur einreiben.

Die Haut

Die Haut, das größte Organ des Körpers, besteht aus einer dünnen äußeren Schicht, der Epidermis, und einer wesentlich dickeren inneren Schicht, der Lederhaut. Unterhalb der Lederhaut befindet sich Fettgewebe, das von festen, in die Lederhaut hineinragenden Fasern zusammengehalten wird. Zwischen Epidermis und Lederhaut liegt die Basalmembran, an der beide Schichten befestigt sind. Diese charakteristische Schichtung von Zellen, von der Schicht der lebenden und sich aktiv teilenden Epithelzellen bis zu den abgestorbenen Abschilferungen der Oberfläche, schafft das Umfeld für Hauterkrankungen.
Die Haut erfüllt eine Reihe wichtiger Funktionen:

- Sie bildet die Abgrenzung des Körpers von der Umgebung und dient als Schutzschicht gegen mechanische Verletzungen und den Angriff von Bakterien, Pilzen, Viren und Parasiten; das Pigment Melanin schützt gegen ultraviolette Strahlung.
- Sie ist ein wichtiges Ausscheidungsorgan (durch die Schweißabsonderung).
- Sie spielt eine wichtige Rolle bei der Temperaturregelung. Zwischen den Haargefäßen der Lederhaut und den kühleren Zellen der Epidermis findet ein Wärmeaustausch statt. Er wird von den Blutgefäßen der Lederhaut und der isolierenden Fettschicht beeinflußt. Schweiß kühlt die Epidermis durch Verdunstung.
- Die Sinnesempfindungen, die durch Stimulation der Hautnerven entstehen können, sind Berührungsempfindung, Schmerz, Wärmeempfindung, Kälteempfindung und Druck. Weitere Hautwahrnehmungen wie Vibrationen sind aus diesen Grundempfindungen zusammengesetzt. In der behaarten Haut laufen

die Nerven in einfachen, fadenförmigen Enden aus. In der unbehaarten Haut gibt es verschiedene Arten spezialisierter Nervenenden. Sie unterscheiden sich im Aussehen nicht, doch kann jedes Nervenende nur auf eine der fünf Grundformen von Empfindungen ansprechen.

- Eine Reihe immunologischer Reaktionen wie zum Beispiel Nesselsucht treten in der Haut auf.
- Die Haut ist die Grenze zwischen der Selbstempfindung des Menschen und der äußeren Welt und daher ein Bereich, durch den wir uns ausdrücken, kommunizieren und wahrnehmen. Deshalb haben die seelische und geistige Verfassung eines Menschen Einfluß auf die Haut, und diese werden umgekehrt von der Haut beeinflußt.

Diese Fülle von Funktionen verdeutlicht die Komplexität der Beziehungen zwischen Haut, inneren Organen und Psyche, und sie läßt erkennen, daß eine wirksame pflanzliche Behandlung von Hauterkrankungen am besten durch innere Medikation, nicht einfach durch oberflächliche Anwendungen erzielt wird.

Alterungsprozesse der Haut

Die Muskeln unter den Hautschichten beginnen im Alter ihre Funktionstüchtigkeit und ihren Tonus zu verlieren. Zwar kann man dieser Entwicklung durch körperliche Betätigung entgegenwirken, doch ist ein fortschreitender Verlust von Muskelsubstanz und Muskeltonus unausweichlich. Die Haut wird dadurch schlaff und faltig.

Auch das Fett der untersten Hautschicht wird geringer. Der Abbau von Fett beeinflußt die Haut in derselben Weise wie der Rückgang der Muskelsubstanz.

In der untersten Hautschicht nimmt die Zahl der Haargefäße ab, die die Haut versorgen, die Arterien und Venen verlieren ihre Elastizität, und es wird weniger Blut durch den Körper gepumpt.

Die Haut verliert dadurch ihren Glanz und braucht länger, um sich zu regenerieren.
In der mittleren Zellschicht werden die Fasernetze, die der Haut ihre Festigkeit und Elastizität verleihen, allmählich schwächer, wodurch die Haut weniger geschmeidig wird.
Die Aktivität der Talgdrüsen geht zurück. Ohne die von den Talgdrüsen erzeugte schmierende Substanz wird die Haut trocken und lederig.
Die Schweißdrüsen schrumpfen und erzeugen immer weniger Schweiß, der unser bestes natürliches Befeuchtungsmittel ist. Weniger Schweiß hat zur Folge, daß die Haut die Körpertemperatur schlechter regulieren kann.
In der oberen Hautschicht verlangsamt sich die Bildung neuer Hautzellen. Die Heilung dauert länger, und die Haut wird dünner, wodurch sich der Schutz gegenüber Umwelteinflüssen verringert. Die oberste Hautschicht verliert einige der Pigmentzellen, die uns vor den ultravioletten Strahlen der Sonne schützen. Vom Beginn des vierten Lebensjahrzehnts bis zur Mitte des siebten Lebensjahrzehnts verlieren wir pro Jahrzehnt 20 Prozent der Pigmentzellen. Ohne den Schutz des Melanins sind die tieferen Hautschichten immer stärker Schädigungen ausgesetzt. Wenn die UV-Strahlung in die mittlere Hautschicht gelangt, zerstört sie dort die elastischen Fasern. Diese Schäden sind kumulativ und irreversibel.
Der jahrzehntelange Zug der Schwerkraft hinterläßt seine Spuren. Das Leben selbst erzeugt Falten: Wir grinsen und zwinkern, legen die Stirn in Falten, ziehen die Nase kraus, schürzen die Lippen. So oft wir das Gesicht verziehen, faltet sich die Haut nach einem bestimmten Muster. Wenn wir dies immer wieder tun, werden die Falten allmählich »eingebügelt«. Wenn im vierten Lebensjahrzehnt die Elastizität unserer Haut nachläßt, bekommen wir die Folgen zu sehen. Die Landkarte unserer häufigsten Mienen ist unserem Gesicht eingeprägt.

Die Wirkung von Pflanzen auf die Haut

Da Hautprobleme oft die äußere Manifestation innerer Störungen sind, kommen bei der Therapie eine große Fülle von Heilpflanzen zum Einsatz. Besondere Bedeutung besitzen dabei die umstimmenden Mittel. Sie stellen allmählich die normale Funktion des Körpers wieder her und steigern die Gesundheit und Vitalität. Auch wenn man ihren Wirkungsmechanismus bisher noch nicht völlig geklärt hat, ist der Wert der umstimmenden Mittel innerhalb der ganzheitlichen Gesundheitspflege unbestreitbar. Allgemein ausgedrückt, wirken sie auf die Stoffwechselprozesse des Körpers, so daß das Gewebe die ganze Bandbreite seiner Funktionen von der Versorgung mit Nährstoffen bis zur Ausscheidung optimal erfüllen kann. Viele Heilkräuter dieser Kategorie unterstützen den Körper bei der Ausscheidung von Schlackenstoffen durch Nieren, Leber, Lunge und Haut. Andere wirken durch eine Anregung der Verdauungsfunktion, sind antiseptisch oder wirken »einfach so«.

Der volkstümliche Ausdruck »blutreinigende Mittel« scheint sehr prägnant zu sein, besagt aber letztlich wenig. Wenn das Blut tatsächlich eine Reinigung bräuchte, dann wäre dies ein schwerer medizinischer Notfall. Immerhin hat die immunologische Erforschung sekundärer pflanzlicher Produkte inzwischen einige interessante Theorien über die Grundlagen der umstimmenden Wirkung hervorgebracht. Saponine, pflanzliche Substanzen, die in Wasser wie Seife schäumen, besitzen neben vielen anderen Eigenschaften die Fähigkeit der Immunmodulation. Sie haben eine nachhaltige, wenn auch bisher noch nicht aufgeklärte umstimmende Wirkung auf die Zellen des Immunsystems und die Makro- und Mikrophagen. Dadurch wird ein großer Teil der Schlackenstoffe aus dem Blut entfernt, wodurch in der Tat das Blut »gereinigt« wird. Es wurde auch festgestellt, daß saponinhaltige Heilpflanzen die Bildung von Interferon im Körper anregen. Interferon ist ein Protein, das die Entwicklung von Viren, Bakterien und Krebszellen hemmt. Dabei darf jedoch nicht ver-

gessen werden, daß das Ergebnis auf der Wirkung der ganzen Pflanze und nicht einfach eines bestimmten »aktiven Bestandteils« beruht.
Für Hautbeschwerden beim älteren Menschen gibt es eine Fülle geeigneter Mittel, die jeweils spezifische Anwendungsgebiete haben. Viele ätherische Öle sind nur für den äußeren Gebrauch geeignet. Die hauptsächlich in Frage kommenden Heilpflanzen sind:

Blaue Schwertlilie	Klette
Braunwurz	Klettenlabkraut
Breitwegerich	Krauser Ampfer
Brennessel	Makarienrinde
Chaparral	Ringelblume
Gelbwurzel	Rotklee
Herzgespann	Sarsaparilla
Johanniskraut	Stiefmütterchen
Kermesbeere	Vogel-Sternmiere

Salben, Cremes, Umschläge, Lotionen

In der traditionellen Kräuterheilkunde gibt es eine Fülle von Rezepten für die äußerliche Anwendung von wundheilenden Pflanzen. Die Herstellung erprobter Rezepturen ist mit Hilfe einfacher Techniken auch zu Hause möglich (ausführliche Anleitungen für die Zubereitung von Salben, Cremes, Kompressen und Umschlägen siehe Seite 350 bis 354).
Sehr viele Pflanzen können zur Wundheilung, zur Linderung von Verbrennungen, zur Bekämpfung von Juckreiz usw. eingesetzt werden. Die zuverlässigsten und am leichtesten zu findenden Pflanzen sind nachfolgend mit ihren Haupteinsatzgebieten aufgeführt.

- *Arnika:* Das Hautmittel zur äußeren Behandlung von Quetschungen, Zerrungen und ähnlichen Verletzungen. Dabei ist zu beachten, daß Arnika nicht eingenommen und nicht auf Wunden gebracht werden darf.

- *Beinwell:* Der Name weist bereits auf die Heilwirkung hin. Forschungen haben gezeigt, daß die Pflanze Alantoin enthält, eine Substanz, die die Zellteilung in der Basalschicht der Epidermis anregt. Dadurch beschleunigt sie die Wundheilung in beeindruckender Weise. Beinwell darf jedoch nicht bei tiefen Stichwunden angewandt werden, weil die Oberfläche zuheilen kann, bevor die Heilung in der Tiefe abgeschlossen ist, wodurch ein Abszeß möglich ist.
- *Breitwegerich:* Diese verbreitete Pflanze hat eine hervorragende wundheilende und entzündungshemmende Wirkung auf die Haut.
- *Johanniskraut:* Neben der innerlichen Anwendungsmöglichkeit zur Behandlung des Nervensystems hat Johanniskraut einige besondere Heilwirkungen auf die Haut. Es kann bei Schnitten und Schürfwunden, leichten Verbrennungen und Sonnenbrand angewandt werden. Eine Wirksamkeit wurde auch bei Ekzemen festgestellt, insbesondere bei solchen Formen, die gut auf Sonnenlicht ansprechen.
- *Ringelblume:* Fast eine Apotheke für sich! Zu den Einsatzgebieten gehören Wunden (frisch oder langsam heilend), Quetschungen, Verbrennungen, Geschwüre, Hautentzündungen sowie bakterielle und Pilzinfektionen. Die Pflanze kann in Form von Salben, Umschlägen und Kompressen angewandt oder auch einfach innerlich eingenommen werden. Der Wert, die Wirksamkeit und die Unbedenklichkeit dieser Heilpflanze können nicht genug hervorgehoben werden.
- *Vogel-Sternmiere:* Dieses verbreitete Garten»unkraut« ist eines der besten Mittel gegen Juckreiz. Der einzige Fall, in dem es machtlos ist, scheint durch Gelbsucht bedingter Juckreiz zu sein.

Ekzem und Dermatitis

Ein Unterschied zwischen Dermatitis und Ekzem besteht darin, daß bei ersterer eine äußere, bei letzterem eine innere Ursache vorliegt. Dermatitis kann beseitigt werden, indem der reizende Stoff gemieden wird. Häufige Ursachen solcher Erkrankungen, die unter dem Begriff Kontaktekzem zusammengefaßt werden, sind unter anderem:

- industrielle Lösungsmittel
- Färbemittel
- Nickel oder andere Metalle
- in Gerbereien verwendete Chemikalien
- manche Seifen

Das Ekzem ist das letzte Glied einer komplexen Kette innerer Reaktionen auf Allergene und Reizstoffe. Es tritt oft zusammen mit anderen allergischen Erkrankungen wie Heuschnupfen und Asthma auf. Der Ausschlag besteht in einem stark juckenden, sich schälenden, verdickten, manchmal nässenden Hautbereich, hauptsächlich in Gelenkfalten und am Rumpf. Die Intensität des Ausschlags kann jahreszeitlich bedingt sein und im Tagesverlauf schwanken. Kratzen kann zu Blutungen und Infektionen führen. Bei der Behandlung des Ekzems wie bei anderen Hauterkrankungen werden Kräuter teilweise eingenommen, teilweise äußerlich angewandt. Die umstimmenden Mittel sind die klassischen Mittel für die innere Behandlung; wie sie wirken, ist nicht geklärt, doch ist ihre Wirksamkeit oft beeindruckend. Entspannende Nervine helfen bei dem häufig auftretenden Problem der ängstlichen Unruhe und lindern wegen ihrer entspannenden Wirkung auf die peripheren Nerven die Hautbeschwerden. Dadurch geht der Juckreiz und in gewissem Umfang sogar die Entzündung zurück. Die allgemeine gesundheitliche Verfassung muß im Vordergrund stehen, weshalb alle Heilpflanzen, die die Ausscheidung von Schlackenstoffen anregen und das innere

Gleichgewicht des Stoffwechsels wieder herstellen, hilfreich sind. Dafür kämen harntreibende und leberwirksame Mittel in Frage.
Hinsichtlich der inneren Anwendung sind die umstimmenden Blattpflanzen am ehesten geeignet. Diese wirken oft gleichzeitig diuretisch und als Lymphmittel. Zu dieser Gruppe zählen unter anderem:

Braunwurz
Brennessel
Klettenlabkraut
Rotklee
Stiefmütterchen

Die umstimmenden Wurzelpflanzen haben eher Leberwirkung und sind oft bei Ekzemen zu stark, wodurch sie das Problem manchmal verschärfen statt heilen. In hartnäckigen Fällen sind jedoch stärkere Mittel angezeigt:

Blaue Schwertlilie
Mutterkraut
Gelbwurz

Anwendung auf der Haut lindert die Symptome. Juckreizstillende Mittel sind indiziert, um die Reizung zu verringern, die in manchen Fällen besteht. Dadurch fühlt sich der Patient nicht nur wohler, sondern es wird auch mechanischen Schädigungen durch Kratzen vorgebeugt. Äußerlich angewandte und eingenommene entzündungshemmende Mittel beschleunigen die heilende Wirkung der umstimmenden Mittel, ersetzen diese jedoch nicht. Die wundheilenden Kräuter unterstützen die Heilung der Hautläsionen, sind aber kein Ersatz für eine entsprechende innere Behandlung. Äußerlich angewandte Adstringentien bekämpfen das Nässen des Ekzems.
Es gibt eine Fülle von Heilpflanzen für die äußere Anwendung, doch darf nicht vergessen werden, daß die eigentliche Heilung des Ekzems durch die Einnahme von Mitteln geschieht.

– *Juckreizstillende Mittel:* Vogel-Sternmiere ist ein äußerst wirksames Mittel zur Linderung des Juckreizes (ausgenommen bei Gelbsucht). Am wirksamsten ist es in fettfreier Form als Bad, feuchter Wickel, Umschlag, Lotion oder fettfreie Creme. Destillierte Zaubernuß ist eine weitere wirksame Anwendung.
– *Entzündungshemmende Mittel:* Breitwegerich, Ringelblume, Johanniskraut, Kamille und die entzündungshemmenden ätherischen Öle wie Lavendelöl können eingesetzt werden.
– *Adstringierende Mittel:* Zaubernuß, Schafgarbe
– *Wundheilende Mittel:* Beinwell
– *Antiseptische Mittel:* Alle ätherischen Öle wirken antiseptisch, insbesondere Thymian, Eukalyptus und Tea Tree. In Frage kommen auch Myrrhe und Gelbwurz.

Rezept gegen Ekzeme

Klettenlabkraut
Brennessel
Rotklee

Von der Tinktur dieser Mischung 3x täglich 1 TL (5 ml) einnehmen.
2 TL der getrockneten Kräuter mit 2 dl Wasser aufgießen und 3x täglich trinken.

Brennessel *oder* Klettenlabkraut

2–3x täglich einen Aufguß der frischen Pflanze trinken.

Rezept gegen hartnäckige Ekzeme

Klettenlabkraut
blaue Schwertlilie
Braunwurz

Von der Tinktur dieser Mischung ½ TL (2,5 ml) 3x täglich einnehmen und auf 1 TL (5 ml) 3x täglich steigern.

2–3 TL von den getrockneten Kräutern mit 2 dl Wasser aufgießen und 3x täglich trinken.

Brennessel

2–3x täglich einen Aufguß der frischen Pflanze trinken.

Bei Braunwurz ist zunächst Vorsicht geboten, da sie bei manchen Patienten das Gegenteil der gewünschten Wirkung hervorrufen kann. Wenn sich die Hautreaktion verschärft, Braunwurz absetzen und nochmals versuchen.
Wenn Nahrungsmittelallergene bekannt sind, müssen diese vollständig gemieden werden, auch wenn dies in manchen Fällen dem Patienten sehr schwerfällt. Bei einem Ekzem empfiehlt es sich immer, Milch und Milchprodukte wegzulassen. Ziegenmilch, Schafsmilch und Sojamilch führen in den seltensten Fällen zu einer Allergie. Häufige Ekzemauslöser, die relativ leicht gemieden werden können, sind Kuhmilch, Eier, Käse, einige Fischarten und Nahrungsmittelzusätze. Ergänzungsmittel, die Pizzorno und Murray in ihrem *Textbook of Natural Medicine* (Seattle, John Bastyr College Publications 1989) im Rahmen einer umfassenden Ekzemtherapie empfehlen, sind:
Vitamin A: 50 000 I. E. täglich
Vitamin E: 400 I. E. täglich (gemischte Tocopherole)
Zink: 50 mg täglich als Pikolinat (bei Besserung die Dosis senken)
Quercetin: 1/8 bis 1/4 TL 3x täglich
Nachtkerzenöl: 2–4 Kapseln 3x täglich. Wenn Besserung eintritt, zu dem billigeren Leinsamenöl übergehen.
Andere Autoritäten empfehlen zusätzliche Zufuhr von Vitamin C und Vitamin-B-Komplex.

Schuppenflechte

An dieser verbreiteten Hautkrankheit unbekannter Genese erkranken ein bis zwei Prozent der Bevölkerung. Sie beginnt meist vor dem 20. Lebensjahr, doch sind alle Altersgruppen betroffen. Die Schwere dieser Erkrankung reicht von einer oder zwei Stellen bis zu einem Befall des ganzen Körpers, von einer gutartigen kosmetischen Beeinträchtigung bis zu einer schwächenden und entstellenden Erkrankung. Das Allgemeinbefinden ist meist nicht beeinträchtigt, sofern nicht Arthritis hinzukommt. In extremen Fällen kann Schuppenflechte zu erheblichen körperlichen, emotionalen und wirtschaftlichen Beeinträchtigungen führen.

Schuppenflechte entwickelt sich meist langsam mit Besserungen und Rückfällen. Die charakteristischen Flecken sind scharf begrenzt, meist nicht juckend, gerötet, erhaben und mit silbrigen Schuppen bedeckt, die leicht bluten. Diese Läsionen heilen ab, ohne Narbengewebe zu hinterlassen oder den Haarwuchs zu beeinträchtigen. An den Nägeln können napfförmige Einziehungen (Tüpfelnägel) entstehen. Bei manchen Patienten tritt Schuppenflechte an der Stelle physischer Verletzungen oder Reizungen auf. In manchen Fällen besteht gleichzeitig eine schwere Arthritis, die stark einer rheumatoiden Arthritis ähnelt. Diese häufige Hautkrankheit ist in keiner Weise ansteckend.

Bei normaler Haut vergehen von der Entstehung einer Epidermiszelle bis zur Abschilferung etwa 28 Tage; bei Schuppenflechte dauert dies nur drei bis vier Tage, d. h. der Prozeß verläuft neunmal so schnell als normal. Andererseits sind die normalen Mechanismen der Zellteilung nicht gestört. Daher kann es zu einer starken Anhäufung, ungenügender Ausreifung und schließlich Abschilferung der betroffenen Zellen kommen. Die Therapie der Schuppenflechte richtet sich hauptsächlich auf die nichttraumatische Ablösung der Schuppen und die Linderung eventueller Begleiterscheinungen.

Die Grundursache dieser überstürzten Epidermisbildung ist nicht bekannt. Es gibt jedoch eine Fülle von Theorien: Manche sehen sie ernährungsbedingt, andere vermuten Streß und seelische Faktoren, wieder andere eine erbliche Veranlagung. Zweifellos ist auch das Immunsystem beteiligt, weshalb Schuppenflechte für manche Autoritäten eine Autoimmunkrankheit ist. Häufig entsteht ein Ausbruch oder eine Verschlimmerung parallel zu einer Infektion, insbesondere der oberen Atemwege. Bei manchen Patienten spielen Umweltfaktoren wie Verletzungen, Streß und Klimaveränderungen eine Rolle. Etwa ein Drittel der Patienten erlebt eine spontane Rückbildung.

Schuppenflechte ist das klassische Beispiel für eine Krankheit, die ganzheitlich angegangen werden muß, wobei die Lebensumstände des Patienten möglichst umfassend zu berücksichtigen sind. Wie im Falle des Ekzems sind umstimmende Mittel wichtig, wobei jedoch in der Praxis oft die leberwirksamen umstimmenden Wurzelpflanzen die beste Wirkung haben. Die übrigen Maßnahmen decken sich weitgehend mit den im Abschnitt Ekzem beschriebenen.

In der Literatur werden viele Heilpflanzen empfohlen, die auf der lokalen Flora und ethnisch bedingten Vorlieben beruhen. Allerdings muß gesagt werden, daß es wohl keine wirklichen Spezifika gibt, wie man aufgrund der multifaktoriellen Wurzeln der Schuppenflechte auch vermuten kann. Manche Menschen sprechen großartig auf eine bestimmte Pflanze an, während bei anderen überhaupt keine Reaktion auftritt. Dies kann für den Therapeuten zu einer frustrierenden Herausforderung werden – und nicht weniger für den Patienten.

Zu den umstimmenden Lebermitteln, die gute Wirkung haben, zählen:

blaue Schwertlilie	Mutterkraut
Krauser Ampfer	Sarsaparilla

Natürlich können sich für manche Patienten andere umstimmende Mittel als Spezifikum erweisen. Von den umstimmenden Blattpflanzen kommen in Frage:

Braunwurz
Brennessel
Chaparral
Klettenlabkraut
Rotklee
Stiefmütterchen

Viele Heilpflanzen bieten sich für äußere Anwendungen an. Wichtig ist die Entfernung der Schuppen und die Verringerung der örtlichen Entzündung. Dies bedeutet oft, daß die Zubereitung der Mittel, ob man zum Beispiel eine ölige Salbe oder eine Lotion auf Wasserbasis verwendet, ebenso wichtig ist wie die verwendeten Mittel selbst. Die Darreichungsform muß sich in gewissem Umfang nach der persönlichen Vorliebe des Patienten richten, wobei man oft probieren muß. Pflanzen, die häufig topisch eingesetzt werden, sind unter anderem:

Breitwegerich
Ringelblume
Schierling
Vogel-Sternmiere

Rezept gegen Schuppenflechte

blaue Schwertlilie
Krauser Ampfer
Klettenlabkraut
Helmkraut

Von der Tinktur dieser Mischung 3x täglich 1 TL (5 ml) einnehmen.
1–2 TL der getrockneten Kräuter mit 2 dl Wasser abkochen und 3x täglich trinken.

Brennessel *oder* Klettenlabkraut

2–3x täglich einen Aufguß der frischen Pflanze trinken.

Rezept gegen Schuppenflechte mit starker Unruhe und Anspannung

blaue Schwertlilie
Krauser Ampfer
Klettenlabkraut
Baldrian
Eisenkraut

Von der Tinktur dieser Mischung 3x täglich 1 TL (5 ml) einnehmen. 1–2 TL der getrockneten Kräuter mit 2 dl Wasser abkochen und 3x täglich trinken.

Kamille

Nach Bedarf einen Aufguß trinken.

Rezept gegen hartnäckige Schuppenflechte

blaue Schwertlilie	2 Teile
Krauser Ampfer	2 Teile
Sarsaparilla	2 Teile
Kermesbeere	1 Teil
Baldrian	1 Teil

Von der Tinktur dieser Mischung 3x täglich 1 TL (5 ml) einnehmen. 1–2 TL der getrockneten Kräuter mit 2 dl Wasser abkochen und 3x täglich trinken.

Brennessel *oder* Klettenlabkraut

2–3x täglich einen Aufguß der frischen Pflanze trinken.

Schuppenflechte ist eine Erkrankung, bei der die Eigeninitiative größte Bedeutung hat. Die Patienten sind mit ihrer Erkrankung gebrandmarkt. Oft wird ihnen wenig über einfache Techniken

gesagt, die den Juckreiz verringern, die Entfernung der Schuppen erleichtern und dadurch den Zustand ihrer Haut bessern können. Als Grenze zwischen dem Menschen und seiner Umwelt ist die Haut Empfindungs- und Wahrnehmungsorgan. Schuppenflechte prägt die Daseinserfahrung des Menschen gleich zweimal: Die körperlichen Beschwerden beeinträchtigen sein Wohlbefinden, und das seelische Trauma der Entstellung kann zu sozialer Isolierung und Niedergeschlagenheit führen. Die Behandlung der Streßerscheinungen ist sehr wichtig und sollte möglichst in eine allgemeine Überprüfung der Lebensweise und der persönlichen Zielsetzungen des Patienten eingebettet sein.
Bei den meisten Patienten kann Sonnenlicht die Krankheit bessern oder sogar beseitigen. Leider ist unsere Umwelt so gestört, daß diese Behandlung wegen der möglichen Schäden durch ultraviolette Strahlung, die von der geschädigten Ozonschicht nicht mehr zurückgehalten wird, nicht empfohlen werden kann.
Die Ernährungsratschläge sind oft gegensätzlich; ich habe es erlebt, daß manche Patienten auf Fasten mit Grapefruits gut ansprechen, andere gerade auf eine Diät ohne Südfrüchte. Allgemeine Aussagen sind hier fast unmöglich. Festlegungen bezüglich der Diät müssen vom Patienten, nicht vom Krankheitsbild ausgehend getroffen werden.

Trockene Haut

Trockene Haut ist unter älteren Menschen eine verbreitete Beschwerde; zum Glück gibt es viele Heilpflanzen, die die Wirkung kommerzieller Feuchtigkeitsprodukte unterstützen oder sie sogar ersetzen können. Einige ätherische Öle wirken mild anregend auf die Talgdrüsen. (Darüber hinaus verbessert jede innere Behandlung, die die allgemeine Gesundheit fördert, auch den Hauttonus, insbesondere, wenn die Beschwerden mit Problemen wie einer Schilddrüsenunterfunktion zusammenhängen.)
Angenehm duftende Öle, die unbedenklich eingesetzt werden

können, sind Rose, Kamille, Jasmin, Duftgeranie und Neroli. Verwenden Sie die beste erhältliche Qualität und meiden Sie synthetischen Ersatz.

Pflanzliche »Erste Hilfe« für die Haut

Heilpflanzen können bei der Behandlung vieler kleinerer physischer Traumen und Wehwehchen des täglichen Lebens helfen, wenn sie in kompetenter Weise eingesetzt werden. Nachfolgend einige Vorschläge, wobei man natürlich nicht auf die üblichen Erste-Hilfe-Maßnahmen verzichten darf.

Schnitt- und Schürfwunden

Wenn Wunden nur harmlose Alltagsverletzungen sind, kommen die heilenden Kräuter zum Einsatz. Wenn jedoch eine Grunderkrankung besteht, durch die der Betreffende zu solchen Verletzungen neigt und die Heilung langsam verläuft, können diese Pflanzen allein das Problem nicht beheben. In diesem Fall muß die Ursache geklärt und in geeigneter Weise behandelt werden. Die wichtigsten Heilpflanzen sind Ringelblume, Johanniskraut, Breitwegerich und Beinwell. Man kann sie als Salben, Öle oder Umschläge anwenden. Man kann den aus diesen Heilpflanzen hergestellten Salben verschiedene ätherische Öle mit antiseptischer Wirkung hinzufügen. Diese haben darüber hinaus den Vorzug, daß sie angenehm riechen. Lavendel und Kamille sind vorzügliche Öle, die die Haut in keiner Weise reizen. Wenn eine Infektion besteht, kommt Tea Tree in Frage. (Rezepturen siehe Seite 347.)

Prellungen

Prellungen oder »blaue Flecken« entstehen durch das Zerreißen kleiner Blutgefäße unter der Oberfläche der Haut. Besonders anfällig sind ältere Menschen, Patienten mit Blutungsanomalien und Patienten, die kortisonhaltige Mittel einnehmen. Prellungen heilen spontan innerhalb von Tagen oder Wochen. Wenn das Blut unter der Oberfläche abgebaut und resorbiert wird, verfärbt sich die Haut rot, schwarz, grün und gelb, bis die Heilung abgeschlossen ist. Gewebezerstörungen schwereren Grades bezeichnet man als Quetschungen.

Die wichtigste phytotherapeutische Maßnahme besteht in der sofortigen äußeren Anwendung von Arnika. Gleichzeitig sollten flavonhaltige Mittel eingenommen werden, die die Wände der geschädigten kleinen Blutgefäße stärken. Geeignet sind Ginkgo und Weißdorn. Aromatherapeuten empfehlen die Anwendung von Rosmarinöl, wenn sich die typischen Farben entwickelt haben, um die lokale Durchblutung und damit die Verteilung des Ergusses zu fördern. Da Rosmarin empfindliche Haut reizen kann, sollte er mit einem neutralen Öl wie zum Beispiel Mandelöl verdünnt werden (Rezepturen siehe Seite 352). Empfehlenswert sind ergänzende Gaben von Vitamin C mit Bioflavonoiden.

Verbrennungen

Kleinere Verbrennungen sind alltägliche Verletzungen, die jedoch sofort behandelt und sorgfältig gepflegt werden müssen, um einer Narbenbildung vorzubeugen und die Heilung zu beschleunigen. Weil normale Haut als Schutz gegen Bakterien wirkt, sind Brandwunden besonders für Infektionen anfällig. Bei einer Verbrennung ersten Grades (zum Beispiel gewöhnlicher Sonnenbrand) ist nur die oberste Hautschicht betroffen; es treten Rötung, Schmerzen und eine geringfügige Schwellung auf. Bei Verbrennungen zweiten Grades erscheinen Blasen, und sie sind schmerzhafter. Bei Verbrennungen dritten Grades ist die gesamte Haut verbrannt und teilweise auch das darunter liegende Gewebe beschädigt. Sie heilen unter Narbenbildung, sofern keine Hauttransplantation vorgenommen wird. Bei Verbrennungen vierten Grades ist die Haut verkohlt. Oft sind Verbrennungen eine Kombination des ersten bis dritten Grades.

Kleinflächige Verbrennungen, die nur die äußere Hautschicht beschädigt haben, kann man ohne weiteres selbst behandeln. Kaltes Aloe-vera-Gel verringert die Hautschäden, beschleunigt die Heilung und wirkt sofort schmerzstillend. Empfehlenswert ist die Beigabe von Lavendelöl (20 Tropfen Lavendelöl auf 100 g Aloegel).
Umfangreichere Verbrennungen oder Verbrennungen, die durch Chemikalien oder elektrischen Strom verursacht sind, sind ein medizinischer Notfall.

Narbenbildung

Narbengewebe entsteht durch die natürlichen Heilungsvorgänge des Körpers. Bestimmte Heilmittel sorgen dafür, daß sich möglichst wenig Narbengewebe bildet und die Wundheilung schnell verläuft. Eine solche Behandlung kann nach Operationen oder bei Wunden notwendig sein. Oft genügt die Anwendung von Vitamin-E-Öl; dies kann unterstützt werden durch Beinwell, Ringelblume oder Johanniskraut.

Sonnenbrand

Etwa fünf Prozent des Sonnenlichts, das auf die Erdoberfläche gelangt, bestehen aus ultravioletten Strahlen, UVA und UVB. Das langwelligere Ultraviolettlicht (UVA) regt die Produktion des natürlichen Hautpigments Melanin an und führt zur Bräunung. Die Ultraviolettstrahlung mittlerer Wellenlänge (UVB) ist die Hauptursache für Sonnenbrand. Zwischen 10 und 15 Uhr ist die Sonnenstrahlung am intensivsten und hat den höchsten Anteil an UVA und UVB, weshalb um diese Zeit das größte Risiko eines Sonnenbrandes besteht. Ob ein Sonnenbrand auftritt, hängt von verschiedenen Faktoren ab: der Hautfarbe, der Tageszeit, der Dauer der Sonneneinwirkung, Wolken, Smog, Meereshöhe, Einnahme von Arzneimitteln und dem Vorhandensein von schützender Kleidung und Sonnenschutzvorrichtungen.
Aloe-vera-Gel, das großzügig auf verbrannte Haut aufgetragen

wird, kann eine beeindruckende Wirkung haben. Gute Wirkung zeigen auch Johanniskrautöl, frischer Gurkensaft und ein Ringelblumenaufguß.

Juckreiz

Selbstverständlich muß stets die Ursache des Juckreizes, die von Allergie, Gelbsucht und Ekzem bis zu kratzender Kleidung oder Läusen reichen kann, festgestellt und behandelt werden. Vorübergehende Linderung ist in einfacher Weise durch Aufbringen destillierter Zaubernuß möglich. Verschiedene Hamamelis-Präparate sind in jeder Apotheke und Drogerie erhältlich. Vogel-Sternmiere kann in jeglicher Form angewandt werden und zeigt oft noch bessere Ergebnisse. Rezepturen sind in dem entsprechenden Abschnitt am Ende des Buchs angegeben.

Pilzerkrankungen der Haut

Pilzbefall der Haut ist weit verbreitet und kann zu einer Reihe von gesundheitlichen Problemen führen. Mikroskopische Pilzorganismen, die normalerweise auf der Haut leben, ohne Symptome zu verursachen, können unter geeigneten Bedingungen wie Feuchtigkeit, Wärme, Reizung oder kleineren Hautverletzungen verstärkt wachsen und in die Haut eindringen. Bestimmte Grunderkrankungen wie hormonelle Störungen und Immunkrankheiten können ebenfalls Pilzinfektionen auslösen.
Solche Infektionen sind insbesondere in tropischen Gegenden häufig, wo die Wärme und Feuchtigkeit den Pilzen ideale Wachstumsmöglichkeiten bietet.

Tinea

Die verbreitetste Gruppe sind die verschiedenen Formen von Tinea. Merkmal der Tinea ist ein juckender, schuppender, rötlicher Fleck, der sich ausbreitet. Die Haare im betroffenen

Bereich können ausfallen oder abbrechen. Manchmal wird die Haut rissig, wodurch Sekundärinfektionen mit Bakterien entstehen. Der Pilz wird durch Bürsten, Kleider und Körperkontakt übertragen. Die häufigsten Formen sind *Tinea capitis*, eine Fadenpilzinfektion der Kopfhaut, *Tinea barbae*, die den Bart befällt, *Tinea corporis*, die an den unbehaarten Bereichen des Körpers auftritt, *Tinea cruris*, ein Ausschlag im Leistenbereich, und *Tinea pedis* an den Füßen.

Fußflechte (Tinea pedis)

Fußflechte ist eine nässende, übelriechende Abschuppung zwischen den Zehen. Rissige Haut, Reizungen, Rötung und bakterielle Infektionen können das Krankheitsbild verschlimmern. Bestimmte Formen der Infektion rufen gelbe Blasen hervor und können auch die Sohlen und Seiten der Füße befallen. Prädisponierende Faktoren sind warme Witterung und Schuhwerk, das die Füße nicht »atmen« läßt. Am stärksten gefährdet sind Menschen, die bereits einmal befallen waren, erwachsene Männer, Menschen mit Fußschweiß und Patienten mit geschwächter Immunreaktion; Kinder, Frauen und Menschen, die gerne barfuß gehen, bleiben meist verschont. Mittel zum Einnehmen bewirken wenig, sofern nicht Probleme der Immunabwehr ursächlich sind. Die wirksamste äußere Behandlung sind pilzabtötende ätherische Öle. Beispiele hierfür sind Myrrhe, Tea Tree und Knoblauch (der ebenso wirksam wie übelriechend ist).
In Großbritannien wird traditionell eine Kombination von Lavendel und Myrrhe verwendet. Myrrhe wirkt pilztötend, während Lavendel entzündungshemmende und wundheilende Wirkung hat. Wenn die Haut tief eingerissen und schmerzhaft ist, eignet sich Ringelblumenöl besonders. Zu Beginn einige Tage die in Alkohol gelösten Öle anwenden, bis die Feuchtigkeit der Haut abgetrocknet ist. Dann die Behandlung mit einer Salbe oder Creme mit drei bis fünf Prozent ätherischem Öl fortsetzen, bis die Haut vollständig wiederhergestellt ist. Darüber

hinaus sollten die nachfolgenden hygienischen Hinweise beachtet werden:

- Den Bereich um Zehen- und Fingernägel häufig reinigen, da das Pilzmyzel unter den Nägeln sitzt und wiederholt Infektionen auslöst.
- Die Füße trocken halten, insbesondere zwischen den Zehen.
- Vorne offene Schuhe oder Sandalen tragen, wenn Barfußgehen nicht möglich ist. Vinyl-Oberleder und Sportschuhe mit Gummisohlen vermeiden. Baumwollsocken sind besser als synthetisches Material.
- 3x täglich die Füße waschen und 20 Minuten in einer Essiglösung (2–4 EL auf $^1/_2$ l Wasser) baden. Am besten geeignet ist Pflanzenessig.

Das Haar

Die moderne Lebensweise schädigt das Haar. Von den vielen Faktoren seien nur Föne, chemische Erzeugnisse, übermäßiges Bürsten, aufwendige Frisuren und Haarspray genannt. Schlechte Ernährung und Krankheiten belasten das Haar ebenfalls, und selbstverständlich spielt auch das Altern eine Rolle.

- Haare trocknen aus. Die Talgdrüsen, die das Haar und die Haut fetten, büßen mit zunehmendem Alter ihre Funktion ein. Dadurch verspröden, brechen und spalten sich die Haare und werden anfälliger gegen Umweltbelastungen.
- Das Haar wird feiner, da sich die Proteinerzeugung des Körpers verlangsamt. Beim Vierzigjährigen ist der Haarschaft fünf Prozent dünner als beim Zwanzigjährigen.
- Das Haar verliert seine Farbe. »Graue« Haare im eigentlichen Sinne gibt es nicht: Die graue Farbe entsteht durch die Mischung von normal pigmentiertem Haar und Altershaar, das seine Pigmentierung verloren hat.

– Haare fallen aus. Ein gewisser Verlust von Haaren gehört zum normalen Wachstumszyklus des Haars und ist nicht altersbedingt. Beim Älterwerden können jedoch Streß, Ernährungsfehler und Arzneimittel (insbesondere Hormone) zum Ausfall von Haaren führen, die nicht mehr ersetzt werden.
– Haar wächst an unerwünschten Stellen.

Der Beitrag der Pflanzenwelt zur Haarpflege fällt meist unter die Rubrik Kosmetik, und in Büchern über Pflanzenkosmetik gibt es eine Fülle hervorragender Empfehlungen. Einige Rezepte sind in dem Abschnitt über die Herstellung von Arzneimitteln angegeben (siehe Seite 354).

Immunität und Wohlbefinden

Das Immunsystem wurde in den letzten Jahren zum beherrschenden Thema, insbesondere wegen der Aids-Epidemie und der starken Zunahme von Autoimmunerkrankungen. Um die Möglichkeiten einer ganzheitlichen Vorgehensweise nutzen zu können, muß man ein gewisses Verständnis für die biologischen Grundlagen des Abwehrsystems haben; genauso wichtig ist ein Verständnis für die Rolle, die das Immunsystem im menschlichen Leben spielt. Die neuen (aber immer noch unvollständigen) Erkenntnisse der Immunologie haben viele Vorgänge auf der körperlichen Ebene erhellt, doch reicht dies bei weitem nicht aus. Die Heilkräutermedizin muß dabei ebenso beschränkt bleiben wie die allopathische Medizin, wenn sie nur die Chemie des Blutes ohne den ganzheitlichen Zusammenhang im Auge hat.
Das Immunsystem wird durch Alterserscheinungen als erstes beeinträchtigt, wodurch verschiedene Probleme entstehen können. So entwickeln sich die altersbedingten degenerativen Krankheiten meist erst dann, wenn das Immunsystem erste Schwächen zeigt. Eine Hauptfunktion dieses Systems ist die Eliminierung von toten oder beschädigten Zellen, und wenn seine Effizienz nachläßt, beschleunigt die entstehende Ansammlung von Zellresten den Alterungsprozeß in anderem Körpergewebe. Infektionen mit lebensbedrohlichen Komplikationen treten bei Älteren häufiger auf als bei jüngeren Erwachsenen. Mit fortschreitendem Alter verliert der Körper seine Fähigkeit, Antikörper zu bilden und seine Zellen zu schützen.
Einige wichtige Aspekte ergeben sich, wenn man die Funktion des Immunsystems aus einer ökologischen und nicht nur einer biochemischen/medizinischen Perspektive betrachtet. Dann wird deutlich, daß die menschliche Immunität ein lebenswichti-

ges Element in der Beziehung des Menschen zu seiner Umgebung ist. Menschliche Aktivität ist nicht einfach Selbstbehauptung gegenüber einer feindlichen Umwelt; sie ist ein komplexer, schwingender Austausch mit der Welt.
Die menschliche Immunität besitzt charakteristische Eigenschaften. In der gemeinsamen Ökologie von Mensch und Umwelt lebt Immunität von der Harmonie, nicht vom Widerstand. Sie ist ein dynamischer Tanz mit der Umgebung und erschöpft sich nicht im Errichten von Barrieren. Diese Sichtweise führt zu Erkenntnissen, die aufregende Möglichkeiten für das gesamte Gebiet der Gesundheitspflege erahnen lassen.

- Das menschliche Immunsystem ist in der Ökologie eingebettet. Diese Beziehung und ihr Wesen müssen erkannt und verstanden werden. Ihre Dynamik kann eine außerordentliche Herausforderung sein.
- Das Immunsystem ist eine ökologische Schnittstelle zwischen Innenwelt und Außenwelt. Solche Übergangsbereiche (wie zwischen Wüste und Savanne, Wald und Gebirge, Forst und Weideland, Ackerland und Ödland) sind für die Gesundheit und das Wohlbefinden der ganzen Erde von entscheidender Bedeutung. Sie schaffen die Möglichkeit der Integration und Feinabstimmung von Ökosystemen und sichern die Gesundheit der Biosphäre. In ähnlicher Weise ist das menschliche Immunsystem ein Komplex von Prozessen und Vorgängen, durch die Geben und Nehmen, Abwehr und Akzeptieren zugleich möglich sind. Wenn man sich nur auf eine Seite dieser Yin-Yang-Vorgänge konzentriert, geht man am Wesentlichen vorbei und gefährdet die Stabilität des ganzen Komplexes.
- Immunität ist Ausdruck einer Homöostase. Homöostase bezeichnet die wunderbare Abstimmung physiologischer Prozesse im Körper, durch die eine innere Stabilität gewährleistet wird, zum Beispiel Körpertemperatur, Blutdruck und Glukosespiegel. Diese innere Homöostase spiegelt die planetarische Homöostase, die Gaia charakterisiert. Die Erkenntnis dieses

weltumfassenden Prozesses führte James Lovelock zur Aufstellung der Gaia-Hypothese, bei der die ganze Erde als Organismus betrachtet wird.
- Immunität ist Ausdruck von Beziehungen. Alles bisher Gesagte ist nur auf dieser Grundlage zu verstehen. Unsere Beziehungen zur Welt sind ebenso wichtig wie der Chemismus des Immunsystems. Dies muß auf verschiedenen Ebenen betrachtet werden, von der Nahrung, die wir auswählen, und den Menschen, die wir mögen oder nicht mögen, bis zu der Art unseres Umgangs mit der Natur.

Dieser ökologische Ansatz verlangt, daß – wie bei allen Aspekten des ganzheitlichen Heilens – folgende Aspekte des menschlichen Lebens berücksichtigt werden müssen:

- *Körperliche Gesundheit:* Der physische Körper muß richtig ernährt werden und bei Krankheiten in geeigneter Weise unterstützt und geheilt werden.
- *Emotionales Wohlbefinden:* Seelisches Gleichgewicht verlangt ein harmonisches Gefühlsleben, in dem für Freude ebenso Platz ist wie für Schmerz.
- *Geistige Perspektiven und Zielsetzungen:* Der Mensch braucht ein geistiges Umfeld, in dem er seinen Platz findet, so daß er Entscheidungen »aus der Mitte« statt in der Opferhaltung treffen kann.
- *Spirituelle Offenheit und Vitalität:* Dies läßt sich in jeder Form verwirklichen, die für den einzelnen angemessen ist.

Heilpflanzen für das Immunsystem

Die pflanzenheilkundlichen Traditionen der Welt mit ihren besonderen kulturellen Hintergründen und Ausdrucksformen verfügen über wertvolle Einsichten in die verschiedenen Einsatzmöglichkeiten von Heilpflanzen zur Steigerung der Immunabwehr. Auf diesem Gebiet ist die Phytotherapie ein gutes Beispiel, wie überliefertes Wissen durch moderne Pharmakologie bestätigt wird. Bei immer mehr Mitteln wird heute im Laborversuch und in klinischen Studien eine eindeutige immunologische Wirkung festgestellt. Manche Mittel regen die Immunabwehr direkt an, während die meisten anderen eher als Immunmodulatoren zu bezeichnen sind, d. h. sie ermöglichen es dem Körper, flexibler auf Krankheiten zu reagieren.

In den folgenden Abschnitten möchte ich einige Gedanken vorstellen, die eine Brücke zwischen den europäisch-amerikanischen Vorgehensweisen und verschiedenen Erkenntnissen der östlichen Medizin sowie der pharmakologischen Forschung schlägt. Die hier vorgelegten Theorien beruhen auf klinischen Ergebnissen und empirischen Erfahrungen.

Der kalifornische Kräuterheilkundige Christopher Hobbs hat drei Ebenen der pflanzlichen Wirkung identifiziert. Er beschreibt sie als tiefe Immunaktivierung, oberflächliche Immunaktivierung und »adaptogene« oder hormonelle Modulation.

Tiefe Immunaktivierung

Heute richtet sich das Interesse zunehmend auf Pflanzen, die die immunologischen Abläufe innerhalb des Gewebes beeinflussen, die sogenannte tiefe Immunaktivierung. Pharmakologisch gelten Saponine und komplexe Polysaccharide als wichtigste immunwirksame Inhaltsstoffe von Pflanzen, doch darf nicht übersehen werden, daß Pflanzen als biologische Ganzheiten wirken und niemals nur Träger »aktiver Wirkstoffe« sind. Wichtige Immunmodulatoren, die heute aus China und Japan in die Praxis der westlichen Phytotherapie übernommen werden, sind *Astragalus membranaceous (Huang-qui), Ligustrum lucidum, Schizandra chinensis (wu-weizi), Ganoderma lucidum* (aus dem Reishi-Pilz) und *Codonopsis tangshen (Dang shen)*.

Neben den spezifischen Mitteln unterstützen Pflanzen, die das allgemeine Wohlbefinden steigern, die Homöostase und damit

auch das Immunsystem. Hierbei kommen die tonisierenden Bittermittel und die umstimmenden Mittel zum Einsatz.
Tonisierende Bittermittel. Es zeigt sich immer deutlicher, daß die Bittermittel eine wesentliche Rolle in der ganzheitlichen Kräuterheilkunde und in der vorbeugenden Medizin spielen.
Bittermittel wirken offenbar durch Auslösung einer sensorischen Reaktion im Mund. Die Empfindung Bitterkeit wird (vermutlich neben vielen weiteren subtilen Empfindungen, von denen wir noch nichts wissen) über die Nerven zum Zentralnervensystem geleitet, wodurch weitere Reaktionen ablaufen:

- Der Appetit wird angeregt – ein nützlicher Effekt während der Rekonvaleszenz und bei Erkrankungen, die mit Appetitlosigkeit verbunden sind.
- Die Produktion von Verdauungssäften in Bauchspeicheldrüse, Zwölffingerdarm und Leber wird stimuliert.
- Bittermittel unterstützen weiterhin die Leber bei ihrer Entgiftungsarbeit und steigern die Galleerzeugung. Hiervon geht eine intensive Heilwirkung aus, da viele gesundheitliche Beschwerden ihre Wurzeln in einer überlasteten Leber haben.
- Es entsteht eine regulierende Wirkung auf die Ausschüttung von Hormonen, die Blutzucker, Insulin und Glukagon regeln.
- Bittermittel unterstützen die Darmwand bei Schädigungen, indem sie die Selbstheilungsmechanismen stimulieren.

Bittermittel wirken auch allgemein auf Herz und Kreislauf. Beifuß und Enzian können in einigen Fällen eine markante antidepressive und stärkende Wirkung haben. Da die Verdauung und die Resorption von Nahrung wesentlich für die Gesundheit sind, kann Stimulation durch Bittermittel oft ein Krankheitsbild grundlegend beeinflussen, bei dem der Verdauungsprozeß selbst in keiner Weise gestört ist.
Umstimmende Mittel. Diese haben nicht die Aufmerksamkeit gefunden, die die Forscher heute den östlichen Mitteln widmen, und doch bewirken die Heilpflanzen, die wir als umstimmende

Mittel kennen, Veränderungen im Körper, die eine Wirkung auf die »tiefe« Ebene der Immunabwehr vermuten lassen. Wichtige mild umstimmende Mittel sind:

Brennessel	Krauser Ampfer
Klette	Sarsaparilla
Klettenlabkraut	

Schließlich gehört zur tiefen Beeinflussung des Immunsystems auch die Unterstützung der normalen Ausscheidungs- und Entgiftungsfunktionen des Körpers.

Oberflächliche Immunaktivierung

Die oberflächliche Immunaktivierung wird von Mitteln gefördert, die eine Immunreaktion auf das Eindringen von Erregern unterstützen. Zu diesen Mitteln, die in dem Abschnitt über Infektionen noch ausführlicher besprochen werden, gehören:

Knoblauch	Sonnenhut
Myrrhe	Wilder Indigo
Ringelblume	Zwiebel

Hormonelle Modulation

Die Mittel dieser Gruppe wirken durch eine hormonelle Modulation der Immunreaktion. Die Gefühle, Gedanken und Träume, die wir als Reaktion auf das tägliche Leben haben, üben vielfältigen Einfluß auf uns aus. So erlebten die meisten Menschen schon einmal, daß sie sich erkältet haben, wenn die Arbeitsüberlastung zu groß wurde. Adaptogene können dem Körper helfen, mit solchen streßbedingten Abwehrproblemen fertig zu werden. Ich verweise auf den Abschnitt über Streß, in dem Ginseng und Sibirischer Ginseng behandelt werden (Seite 189 bis 192).

Entgiftung

Die Hauptaufgabe bei der Stärkung körpereigener Abwehr besteht darin, den Körper bei der Ausscheidung von Verunreinigungen und toxischen Stoffwechselprodukten zu unterstützen. Ein Grundsatz der pflanzlichen Entgiftungstherapien lautet, daß der menschliche Körper ein selbstheilender und homöostatischer Organismus ist und daß der Therapeut nichts weiter zu tun braucht, als die normalen Prozesse zu fördern. Der Körper verfügt über wunderbar wirksame Mechanismen, und die Kräuter unterstützen diese Fähigkeit, indem sie die Ausscheidungsprozesse allgemein ansprechen. Zusätzlich wird der spezifische Körperbereich, der am stärksten einer toxischen Belastung ausgesetzt war, tonisierend behandelt. Beispiel hierfür wäre die Lunge eines Rauchers oder die Leber eines Patienten mit Alkoholproblemen. Parallel dazu können die symptomatischen Beschwerden gelindert werden.
Der Schlüssel zur Entgiftung ist die Unterstützung aller Ausscheidungswege mit milden Kräutern, nicht der Frontalangriff mit einer pflanzlichen Keule! Wenn zu stark wirksame Pflanzen eingesetzt werden, kann dies eine unangenehme Wirkung ohne therapeutischen Nutzen haben. Wirksame und dennoch sichere und milde Mittel sind:

Zielsystem	*Pflanzliche Wirkung*	*Mittel*
Nieren und harnableitende Wege	harntreibend	Löwenzahnblatt
Leber und Blut	leberstärkend, umstimmend	Löwenzahnwurzel, Mariendistel
Lymphsystem	umstimmend, Lymphtonikum	Brennessel, Klettenlabkraut
Haut	schweißtreibend, umstimmend	Schafgarbe

Atemsystem	auswurffördernd, lungenstärkend, antikatarrhalisch	Königskerze, Huflattich
Systemunterstützung	tonisierend	ein Mittel mit der entsprechenden Affinität wählen
	Adaptogen	Ginseng
	antiseptisch	Knoblauch

Immunologische Wirkungen

Wir verfügen heute über ein schier unübersehbares Wissen über das Immunsystem und die entsprechenden Pflanzentherapien. Da ich mich in diesem Buch nicht auf isolierte Pflanzenforschungen stütze, sondern am *Menschen* orientiere, basieren die nachfolgenden therapeutischen Vorschläge auf meiner eigenen Ausbildung und klinischen Erfahrung in Wales.

Da die Pharmakologie begonnen hat, die Möglichkeiten des Pflanzenreichs neu zu erkunden, wurden auch neue Begriffe für die Wirkungsweise der Pflanzen geprägt:

- *Immunstimulanzien* bewirken eine allgemeine Anregung der Immunabwehr. Da ihre Wirksamkeit relativ schnell nachläßt, müssen sie entweder in regelmäßigen Abständen oder kontinuierlich gegeben werden. Die von Immunstimulanzien erzeugte Immunität entsteht schnell.
- *Immunmodulatoren.* Diese Pflanzen können Suppressorzellen stimulieren und damit die Immunabwehr vermindern. Aufgrund dieser Wirkung wurde für solche Mittel die Bezeichnung Immunmodulatoren vorgeschlagen.
- *Immunadjuvanzien* sind Substanzen, die die Bildung von Antikörpern steigern, ohne selbst als Antigene zu wirken.

Die allopathische Perspektive beginnt heute eine Reihe therapeutischer Einsatzmöglichkeiten für Pflanzen zu entdecken, was auf eine veränderte Haltung innerhalb der Schulmedizin hinweist.

- Die Immunstimulation bietet möglicherweise eine Alternative zur herkömmlichen Chemotherapie bei Infektionen, insbesondere bei Patienten mit einer geschwächten Immunreaktion. Eine solche pflanzliche Therapie steigert die körpereigenen Abwehrreaktionen und kann dabei gefährdeten Patienten helfen, Infektionen durch opportunistische Erreger vorzubeugen.
- Viele Eigenschaften der Immunstimulanzien sind zur Therapie bösartiger Erkrankungen geeignet. So weiß man heute, daß das Tumorwachstum durch die Stimulierung bestimmter Elemente des Immunsystems wie der Makrophagen oder Killerzellen gehemmt werden kann.
- Die pflanzliche Immunstimulation kann auch neue Erkenntnisse zur Therapie von Autoimmunkrankheiten beitragen.

Je mehr Forschungen durchgeführt werden, desto mehr Pflanzenarten und pflanzliche Inhaltsstoffe scheinen in Frage zu kommen. Es gibt noch zuwenig Ergebnisse, um allgemeine Aussagen machen zu können, doch fördern die Studien japanischer und chinesischer Wissenschaftler über ihre traditionellen Heilmittel vieles zutage, was für die Immunologie von Bedeutung sein kann. Leider finden die traditionellen europäischen oder nordamerikanischen Heilpflanzen nicht dieselbe Beachtung. Dies liegt lediglich an einem Mangel an Forschungsmitteln, nicht an der Unbrauchbarkeit der Pflanzen. Wenn man zum Beispiel Brennessel dieselbe Aufmerksamkeit schenken würde, wie sie dem ostasiatischen Mittel *Astragalus* zuteil wird, hätten wir vielleicht bald den immunologischen »Beweis« für ihre tiefgreifenden Wirkungen!

Eine Reihe von Immunsystemerkrankungen lassen sich pflanzlich gut behandeln. Die immunologischen Erkrankungen kann man in folgende Kategorien einteilen:
Immunmangelkrankheiten: Diese mit einer Störung oder Insuffizienz der Immunreaktion zusammenhängenden Erkrankungen werden in zwei Gruppen eingeteilt:
- Primäre Immunmangelkrankheiten, die ererbt oder erworben sind und bei denen der Immundefekt die Ursache der Erkrankung ist.
- Sekundäre Immunmangelkrankheiten, wobei der Immundefekt die Folge anderer Erkrankungen ist. Ein Beispiel hierfür wäre Aids.

Überempfindlichkeitsreaktionen: Dabei schädigen an sich normale Abwehrvorgänge, statt zu schützen. Die pathologischen Erscheinungen beruhen auf spezifischen Wechselwirkungen zwischen einem Antigen und Elementen des Immunsystems.
Autoimmunkrankheit (Autoaggressionskrankheit): Eine Erkrankung, bei der Lymphozyten Antikörper bilden, die körpereigene Zellen und Gewebe wie Fremdkörper angreifen und dadurch Schädigungen auslösen. Dies kann jedes Organ und jedes Gewebe betreffen.
Tumoren und Krebs: Es besteht ein direkter immunologischer Zusammenhang zwischen dem Körper und Tumoren. Dadurch ist eine Vorbeugung und Behandlung über die Kräftigung der Immunabwehr möglich.
Transplantationsreaktionen: Die Abstoßungsreaktionen bei Transplantationen haben eine immunologische Grundlage.
Bei der Betrachtung der phytotherapeutischen Möglichkeiten ist zu beachten, daß die Mittel nach den persönlichen Bedürfnissen des Patienten ausgewählt werden müssen, die nur durch sorgfältige Diagnose festgestellt werden können. Der Therapeut muß sich also bewußt sein, daß er es mit einem komplexen Gesche-

hen zu tun hat. Die Anregung der immunologischen Aktivität kann manchmal ungeeignet, in anderen Fällen lebenswichtig sein. Um eine Entscheidungsgrundlage zu schaffen, habe ich vorläufige Richtlinien aufgestellt, wann in einer therapeutischen Situation Immunstimulation indiziert oder kontraindiziert ist.
Allgemein kann man sagen, daß bei einer unangemessenen Aktivität des Abwehrkomplexes keine immunstimulierenden Pflanzen eingesetzt werden sollten. Somit wären Immunstimulanzien bei Autoimmunreaktionen, Allergien und Transplantationsproblemen kontraindiziert.
Umgekehrt sind bei Erkrankungen, die mit einer ungenügenden Aktivität der körpereigenen Abwehr einhergehen, immunstimulierende Pflanzen von grundlegender Bedeutung. Mit anderen Worten, Immunstimulanzien sind vermutlich bei Infektionen, Krebs und Immunmangelkrankheiten indiziert.
Warum sage ich vermutlich? Der erfahrene Kräuterheilkundige, der sich mit der multifaktoriellen Wirkung von Pflanzen wie auch der Verschiedenheit der Patienten auskennt, wird eine Pflanze nie einfach als »Immunstimulans« betrachten. So kann zum Beispiel ein Mittel spezifisch für die Behandlung einer rheumatoiden Arthritis geeignet sein, aber auch eine immunstimulierende Wirkung haben. Die Erfahrungen von Generationen von Therapeuten und Patienten haben mehr Wert als die theoretischen Erkenntnisse, die experimentell oder im Tierversuch gewonnen wurden.

Infektionen

Das Risiko von Infektionen scheint eine natürliche Konsequenz des Lebens in der Biosphäre der Erde zu sein. Der Mensch lebt in einem permanenten ökologischen Dialog mit einer Vielzahl von Bakterien, Viren und Pilzen, wobei sich unser Immunsystem in einer solchen Weise entwickelt hat, daß dieser Austausch gelegentlich zu gesundheitlichen Problemen führen kann. Andererseits hängt unser Wohlbefinden von gesunden und positiven Beziehungen mit einer Reihe von Organismen ab, die in und auf unserem Körper leben; zwei Beispiele hierfür sind die bakterielle Darmflora und die Mikroorganismen auf der Haut.

Eine Infektion entsteht, wenn der Körper Krankheitserregern oder normalerweise nicht pathogenen Organismen ausgesetzt ist. Wenn die Immunabwehr in irgendeiner Weise beeinträchtigt ist, ändert sich das ökologische Gleichgewicht zwischen Wirt und Erreger, so daß letzterer sich ausbreiten kann. Bei allen Formen von Erregern muß sich die pflanzliche Behandlung auf die Kräftigung der Immunabwehr richten.

In den phytotherapeutischen Traditionen der Welt gibt es eine Fülle von Pflanzen, denen antiseptische Wirkung nachgesagt wird, doch muß man sich darüber im klaren sein, daß sie nicht immer halten, was sie versprechen. Allopathische Antibiotika sind lebensrettende Mittel, wenn sie in richtiger Weise eingesetzt werden. Sie haben die westliche Welt weitgehend von der Geißel epidemischer Infektionskrankheiten befreit. Die Phytotherapie kann nicht immer angemessen oder schnell genug auf schwere akute Infektionen reagieren, insbesondere bei Patienten, deren Immunsystem geschwächt ist. Bei solchen Infektionen (wie zum Beispiel Hirnhautentzündung) müssen Antibiotika eingesetzt werden. Als überzeugter Kräuterheilkundiger, der auch die Beschränkungen seines therapeutischen Rüstzeugs kennt, bin ich für die Existenz dieser Arzneimittel zutiefst dankbar, denn die Aufgabe des Heilers ist die Linderung von Leiden, nicht die Verkündigung (s)eines Glaubenssystems. Trotzdem kann die phytotherapeutische Behandlung einen wesentlichen Beitrag leisten:

- Steigerung der Immunabwehr, so daß sich der Körper schneller von Erregern befreien kann.
- Tonisierung und Kräftigung von Gewebe, Organen oder ganzen Systemen, die Angriffsziel der Infektion sind.
- Beschleunigte Erholung nach Infektionen wie auch vom Einsatz der Antibiotika.

Häufig eingesetzte pflanzliche Antibiotika sind:

Alant	Nelke
Anissamen	Pfefferminze
Bärentraube	Ringelblume
Cayennepfeffer	Rosmarin
Enzian	Salbei
Eukalyptus	Schafgarbe
Gelbwurz	Sonnenhut
Johanniskraut	Thymian
Knoblauch	Wacholder
Koriander	Weinraute
Kümmel	Wermut
Majoran	wilder Indigo
Myrrhe	

Alle Heilpflanzen, die reich an ätherischen Ölen sind, wirken antiseptisch. Früher wurden verschiedene ätherische Öle auch in der Schulmedizin zur Bekämpfung von Infektionen eingesetzt, insbesondere der Atem- und harnableitenden Wege, sowie zur Vorbeugung von Infektionen bei Verbrennungen und Wunden. Einige dieser Öle werden nach wie vor häufig als Desinfektionsmittel verwendet, da ihre antiseptische Wirkung oft besser ist als diejenige von Phenol. In Frankreich werden heute umfassende klinische Arbeiten über diese Öle durchgeführt.

Phytotherapie bei Infektionen

Da die Abwehrreaktionen des Körpers sich vielfach ähneln, kann man in gewissem Umfang allgemeine Aussagen bezüglich der pflanzlichen Behandlung von Infektionen machen. Natürlich gibt es im Detail Unterschiede je nach der Art der Erkrankung, dem Patienten und der sonstigen Mittel, die dieser einnimmt.

Allgemeine Vorgehensweise

Wählen Sie das geeignete antiseptische Mittel. Die Auswahl richtet sich nach folgendem:

- Dem Angriffsort der Infektion. Zum Beispiel nimmt man Bärentraube bei Blaseninfektionen, Alant bei Lungeninfektionen und Myrrhe äußerlich für die Haut.
- Dem Alter und der Konstitution des Patienten. Nehmen Sie zum Beispiel Pflanzen mit milderer Wirkung für junge, alte oder geschwächte Menschen.
- Wählen Sie Spezifika gegen den jeweiligen Erreger, so oft dies möglich ist.

Setzen Sie neben antiseptischen Mitteln stets auch tonisierende Mittel ein. Diese können anhand der nachfolgenden Kriterien ausgewählt werden:

- Ort der Infektion. Nehmen Sie zum Beispiel Königskerze gegen Lungeninfekte und Klettenlabkraut bei Infektionen des Lymphgewebes.
- Spezielle Vorbeugung je nach den Bedürfnissen des Patienten. Setzen Sie Weißdorn ein, wenn Herzbeschwerden zu befürchten sind, und Ginkgo bei älteren Menschen.
- Erkenntnisse bezüglich der Krankengeschichte und der Familienanamnese des Patienten.

Pflanzliche Unterstützung einer Antibiotikatherapie

Es besteht kein Grund, warum man bei einer antiseptischen Behandlung nicht zugleich auch die Vorzüge der Kräuterheilkunde nutzen sollte. In diesem Fall stehen Tonika im Vordergrund, die dem Körper helfen, den heftigen Abwehrkampf, der in seinem Körper tobt, besser zu überstehen. Die Auswahl kann entsprechend der nachfolgenden Kriterien erfolgen:

- Angriffsort der Infektion
- Unterstützung des Verdauungssystems und der Leber, da häufig Nebenwirkungen im Darm auftreten
- patientenspezifische Vorbeugung
- Erkenntnisse hinsichtlich der Krankengeschichte und Familienanamnese des Patienten

Eine Unterstützung der Abwehrkräfte ist möglich, doch sollte man nicht versuchen, die Wirkung der Antibiotika nachzuahmen, indem man übermäßige Mengen von Sonnenhut einsetzt. Verordnen Sie gegebenenfalls symptomatisch wirkende Mittel.

Erholung nach einer Antibiotikatherapie

Nach Abschluß einer Antibiotikatherapie können Heilpflanzen eingesetzt werden, um die Genesung zu beschleunigen, die Gefahr eines Wiederauftretens der Infektion zu verringern und sekundären Beschwerden vorzubeugen, die durch die vorübergehende Schwächung des Immunsystems auftreten können.
Achten Sie auf geeignete Ernährung und geben Sie pflanzliche Tonika:

- Bittermittel zur Anregung des normalen Stoffwechsels
- milde Diuretika und leberstärkende Mittel zur Unterstützung der Ausscheidungen
- spezifische Tonika für den Ort der stärksten symptomatischen Beschwerden.

Wichtig ist die Unterstützung des Immunsystems. Führen Sie eine tiefe Anregung der Abwehrfunktionen mit den immunstimulierenden Pflanzen durch, wenn

- die Erkrankung chronisch oder wiederkehrend ist,
- es sich um einen älteren Patienten handelt oder der Patient nach der Infektion sehr geschwächt ist,

– der Patient unter starker psychischer, sozialer oder umweltbedingter Belastung steht und deshalb seine Abwehr beeinträchtigt ist.

Krebs: Eine ganzheitliche Vorgehensweise

Heilpflanzen haben eine lange und ehrwürdige Geschichte hinsichtlich der Behandlung von Krebs, und viele Leser werden überrascht sein, daß sie in der heutigen Medizin nach wie vor eine Schlüsselrolle bei der Bekämpfung dieser Krankheit spielen. Als Krebs bezeichnet man eine Reihe bösartiger Erkrankungen, die viele verschiedene Teile des Körpers befallen können. Typisch ist stets eine schnelle und unkontrollierte Bildung abnormer Zellen, die entweder eine Geschwulst (Tumor) erzeugen oder sich im ganzen Körper ausbreiten und auch an anderen Stellen ein abnormales Wachstum auslösen. Krebs kommt bei allen höheren Lebewesen vor, und auch an Pflanzen entstehen Wucherungen, die Krebs ähneln.
Die Suche westlicher Wissenschaftler nach einer chemischen Wunderwaffe gegen Krebs oder einer spezifischen zytotoxischen Pflanze beruht auf Voraussetzungen, die nicht zum Erfolg führen können. Unbestritten ist, daß die westliche Medizin der leidenden Menschheit große Fortschritte gebracht hat. Die Pharmakologie hat der Medizin hochwirksame Medikamente für die Behandlung lebensbedrohlicher Krankheiten und die Linderung vieler Leiden durch eine schnelle und wirksame Besserung der Symptome an die Hand gegeben. Die wichtigste Todesursache in der westlichen Welt sind aber nicht mehr akute Infektionen, sondern degenerative Erkrankungen. Einerseits beruht dies auf den Erfolgen der allopathischen Vorgehensweise: Die Pocken sind ausgerottet, Kinderlähmung tritt nicht mehr epidemisch auf, und Tuberkulose ist nicht mehr wie einst die Geißel der Menschheit. Andererseits lenken gerade diese Erfolge den Blick auf unser bisheriges Versagen bei den degenerativen Erkrankungen.

Um einmal den unglücklichen militaristischen Ausdruck der Verfechter der Allopathie zu benutzen, wurden die akuten Infektionskrankheiten »besiegt«, während die Investitionen riesiger Summen und enormer Anstrengungen für einen »Sieg« über den Krebs bisher nicht die erhofften Ergebnisse erbracht haben. Die Lobbyisten der »Krebsindustrie« mögen hieraus den Schluß ziehen, daß noch mehr Forschungsmittel notwendig sind; das Ausbleiben dramatischer »Durchbrüche« könnte aber auch bedeuten, daß der allopathischen Perspektive die Komplexität der beteiligten Faktoren entgangen ist. Multifaktorielle Wechselwirkungen sind die Stärke der ganzheitlichen Medizin. Dies besagt nichts über spezifische Techniken, betont aber die Notwendigkeit einer Vorgehensweise, die erheblich mehr als Tumorpathologie, Onkogene und Karzinogene berücksichtigt.
Aus der Sichtweise der ganzheitlichen Medizin muß jede Krebstherapie das ganze Leben eines Menschen berücksichtigen; es geht nicht einfach darum, einen Tumor zu zerstören. Es muß ein intensiver Prozeß des Heilens und der Neuorientierung stattfinden, der die nachfolgenden Elemente umfassen könnte:

- *Medizinische Bekämpfung des Tumors.* Die Therapie könnte sich auf Mittel konzentrieren, die die körpereigene Immunreaktion auf Krebszellen verbessern (pflanzliche Immunstimulanzien). Allopathisch können zytotoxische Pflanzen, Chemotherapie, Chirurgie und/oder Strahlentherapie eingesetzt werden.
- *Eine Therapie, die auf den Körper als Ganzes abgestimmt ist* und auch Faktoren berücksichtigt, die außerhalb der unmittelbaren Krebserkrankung des Patienten stehen. Die Therapie könnte eine Unterstützung der normalen Körperfunktionen und die allgemeine homöostatische Integration anstreben sowie tonisierende Mittel und andere Faktoren heranziehen.
- *Überprüfung der Ernährung.* Die Maßnahmen dürfen sich nicht auf die Identifizierung von Nahrungsmitteln beschränken, die

Krebs entgegenwirken oder gerade fördern, sondern müssen sicherstellen, daß der Körper optimal ernährt wird.

- *Körperarbeit in der für den Patienten geeigneten Weise.* So »heilt« zum Beispiel Massage Krebs nicht, doch kann sie ein wichtiger Bestandteil des Streßbewältigungsprogramms und damit wesentliches Element einer ganzheitlichen Krebsbehandlung sein.
- *Seelische und geistige Probleme müssen behandelt werden.* Eine komplexe und anspruchsvolle Forderung! Streßbewältigung spielt eine wesentliche Rolle, aber auch intensive psychologische Beratung. Im Rahmen der Transpersonalen Psychologie ist es möglich, Krankheit als ein Geschenk zu sehen, das viele Erkenntnisse und Orientierungshilfen zu Wachstum und Veränderung bietet. Diese Sichtweise kann als Baustein einer umfassenden Krebsbehandlung auf der seelischen, geistigen und spirituellen Ebene heilend wirken, auch wenn der Körper unheilbar krank ist.

Phytotherapie bei Krebs

Jeder würde gerne das Wunderkraut finden, das alle möglichen Krankheiten einschließlich Krebs heilen kann. Der Begriff »Antikrebsmittel« verheißt viel, ist aber therapeutisch bedeutungslos. Sinnvoll sind die nachfolgenden eindeutigen Definitionen:

Zytotoxisch sind Mittel, die auf Tumoren in Laborkulturen toxisch wirken.

Antitumorwirkung besteht, wenn diese Toxizität gegen Tumorzellen in lebenden Tieren wirkt.

Als *antikarzinogen* gelten nur Substanzen, die im klinischen Versuch mit Menschen toxisch gegen Tumorzellen wirken.

Verschiedene zytotoxische Heilkräuter wie zum Beispiel Maiapfel (Podophyllum peltatum) sind bekannt, aber die Tatsache, daß wir wirkungsvolle Gifte, Narkotika und Abführmittel kennen, bedeutet noch nicht, daß wir sie auch nutzen. Die Auswahl richtet sich nach den Notwendigkeiten, die der Therapeut erkennt, und dies hängt wiederum von dessen therapeutischem Credo ab. Die Verwendung solcher hochwirksamer Mittel durch den ganzheitlichen Therapeuten käme nur im Kontext eines Behandlungsprogramms in Frage, das sich an den bereits skizzierten Grundsätzen orientiert.

Ganzheitlich orientierte Kräuterheilkundige setzen zytotoxische Pflanzen bei der Krebsbehandlung wegen der damit verbundenen Risiken sehr vorsichtig ein. Ein häufig von den Pharmakologen gegen die Verwendung pflanzlicher Mittel vorgebrachtes Argument, daß der schwankende Gehalt an aktiven Inhaltsstoffen bei Pflanzen eine präzise Verordnung standardisierter Dosen unmöglich macht, muß bei der Krebstherapie in der Tat ernstgenommen werden. In den meisten Fällen stützt sich die pflanzliche Therapie auf die Verwendung von normalisierenden Mitteln oder Effektoren, die keine stark wirkenden Inhaltsstoffe enthalten; im Falle der zytotoxischen Pflanzen macht jedoch die natürliche Schwankung des Gehalts an pflanzlichen Inhaltsstoffen die Festlegung einer geeigneten Dosierung äußerst schwierig. Nach langjähriger Erwägung dieses therapeutischen Dilemmas bin ich zu dem Schluß gekommen, daß *die Chemotherapie in der Tat sicherer sein kann als eine Therapie auf der Grundlage zytotoxischer Pflanzen*. Dies mag naturheilkundliche Puristen empören, aber die Bedürfnisse meiner Patienten haben immer noch Vorrang vor irgendwelchen medizinischen Überzeugungen, denen ich anhänge. Ich glaube, daß eine ganzheitliche Perspektive in Verbindung mit Immunstimulation und Immunmodulation einen Behandlungsmodus darstellt, der nicht auf den Einsatz potentiell giftiger Pflanzen angewiesen ist. Wenn extreme Maßnahmen ergriffen werden müssen, zögere ich nicht, mich an die Spezialisten für Gift zu wenden – die Allopathen.

Warum sind in diesem Abschnitt keine Rezepturen oder Behandlungsvorschläge angegeben? Zum einen einfach deshalb,

weil jeder Mensch als Individuum behandelt werden muß, nicht als Sitz eines Tumors. Da sich aus dieser Einstellung der Einsatz zytotoxischer Mittel verbietet, besteht die Behandlung im Prinzip in einer allgemeinen Stärkung der Abwehrkräfte, wobei eventuell größerer Nachdruck auf den Einsatz der umstimmenden und lymphwirksamen Mittel gelegt werden muß.
Daneben habe ich auch einen persönlichen Grund. In der Literatur gibt es eine Fülle von Behandlungen und »Heilmitteln«, die wunderbar klingen, aber keine realistische Grundlage haben. Meine eigene klinische Erfahrung in der Krebsbehandlung ist nicht umfassend genug, um allgemeingültige Schlußfolgerungen ziehen zu können, die über die nachfolgenden Hinweise hinausgehen würden:

- *Wirkungen.* Eine »antikarzinogene« pflanzliche Wirkung gibt es nicht. Nach theoretischen Erwägungen sind umstimmende, lymphwirksame und allgemein tonisierende Mittel sinnvoll. Weitere Maßnahmen richten sich nach der Symptomatik und den Problemen, die speziell mit der Art des Tumors zusammenhängen.
- *Systemische Tonika.* Eine Tonisierung des Tumorsitzes ist wichtig, ebenso die Behandlung sonstiger Faktoren, die sich aus der Krankengeschichte und Familienanamnese des Patienten ergeben.
- *Systemische Unterstützung.* Dies betrifft eine Unterstützung des Immunsystems, wobei der Schwerpunkt auf einer intensiven Stimulation der Immunabwehr, einer Unterstützung der Ausscheidungsfunktionen und der Streßbewältigung liegt.
- *Spezifische Mittel.* Weltweit werden viele Pflanzen als »krebswirksam« gerühmt. Leider werden sie in der Regel diesem Anspruch nicht gerecht. Die fraglichen Pflanzen sind weitgehend umstimmende, lymphwirksame, leberstärkende oder diuretische Mittel, die im Rahmen des von mir vertretenen ganzheitlichen Vorgehens vieles leisten können, aber eine umfassendere Therapie nicht ersetzen können. Bekannte Beispiele

aus der europäischen und nordamerikanischen Pflanzenwelt sind:

blaue Schwertlilie	Klettenlabkraut
Chaparral	Kermesbeere
Krauser Ampfer	Ringelblume
Märzveilchen	Schierling
Mistel	Wald-Wolfsmilch

Das Hormonsystem

In der Kräuterheilkunde gibt es kaum Empfehlungen für die Behandlung der Hormondrüsen. Allerdings stammen auch die Erkenntnisse über die Funktion des Hormonsystems erst aus neuerer Zeit. Im Rahmen einer ganzheitlichen Therapie können Heilpflanzen einen gewissen Beitrag leisten, doch ist es nicht immer möglich, Ergebnisse zu erzielen, die die Anwendung allopathischer Mittel überflüssig machen würden. Eine umfassende Darstellung der Phytotherapie für die Hormondrüsen muß erst noch geschrieben werden, und die nachfolgenden Anmerkungen beruhen auf meinen beschränkten klinischen Erfahrungen.

Nebennieren

In der alternativen Medizin finden sich eine Fülle von Aussagen über die Nebennieren und die Möglichkeiten ihrer Beeinflussung. Leider zeichnen sich diese Ausführungen oft durch einen Mangel an Kenntnissen aus. Die Gedanken, die zugrunde liegen, sind zwar oft wertvoll und hilfreich, aber die Behauptung einer tonisierenden Wirkung auf die Nebennieren muß ihre Grundlagen in den tatsächlichen physiologischen Gegebenheiten, nicht in einer Pseudowissenschaft haben.
Die beiden Nebennieren sitzen im hinteren Bauchraum auf den oberen Nierenpolen. Sie bestehen aus zwei Teilen, der äußeren Rinde und dem inneren Mark. Diese beiden Strukturen haben verschiedene Funktionen. Wenn eine Therapie auf diese Drüsen zielt, muß sie sich auf die spezifische Nebennierenfunktion richten, die behandelt werden soll.

Das Nebennierenmark schüttet die Hormone Adrenalin und Noradrenalin aus, die für die schnelle Steigerung der Aktivität des Nervensystems und des Stoffwechsels bei einer Streßreaktion verantwortlich sind. Die Nebennierenrinde erzeugt sogenannte Glukokortikoide, unter anderem Kortison und Kortisol. Diese haben regulierende Wirkung auf den Stoffwechsel, das Immunsystem, bestimmte Aspekte des Verhaltens und viele andere Vorgänge. Weiterhin schüttet die Nebennierenrinde Aldosteron aus, das grundlegende Wirkung auf die homöostatische Steuerung der Natrium- und Kaliumausscheidung durch die Nieren hat.

Heilpflanzen für das Nebennierenmark

Was Heilpflanzen zur Unterstützung des Nebennierenmarks bei Streß leisten können, ist dem Abschnitt »Streß und Adaptogene« (Seite 189) zu entnehmen. Adaptogene sind die grundlegenden Mittel für die Unterstützung des Nebennierenmarks, wobei Saponine wie die Eleutheroside direkte Wirkung auf das Mark haben. Meist sind auch tonisierende Nervine indiziert, obwohl diese keine direkte Wirkung auf das Nebennierenmark haben. Der Beitrag dieser Nervine besteht in einer allgemeineren Unterstützung, die Anspannung und ängstliche Unruhe lindern. Tonisierende Bittermittel können ebenfalls hilfreich sein.
Adaptogene: Ginseng, Sibirischer Ginseng
Tonisierende Nervine: Helmkraut, Johanniskraut, Hafer

Heilpflanzen für die Nebennierenrinde

Pflanzliche Mittel können in verschiedener Weise auf die Nebennierenrinde wirken. Am wichtigsten ist die direkte Wirkung von Pflanzen, die reich an einer bestimmten Art von Saponinen sind. Süßholz, eines dieser Mittel, wird kontrovers diskutiert. Aldosteron, das von der Nebennierenrinde ausgeschüttete Hormon, ist Teil des homöostatischen Komplexes, der den Elektrolythaushalt des Blutes sowie die Menge des ausgeschiedenen Harns regelt. Wenn Süßholz im Übermaß eingenommen wird, hat es direkte Wirkung auf Aldosteron, wodurch es zu einer Kaliumabnahme kommt. Dies geschieht selten, wird jedoch in pharmakologischen Büchern immer wieder herausgestellt, um auf die Gefahren der Kräuterheilkunde hinzuweisen. Andererseits haben in Großbritannien Patienten mit Addison-Krankheit sehr gut auf diese Heilpflanze angesprochen. Um jedes Risiko auszuschließen, sollte jedoch Süßholz bei Überaktivität vermieden werden; es ist nur bei Unteraktivität indiziert.

Schilddrüse

Die Schilddrüse ist ein schmetterlingsförmiges Organ vor dem Kehlkopf. Ihre Hauptfunktion besteht in der Ausschüttung des jodhaltigen Hormons Thyroxin. Thyroxin steuert die Schnelligkeit und Intensität der meisten physiologischen Funktionen. Pulsfrequenz, Schwitzen, Verdauungstätigkeit, Körpertemperatur, Kalorienverbrauch und viele andere Vorgänge zählen dazu. Die Schilddrüse wiederum wird von der Hypophyse gesteuert. Durch das von der Hypophyse stammende Hormon TSH wird die Schilddrüse zur Erzeugung von Thyroxin angeregt. Die Erzeugung des Hormons TSH hängt seinerseits von einem Hormon aus dem Hypothalamus ab. Das zeigt die komplexen Wechselwirkungen, denen die Schilddrüse unterliegt; daneben können auch physische und emotionale Faktoren eine Rolle spielen.

Schilddrüsenunterfunktion

Bei Schilddrüsenunterfunktion (Hypothyreose) erzeugt die Schilddrüse zuwenig Schilddrüsenhormone. Dies kann durch verschiedene Krankheiten hervorgerufen sein, die Hypothalamus und Hypophyse beeinflussen, doch beruht diese Beschwerde hauptsächlich auf Störungen der Schilddrüse selbst. Eine unzureichende Ausschüttung von Schilddrüsenhormonen führt zu einer Verlangsamung aller physischen und geistigen Prozesse. Die meisten zellulären Enzymabläufe und Oxidationsprozesse verzögern sich. Die Stoffwechselaktivität aller Körperzellen geht zurück, wodurch der Sauerstoffverbrauch sinkt, die Umsetzung von Nährstoffen zur Energieerzeugung abnimmt und weniger Körperwärme erzeugt wird.

Die Symptome reichen von unspezifischen Beschwerden bis zu schweren Erscheinungen, die lebensbedrohlich sein können, wenn sie nicht erkannt und behandelt werden. Müdigkeit, Energiemangel, Frösteln, schwere Verstopfung, starke Perioden und Gewichtszunahme trotz abnehmenden Appetits bleiben oft unbeachtet oder werden anderen Faktoren wie Streß, Niedergeschlagenheit oder Überarbeitung zugeschrieben. Die Symptome werden im Laufe der Zeit ausgeprägter: Der Puls verlangsamt sich, die Haut wird kühl, trocken und rauh, die Muskeln schmerzen, der Bereich um die Augen ist aufgedunsen, die Haare fallen aus, die Stimme wird heiser und die Reflexe träge. Es können Stimmungsumschwünge und Persönlichkeitsveränderungen auftreten, die psychischen Erkrankungen ähneln. Die Schilddrüse kann sich zu einem Kropf vergrößern.

Die schulmedizinische Therapie sieht die Einnahme von Schilddrüsenhormon vor, um zu ersetzen, was nicht vorhanden ist. Oft muß dies die Grundlage der Therapie bleiben, wobei die pflanzliche Therapie darauf abzielt, dem Körper bei der Bewältigung der Auswirkungen dieser Erkrankung zu helfen. In leichten Fällen ist oft schon der Einsatz von Bittermitteln ausreichend und auf alle Fälle nützlich. Früher wurde Kelp eingesetzt; das Mittel hat viel zu bieten, ist aber nur dann sinnvoll, wenn Jodmangel besteht.

Zur Unterstützung der Hormonersatztherapie können verschiedene Heilpflanzen mit guter Wirksamkeit eingesetzt werden. Schilddrüsenunterfunktion beschleunigt den Beginn der Arteriosklerose, wobei die Ablagerung von Mukopolysacchariden im Herzmuskel zu Erkrankungen der Herzkranzgefäße führen kann. Diese Schäden können durch den Einsatz von Herztonika

wie Weißdorn, Ginkgo und Knoblauch gemildert werden. Beschwerden aufgrund funktioneller und struktureller Veränderungen der Haut können gelindert werden. Auch erweichende und durchblutungsfördernde Mittel haben ihren Platz, doch hängt dies von dem individuellen Fall ab. Besonders wichtig ist Feuchtigkeitszufuhr, da die Haut oft trocken und schuppig ist.
Pflanzliche Mittel können helfen, einen Teil der symptomatischen Beschwerden zu lindern. Chronische Verstopfung kann mit Abführmitteln behandelt werden. Am besten sind die leberwirksamen Laxativa wie Krauser Ampfer und Butternuß. In extremen Fällen können starke Abführmittel wie Cascara Sagrada oder Senna nötig sein.
Manchmal sind tonisierende und andere Nervine angezeigt, wobei jedoch die stärker entspannenden Mittel wie Hopfen und Baldrian zu vermeiden sind. Antidepressiva wie Johanniskraut und Beifuß können sinnvoll sein.

Schilddrüsenüberfunktion

Eine Überaktivität der Schilddrüse (Hyperthyreose) kann durch Tumorwachstum wie zum Beispiel einen gutartigen Knoten oder Krebs, eine Entzündung der Drüse durch eine Virusinfektion oder Basedow-Krankheit verursacht sein, die häufigste Form. Die Basedow-Krankheit, der ein Autoimmungeschehen zugrunde liegt, wird durch die Erzeugung von Schilddrüsen-Antikörpern ausgelöst, die eine stimulierende Wirkung auf die Drüse haben und zur Ablagerung einer dicken Substanz in der Haut, hinter den Augen und an anderen Stellen führt.
Die Schilddrüsenüberfunktion beruht auf einem gesteigerten Stoffwechsel, insbesondere erhöhter Körpertemperatur, gesteigerter Herztätigkeit und Hyperaktivität. Dies bewirkt in der Folge:

- Nervosität, emotionale Übersteigerung, Reizbarkeit, Ängstlichkeit, Schlaflosigkeit
- Schwierigkeiten stillzusitzen

- beschleunigter Puls in Ruhe und bei Belastung (zwischen 90 und 160), Herzklopfen
- geringe Wärmeverträglichkeit, starkes Schwitzen, gerötete Haut (feuchte und warme Hände)
- feines Zittern der Hände, veränderter Stuhlgang (Verstopfung oder Durchfall)
- gesteigerter Appetit und fortschreitender Gewichtsverlust
- leichte Ermüdbarkeit und Schwäche, Amenorrhoe
- hervortretende Augen (Glotzauge)

Hier hilft eines der besten Beispiele für spezifische Mittel, nämlich *Lycopus sinuatus (virginicus)*. Die Pflanze ist ein entspannendes Nervin, hat aber manchmal eine verblüffende Wirkung auf die Symptomatik der Schilddrüsenüberfunktion. Ich kenne keine Angaben über den Thyroxinspiegel von Patienten, die das Mittel einnehmen, und kann daher nicht sagen, ob die Besserung auf der Hormonbeeinflussung durch die Pflanze beruht, doch geschieht definitiv »etwas«. Die nachfolgende Verordnung erweist sich oft als wirksam:

Wolfstrapp, Virginischer	4 Teile
Herzgespann	2 Teile
Helmkraut	2 Teile
Weißdorn	1 Teil

Von der Tinktur dieser Mischung 3x täglich 1 TL (5 ml) einnehmen.
1–2 TL der getrockneten Kräuter mit 2 dl Wasser aufgießen und 3x täglich trinken.

Bei gleichzeitiger Schlaflosigkeit

Baldrian
Passionsblume

1–3 TL (5–15 ml) der Tinktur ½ Stunde vor dem Zubettgehen einnehmen.

Das markanteste Symptom von Diabetes ist der Anstieg des Blutzuckerspiegels, doch handelt es sich um eine Krankheit mit vielen Facetten, die auf jedes Organ des Körpers wirken kann. Die Regulierung des Blutzuckers, ein komplexer homöostatischer Vorgang, wird von Insulin gesteuert, einem Hormon, das in den Langerhans-Inseln in der Bauchspeicheldrüse erzeugt wird. Das Insulin geht von dort in den Blutstrom über und wird im Körper verteilt. Insulin hat mehrere Aufgaben: Es bewirkt, daß Glukose aus dem Blut in die Zellen der verschiedenen Organe übertritt, unterstützt die Stoffwechselvorgänge, die die Speicherung von Energie in Form von Fett und anderen Substanzen ermöglichen und verhindert die Freisetzung dieser Vorräte in das Blut.
Insulinmangel führt zu einem Anstieg des Glukosespiegels, insbesondere nach einer Mahlzeit. Ohne Insulin können die Körperorgane die im Blut vorhandene Glukose nicht nutzen und greifen auf andere Energiequellen zurück, insbesondere bestimmte Fette. Die Stoffwechselprodukte der Fette, die Ketone, sammeln sich dadurch im Blut an. Die Stoffwechselveränderungen bei Diabetes führen dazu, daß sich Fette (einschließlich Cholesterin) in den kleinen Arterien des Körpers (unter anderen der Augen, Nieren, des Herzens und des Gehirns) ansammeln, weshalb bei Diabetespatienten oft Erblindung, Nierenversagen, Herzinfarkte und Schlaganfall auftreten. Es lassen sich zwei Formen von Diabetes unterscheiden:

- *Insulinmangeldiabetes (jugendlicher Diabetes)* tritt meist in der Jugend auf, wobei praktisch kein Insulin mehr erzeugt wird. Diese Patienten können nur mit fortlaufenden Insulingaben überleben.
- *Altersdiabetes (Erwachsenendiabetes)*. Da hier nur ein relativer Insulinmangel besteht, kann diese Form mit entsprechenden

Ernährungsmaßnahmen behandelt werden; nur ein kleiner Teil der Erkrankten benötigt Insulingaben. Im Körper wird noch etwas Insulin erzeugt, doch ist diese Erzeugung (zum Beispiel nach einer Mahlzeit) stark verzögert und meist nicht ausreichend.

Diabetessymptome sind Ermüdung, gesteigerter Appetit, wenn entsprechend viel Blutzucker in den Urin abgegeben wird, und vermehrte Harnausscheidung, da die Nieren gezwungen sind, zur Auflösung der erhöhten Zuckermenge das Harnvolumen zu steigern. Da die verlorene Körperflüssigkeit ergänzt werden muß, tritt gesteigerter Durst auf. Durch den erhöhten Blutzucker und die Ketone kommt es zu einer Übersäuerung der Körperflüssigkeiten. Einer der Abwehrmechanismen gegen Übersäuerung besteht in einer Senkung des Kohlendioxidgehalts im Blut, weshalb die Atemfrequenz und -tiefe zunimmt. Komplikationen aufgrund arterieller Blockaden sind häufig, unter anderem Sehverlust, Herzbeschwerden, Nierenschäden und periphere Neuropathie. Diese Beschwerden entwickeln sich erst im Verlaufe vieler Jahre.
In welcher Weise kann die Kräuterheilkunde bei Diabetes helfen? Im Pflanzenreich finden sich viele blutzuckersenkende Heilkräuter, die in einem umfassenden Programm zur Behandlung des Erwachsenendiabetes einen wertvollen Beitrag leisten können. Insulinabhängige Patienten sprechen jedoch selten auf hypoglykämische Mittel an, da die Langerhans-Inseln ihre Funktionsfähigkeit weitgehend verloren haben. Mit Heilpflanzen kann man die notwendige Insulintherapie nicht ersetzen. Ähnliche Laboruntersuchungen, wie sie auch für zytotoxische Pflanzen durchgeführt wurden, haben aber gezeigt, daß es hypoglykämisch wirkende Pflanzen gibt. Hierzu zählen unter anderem:

- Geißraute
- Heidelbeere
- Knoblauch
- Maulbeerblätter
- Olivenblätter

Interessanterweise ist Geißraute auch ein wirksames Laktagogum, also ein Mittel, das die Bildung von Muttermilch anregt, eine Tatsache, die auf die Beeinflussung von Hypophyse oder Hypothalamus hinweist. Wie wir gesehen haben, haben Bittermittel eine mild anregende Wirkung auf das Hormonsystem, und bei manchen Menschen können sie eine stark blutzuckersenkende Wirkung haben.

Man hat inzwischen gezeigt, daß weitere Pflanzen im Experiment mehr oder weniger hypoglykämische Wirkung haben, auch wenn die Mechanismen nicht immer geklärt sind. Walter H. Lewis und Memory P. F. Elvin-Lewis führen in ihrem *Medical Botany* (New York: John Wiley & Sons 1977) folgende Pflanzen an:

- Bockshornklee
- Cashew
- Cayennepfeffer
- Gelbwurz
- Ginseng
- Grießwurzel
- Hafer
- Klette
- Löwenzahn
- Peyote
- Sellerie
- Spinat
- Wanzenkraut
- Wolfsmilch

Die Herausforderung für den Therapeuten besteht bei Diabetes in der geeigneten Anwendung der hypoglykämischen Mittel. Diese Mittel können manchmal rasch auf den Blutzuckerspiegel wirken, doch ist dies von Patient zu Patient unterschiedlich. Ihre sichere Verwendung ist nur im Rahmen eines umfassenden Diabetesprogramms möglich, das auf den Betreffenden zugeschnitten ist. Harn und Blutwerte müssen sorgfältig überwacht werden, wozu der Patient von einem guten Therapeuten angeleitet werden muß.

Phytotherapeutische Maßnahmen zur Vermeidung langfristiger Komplikationen bei Diabetes können unbedenklich durchgeführt werden, auch wenn damit keine Behandlung des Insulinspiegels gegeben ist. Herz- und Gefäßtonika können auf Dauer eingesetzt werden, insbesondere Weißdorn, Ginkgo und Heidelbeere.

Pflanzliche Zubereitungen

in Zusammenarbeit mit Diana Deluca

Es hat weder etwas Geheimnisvolles, noch braucht man besondere Fertigkeiten, um heilende Rezepturen aus Pflanzen herzustellen. Von der pharmazeutischen Elite eingeschüchtert, glauben viele, daß eine Arznei nur wirksam sein kann, wenn sie von einem Promovierten im weißen Laborkittel hergestellt und dann mit einem halben Hektar Regenwald verpackt wird. Dies ist einfach Unsinn! Wer sich eine Tasse Tee aufbrühen oder eine einfache Mahlzeit zubereiten kann, die der Familie und den Freunden schmeckt, der kann auch seine eigene Medizin herstellen. (Sollten nach einem Essen die Freunde ausbleiben, beginne man erst einmal mit einem einfachen Kochbuch...)

Im Laufe der Jahrhunderte haben sich verschiedene Verfahren herausgebildet, wie man die Heilkräfte der Pflanzen nutzen kann. Zweifellos haben unsere Vorfahren einfach die frischen Pflanzen gegessen. Seither wurden viele Zubereitungsverfahren entwickelt. Mit unseren heutigen pharmakologischen Kenntnissen können wir wählen, welche Prozesse wir anwenden wollen, um die heilkräftigen Inhaltsstoffe zu extrahieren, ohne die Integrität der Pflanze durch Isolierung von Bruchstücken zu zerstören.

Es gibt eine Vielzahl hervorragender Kräuterbücher mit ausführlichen Anleitungen für die Zubereitung von pflanzlichen Heilmitteln. Die wirksamste Art, Heilpflanzen zu gebrauchen, ist die Einnahme, da Heilung immer von innen heraus geschieht. Mittel zum Einnehmen können auf ganz unterschiedliche Weise zubereitet werden; wichtig ist in allen Fällen sorgfältiges Arbeiten, damit das gewünschte Ergebnis erzielt wird. Die drei häufigsten Zubereitungsformen für innerlich anzuwendende Mittel sind wäßrige Auszüge (Tees), Tinkturen und frische oder getrocknete Pflanzen in Tabletten- oder Kapselform.

Kräutertee

Hier sind zu unterscheiden Aufgüsse (Infuse) und Abkochungen (Dekokte). Für die Wahl des geeigneten Verfahrens gibt es Grundregeln:

- *Aufgüsse* eignen sich am besten für nicht holziges Material wie Blätter, Blüten und manche Stengel.
- *Abkochungen* sind erforderlich, wenn die Pflanze aus hartem oder holzigem Material besteht (zum Beispiel Wurzeln, Rinde oder Nüsse). Je fester die Pflanze bzw. die Zellwände sind, desto mehr Energie muß aufgewandt werden, um den Zellinhalt zu extrahieren.

Wie bei allen Regeln gibt es auch hier Ausnahmen. Die Baldrianwurzel zum Beispiel ist holzig. Beim Abkochen aber würde sich das therapeutisch wichtige ätherische Öl verflüchtigen.

Aufgüsse

Wenn man weiß, wie man Tee aufbrüht, dann kann man auch einen Aufguß zubereiten, das einfachste Verfahren, frische und getrocknete Kräuter zu nutzen. Wenn in einem Rezept ein Teil getrocknete Kräuter angegeben ist, kann man statt dessen auch drei Teile der Frischpflanze nehmen; der Mengenunterschied ist durch den höheren Wassergehalt der Frischpflanze bedingt.
In eine vorgewärmte Porzellan- oder Glasteekanne pro Teelöffel getrockneter Kräuter 2 dl kochendes Wasser geben und den Deckel aufsetzen. 10–15 Minuten ziehen lassen. Aufgüsse kann

man heiß (normalerweise bei arzneilichen Kräutertees am besten) oder kalt trinken. Bei Bedarf kann gesüßt werden.
Teebeutel kann man sich selbst herstellen, indem man kleine Mousselinebeutel mit einer Kräutermischung füllt, wobei man sich merken muß, wieviel TL man hineingegeben hat. Diese Beutel kann man genauso verwenden wie normale Teebeutel.
Größere Vorratsmengen kann man im Verhältnis von 30 g Kräuter zu 1 Liter Wasser herstellen. Ein Aufguß ist so voller Lebenskraft, daß Mikroorganismen sich darin vermehren können. Wenn der Verdacht besteht, daß der Aufguß gärt oder verdorben ist, muß man ihn wegschütten. Am besten bereitet man den Aufguß stets frisch zu; wenn er aus irgendwelchen Gründen aufbewahrt werden soll, gibt man ihn einige Stunden in eine Thermoskanne oder stellt ihn abgedeckt in den Kühlschrank.
Aufgüsse sind die beste Zubereitungsform für nicht holzige Pflanzenteile wie Blätter, Blüten oder grüne Stengel, aus denen die Inhaltsstoffe leicht ausgezogen werden können. Wenn ein Aufguß aus Rinde, Wurzeln, Samen oder Harzen hergestellt werden muß, ist es am besten, diese Teile zunächst zu pulverisieren, um die Zellwände teilweise aufzubrechen. Samen wie Fenchel und Anis sollten vor dem Aufgießen leicht angequetscht werden, damit das flüchtige Öl aus den Zellen frei wird. Ätherische Pflanzen sollten in einer gut verschlossenen Kanne aufgegossen werden, damit möglichst wenig Öl durch Verdunstung verlorengeht.
Wenn die Pflanzen hitzeempfindlich sind, weil sie flüchtige Öle enthalten oder weil die Inhaltsstoffe bei hohen Temperaturen zerfallen, bereitet man einen Kaltwasserauszug zu. Dabei wird dieselbe Kräutermenge verwendet, doch läßt man sie 6–12 Stunden in einem gut verschlossenen Gefäß ziehen. Anschließend durch ein Sieb geben und trinken.
Viele Heilpflanzen sind nicht nur Arzneimittel oder Alternativen zu Kaffee, sondern auch vorzügliche Getränke. Jeder hat seine Lieblingstees, doch sollen nachfolgend einige Kräuter genannt werden, die einzeln oder gemischt sehr beliebt sind. Man kann

die Auswahl sowohl nach dem Geschmack wie nach den arzneilichen Eigenschaften treffen.
Blüten: Kamille, Holunderblüten, Hibiskus, Lindenblüten, Rotklee
Blätter: Pfefferminze, Zitronenmelisse, Rosmarin, Zitronenverbene
Beeren: Weißdorn, Hagebutten
Samen: Anis, Kümmel, Sellerie, Dill, Fenchel
Wurzeln: Süßholz

Abkochungen

Wenn die zu verwendende Heilpflanze hart und holzig ist, bereitet man eine Abkochung, um sicherzustellen, daß die löslichen Inhaltsstoffe in das Wasser übergehen. Wurzeln, Wurzelstöcke, Holz, Rinde, Nüsse und einige Samen sind hart und haben sehr feste Zellwände; damit die Inhaltsstoffe in das Wasser gelangen können, muß mehr Hitze aufgewandt werden als bei Aufgüssen, d.h. die Pflanze muß im Wasser gekocht werden.

- 1 TL der getrockneten Kräuter oder 3 TL der Frischpflanze mit 2 dl Wasser in einen Topf geben. Wenn große Mengen zubereitet werden sollen, 30 Gramm der getrockneten Kräuter auf ½ Liter Wasser geben. Der Behälter sollte aus Glas, Keramik oder Ton sein (wenn Metall verwendet wird, nur emaillierte Töpfe verwenden).
- Die entsprechende Menge Wasser hinzufügen.
- Aufkochen und die für die jeweilige Mischung oder Pflanze angegebene Zeit köcheln lassen, meist zwischen 10 und 15 Minuten. Wenn die Pflanze flüchtige Öle enthält, einen Deckel aufsetzen.
- Den Tee heiß durch ein Sieb geben.

Wenn eine Mischung aus weichen und holzigen Heilpflanzen zubereitet werden soll, getrennt einen Aufguß und eine Abkochung herstellen, um sicherzustellen, daß die empfindlicheren Kräuter nicht geschädigt werden. Holzige Pflanzen, die reich an flüchtigen Ölen sind, werden am besten fein zerpulvert und als Aufguß zubereitet, damit sich die Öle beim Kochen nicht verflüchtigen.

Tinkturen

Alkohol ist für die meisten pflanzlichen Inhaltsstoffe ein besseres Lösungsmittel als Wasser. Mischungen aus Alkohol und Wasser lösen praktisch alle Inhaltsstoffe auf, und der Alkohol wirkt außerdem konservierend. Alkoholische Zubereitungen heißen Tinkturen. Das nachfolgend angegebene Verfahren ist die einfachste Möglichkeit; nach den Vorschriften eines Arzneibuches wird für jede Heilpflanze Wasser und Alkohol in einem bestimmten Verhältnis verwendet, doch sind für die in diesem Buch beschriebenen Heilpflanzen solche Details unerheblich.

- 100 g feingeschnittene oder gemahlene getrocknete Kräuter in ein Gefäß geben, das dicht verschlossen werden kann. Wenn Frischpflanzen verwendet werden, die doppelte Menge nehmen.
- ½ Liter eines Obstbranntweins mit 60 % vol über die Kräuter geben und das Gefäß dicht verschließen. Das Gefäß 2 Wochen an einen warmen und dunklen Ort stellen und 1x täglich schütteln.
- Die Flüssigkeit abgießen und die Rückstände über einer Schüssel in ein Mousselinetuch geben.
- Die gesamte Flüssigkeit ausdrücken (der Rest ergibt vorzüglichen Kompost!).
- Die Tinktur in eine getönte Flasche abfüllen und gut verschlossen aufbewahren.

Da Tinkturen pro Volumen viel wirksamer sind als Infuse oder Aufkochungen, muß eine geringere Dosis eingenommen werden. Tinkturen können in verschiedener Weise gebraucht werden: Pur, mit Wasser vermischt oder in einer Tasse heißem Wasser. Bei Hitze verdunstet der meiste Alkohol, während der Extrakt im Wasser bleibt, das sich möglicherweise trübt, da Harze und andere nicht wasserlösliche Inhaltsstoffe ausfallen. Man kann einige Tropfen Tinktur in ein Bad oder Fußbad geben, in einer Kompresse anwenden oder mit Ölen und Fetten zur äußeren Anwendung mischen. Außerdem kann man aus Tinkturen Zäpfchen und Pastillen herstellen.

Einen weiteren alkoholischen Auszug kann man durch das Extrahieren der Heilpflanzen in Wein herstellen. Zwar sind diese Zubereitungen weniger lange haltbar und nicht so konzentriert, doch können sie angenehm im Geschmack und sehr wirksam sein.

Tinkturen auf Glycerinbasis haben den Vorzug, daß sie den Verdauungstrakt weniger reizen und frei von alkoholischen Nebenwirkungen sind. Der Nachteil ist, daß harzige und ölige Inhaltsstoffe schlechter gelöst werden. Als Lösungsmittel ist Glycerin grundsätzlich besser als Wasser, aber weniger gut als Alkohol. Für eine Glycerintinktur ¼ Liter Glycerin und ¼ Liter Wasser mischen, 100 Gramm der getrockneten, gemahlenen Kräuter hinzufügen und 2 Wochen in einem gut verschlossenen Gefäß stehen lassen; täglich schütteln. Nach 2 Wochen durch ein Sieb geben und die Rückstände wie bei den alkoholischen Tinkturen auspressen. Bei Frischpflanzen, die einen höheren Wassergehalt haben, 100 Gramm in eine Mischung aus 75 Prozent Glycerin und 25 Prozent Wasser geben.

Präparate zur Einnahme

Die Verwendung von Heilpflanzen in getrockneter Form hat zwei Vorteile: Der Eigengeschmack der Pflanze fällt weg, und man kann die ganze Pflanze einschließlich der holzigen Teile verwenden. Andererseits gibt es auch einige Nachteile:

- Getrocknete Kräuter sind unverarbeitet, weshalb die Inhaltsstoffe nicht immer vertragen werden. Beim Aufgießen brechen Hitze und Wasser die Wände der Pflanzenzellen auf, so daß die Inhaltsstoffe in Lösung gehen können, was beim Verdauungsprozeß im Magen und im Dünndarm nicht immer gewährleistet ist.
- Wenn die Inhaltsstoffe bereits in flüssiger Form vorliegen, sind sie leichter verfügbar und wirken schneller.
- Ein weiterer, wenn auch weniger schwerwiegender Nachteil liegt manchmal gerade darin, daß man die Pflanze bei der Einnahme in Kapselform nicht schmeckt. Aus den bereits an anderer Stelle (siehe Seite 75) erörterten Gründen wirken die bitteren Kräuter am besten, wenn man sie schmeckt, da ihre Wirkung auf einem nervösen Reflex beruht. Wenn Bitterstoffe in einer Kapsel oder Tablette eingeschlossen werden, kann dies zu Wirkungseinbußen führen.

Wenn also Heilpflanzen in trockener Form verwendet werden sollen, dann ist es am besten, sie möglichst fein zu zerpulvern. Dadurch wird sichergestellt, daß die Zellwände weitgehend aufgebrochen sind, so daß die Mittel leichter verdaut und besser aufgenommen werden.

Kapseln

Eine praktische Möglichkeit zur Verwendung von gepulverten Kräutern sind Gelatinekapseln. Deren Größe richtet sich nach der verordneten Dosis, der Dichte der Pflanze und dem Volumen des Materials. Eine Kapsel der Größe 00 faßt etwa 5 Gramm fein gepulverte Kräuter. Das Füllen der Kapsel ist einfach:

- Die gepulverten Pflanzen in eine flache Schale geben und die Kapselhälften auseinanderziehen.
- Die Kapselhälften durch das Pulver ziehen und füllen.
- Die Hälften wieder ineinanderschieben.

Pillen

Je nach den technischen Fertigkeiten gibt es verschiedene Möglichkeiten zur Herstellung von Pillen. Die einfachste Einnahme eines unangenehm schmeckenden Mittels besteht darin, das Pulver mit frischer Brotkrume zu einer kleinen Pille zu rollen, ein Verfahren, das bei Gelbwurz oder Cayennepfeffer sehr wirksam ist.

Zäpfchen

Zäpfchen ermöglichen die Einbringung von Mitteln in Körperöffnungen. Dies können Nase oder Ohren sein, doch werden sie in aller Regel für Erkrankungen im Rektal- oder Vaginalbereich eingesetzt. Sie sind Träger der verschiedensten Mittel und lassen sich in drei Kategorien einteilen:

1. Pflanzen, die lindernd auf die Schleimhäute wirken, Entzündungen dämpfen und den Heilungsprozeß unterstützen. Bei-

spiele sind Wurzel und Blatt von Beinwell, die Wurzel von Eibisch und Gelbwurz sowie die Rinde der Ulme.

2. Adstringierende Heilpflanzen, die die Absonderung von Sekreten eindämmen oder zur Behandlung von Hämorrhoiden eingesetzt werden, wie zum Beispiel Vinca rosea, Braunwurz, Breitwegerich, Zaubernuß und Krauser Ampfer.
3. Mittel zur Anregung der Darmperistaltik und Beseitigung einer chronischen Verstopfung (Laxantia).

Bei allen drei Kategorien ist oft die Hinzufügung antiseptischer Mittel sinnvoll. Es kommen verschiedene Grundlagen in Frage, wobei zu beachten ist, daß das Zäpfchen so fest sein muß, daß man es in die Körperöffnung einführen kann, andererseits aber bei Körpertemperatur schmelzen muß, damit die Mittel wirksam werden können. Die Kräuter müssen gleichmäßig in der Grundlage verteilt sein, was besonders wichtig ist, wenn man Pulver verwendet. Die einfachste Form einer Zubereitung solcher Zäpfchen erfolgt mit Gelatine und Glyzerin und einem Aufguß, einer Abkochung oder einer Tinktur im folgenden Verhältnis:

Gelatine	2 Teile
Aufguß, Abkochung oder Tinktur	8 Teile
Glyzerin	3 Teile

Die Gelatine in der Flüssigkeit einweichen und auf schwachem Feuer zur Auflösung bringen. Das Glyzerin hinzufügen und die Mischung über einem Wasserbad erhitzen, bis das Wasser des Aufgusses verdunstet und die gewünschte Konsistenz erreicht ist.
Eine einfache Form für das Zäpfchen kann man aus Aluminiumfolie herstellen. Die beste Form ist ein zigarrenähnliches, 2 cm langes Zäpfchen.
Die geschmolzene Grundlage in die Form gießen und abkühlen lassen. Die Zäpfchen in einem Kühlschrank aufbewahren. Es empfiehlt sich aber, die Zäpfchen möglichst frisch zuzubereiten.

Äußere Anwendungen

Pflanzliche Inhaltsstoffe können auch über die Haut aufgenommen werden, und es gibt verschiedene Verfahren, um diese Möglichkeit zu nutzen.

Bäder

Die angenehmste Art, pflanzliche Inhaltsstoffe durch die Haut aufzunehmen, ist ein Vollbad, dem man einen Liter Aufguß oder Abkochung hinzufügt. Man kann auch ein Fuß- oder Handbad durchführen, wobei man die Zubereitung in unverdünnter Form benutzt. Alle Heilpflanzen, die man einnehmen kann, können auch als Bad angewandt werden. Natürlich kann man Pflanzen auch zur Aromatisierung für ein entspannendes und zugleich äußerst wohlriechendes Bad verwenden. Hierfür kann man Aufgüsse aus folgenden Kräutern herstellen:

Holunderblüten
Lavendelblüten
Melisse
Rosmarinblätter

Für einen erholsamen und heilenden Schlaf dem Badewasser einen Aufguß von einem der nachfolgend genannten Mittel hinzufügen. Dabei ist jedoch zu beachten, daß Hopfen und Baldrian sehr wirksam sind, andererseits aber einen ausgeprägten Duft haben, der nicht jedem zusagt:

Baldrian
Gemeiner Schneeball
Hopfen
Lindenblüte
Schlüsselblume

Bei Fieber oder zur Unterstützung des Kreislaufs können stimulierende und schweißtreibende Mittel eingesetzt werden:

Cayennepfeffer
Ingwer
Rosmarin
Schafgarbe
Senf

Probieren Sie auch andere Mittel aus, um herauszufinden, was Ihnen guttut. Ideen hierzu findet man in einem der vielen Bücher über Aromatherapie, ein Heilverfahren, das auf der äußeren Anwendung von Heilpflanzen in Form von ätherischen Ölen beruht. Diese Öle kann man auch in Bäder geben.
Statt zunächst einen Aufguß der Kräuter zuzubereiten, kann man auch eine Handvoll davon in ein Mousselinetuch geben, das man so am Wasserhahn befestigt, daß das Wasser beim Einlaufen hindurchströmt. In dieser Weise bekommt man einen ganz frischen Aufguß.

Belebende Bademischung

Eukalyptus
Ingwer
Lorbeer
Pfefferminze
Rosmarin
Salbei

Gleiche Teile der getrockneten Kräuter

Entspannende Bademischung

Lavendel
Rosen
Kamille
Hopfen

Gleiche Teile der getrockneten Kräuter

Man kann die obigen Mischungen eine Woche in pflanzlichem Öl (zum Beispiel Mandelöl) extrahieren, oder man verwendet ätherische Öle, die wie angegeben verdünnt werden. Vorsicht ist angezeigt bei den nachfolgenden ätherischen Ölen, die brennen und die Haut reizen können: Minze, Basilikum, Zitrus, Lemongras, Zimt, Thymian.

Badeöl

50 ml pflanzliches Öl
2–10 Tropfen eines geeigneten ätherischen Öls.

Gut vermischen und 1–2 EL auf ein Vollbad geben.

Badesalze fügen dem Bad Spurenminerale hinzu, erweichen das Wasser und wirken mild reinigend.

Badesalz I

2 dl Borax (Borsaures Natrium)
2 dl Epsonsalz (Magnesiumsulfat)
1 dl Meersalz (Natriumchlorid)
Ätherisches Öl (Lavendel, Duftgeranie, Sandelholz, Ylang-Ylang und Scharlachsalbei sind beruhigend, entspannend und harmonisierend, stimulierend wirken Rosmarin und Bergamotte).

Badesalz II

4 dl Borax
2 EL Meersalz
2 EL Terra alba
Ätherische Öle (siehe Badesalz I)

Pflanzliche Spülung

Eine weitere äußere Anwendung von Heilpflanzen ist die Spülung; dieses Verfahren ist vor allem bei örtlichen Infektionen angezeigt.

- Für jede Spülung einen neuen Aufguß bzw. eine neue Abkochung zubereiten.
- Den Tee auf eine Temperatur abkühlen lassen, die gut vertragen wird.
- In den Irrigator gießen und den Applikator einführen.
- Mit der Flüssigkeit die Scheide spülen.

Da die Flüssigkeit aus der Vagina läuft, setzt man sich für die Anwendung am besten auf die Toilette. Es ist nicht notwendig, die Flüssigkeit in der Scheide festzuhalten. Bei den meisten Erkrankungen, bei denen eine Spülung notwendig ist, empfiehlt sich die Anwendung des unverdünnten Tees dreimal täglich einige Tage lang. Wenn eine Scheideninfektion sich nach drei bis sieben Tagen Spülungen sowie innerer Einnahme der entsprechenden Mittel nicht entscheidend gebessert hat, muß man zum Arzt gehen.

Salben

Salben sind halbfeste Zubereitungen, die auf die Haut aufgetragen werden. Je nach Salbengrundlage und den verwendeten Inhaltsstoffen können Salben sehr fettig sein oder die Konsistenz einer dicken Paste haben. Im Prinzip kann man aus allen Heilpflanzen Salben herstellen, wobei jedoch die nachfolgend genannten besonders geeignet sind:

Arnika	Breitwegerich
Beinwell	Eibisch

Eukalyptus	Schafgarbe
Frauenmantel	Sumpfziest
Gelbwurz	Thymian
Gurke	Ulmenrinde
Holunderblüten	Vogel-Sternmiere
Ringelblume	

Ein einfaches Verfahren zur Herstellung einer Salbe besteht in der Verwendung von Vaseline. Diese hat zwar den Nachteil, daß sie eine anorganische Grundlage ist, doch ist sie sehr praktisch in der Anwendung. Pflanzliche Alternativen sind Bienenwachs und Olivenöl. Das Grundverfahren für die Herstellung einer solchen Salbe besteht darin, 2 EL Kräuter etwa 10 Minuten in 200 Gramm Vaseline köcheln zu lassen. Man kann hierfür einzelne Pflanzen, eine Mischung, frische oder getrocknete Kräuter, Wurzeln, Blätter und Blüten verwenden.

Ringelblumensalbe

200 g Vaseline
50 g (eine Handvoll) frisch gesammelte Ringelblumenblüten

Die Vaseline auf kleinem Feuer zerlassen. Ringelblumenblüten hinzufügen. Die Mischung aufkochen und etwa 10 Minuten unter häufigem Umrühren leise ziehen lassen. Durch eine feine Gaze abseihen und alle Flüssigkeit aus den Blüten herauspressen.
Die Flüssigkeit in einen Behälter geben und nach dem Abkühlen dicht verschließen.

Einreibemittel

Einreibemittel (Linimente) werden zu Massagen verwendet, durch die Muskeln und Bänder stimuliert werden. Sie dürfen nur äußerlich angewandt werden. Um die pflanzlichen Inhaltsstoffe besser eindringen zu lassen, werden Einreibemittel meist aus einer Mischung von Kräutern und Alkohol, gelegentlich auch mit Apfelessig hergestellt, manchmal unter Zusatz von pflanzlichen Ölen. Der häufigste Wirkstoff solcher Einreibemittel ist Cayennepfeffer, der mit Lobelie und anderen Mitteln kombiniert werden kann. Eine repräsentative Auswahl findet sich in dem Abschnitt über den Bewegungsapparat (Seite 259). Das nachfolgende Einreibemittel beschreibt Jethro Kloss in seinem klassischen Werk *Back to Eden*:

Kloss-Einreibemittel

50 g gepulverte Myrrhe
25 g gepulverte Gelbwurz (nach Wahl)
15 g Cayennepfeffer
1 l Einreibealkohol (70 % vol)

Die Zutaten miteinander vermischen und sieben Tage stehen lassen; täglich gut schütteln. Abgießen und in gut verkorkte Flaschen abfüllen.

Öle

Pflanzliche Öle können äußerlich zu Massagen, in einem Bad oder zur Befeuchtung der Haut verwendet werden. Je nach Art der Extraktion können sie in zweierlei Form angewandt werden:

- Reine ätherische Öle werden in einem komplexen und sorgfältig überwachten Destillationsverfahren aus der Pflanze gezogen. Diese Öle bezieht man am besten von spezialisierten Lieferanten, die sie für die aromatherapeutische Verwendung destillieren und auf einen möglichst hohen Reinheitsgrad achten.
- Ein einfacheres Verfahren ähnelt Kaltwasserauszügen. Statt in Wasser wird die Pflanze jedoch in Öl eingelegt, so daß man ei-

ne Lösung der ätherischen Öle auf Ölbasis erhält. Als Grundlage eignen sich Olivenöl, Sonnenblumenöl oder Mandelöl am besten.

Einfaches Kräuteröl

Die Pflanze feinhacken, mit Öl bedecken und in einen durchsichtigen Glasbehälter geben. Zwei bis drei Wochen in die Sonne oder an einen warmen Ort stellen und den Behälter täglich schütteln.
Anschließend die Flüssigkeit in einen dunklen Glasbehälter abfüllen und aufbewahren.

Johanniskrautöl

Die Blüten sammeln, wenn sie sich gerade geöffnet haben, und in einem Eßlöffel Olivenöl zerdrücken.
Mit weiterem Öl bedecken, gut vermischen und drei bis sechs Wochen in einem Glasbehälter in die Sonne oder an einen warmen Ort stellen, bis das Öl eine hellrote Farbe angenommen hat. Die Mischung durch ein Tuch filtrieren und stehen lassen. Wenn sich das Wasser unten abgeschieden hat, das Öl abziehen.
Das Öl in einem gut verschlossenen dunklen Behälter aufbewahren.

Kompressen

Dies ist eine vorzügliche und einfache Möglichkeit, ein Heilmittel auf die Haut aufzubringen. Kompressen werden zur Behandlung von Insektenstichen, Zerrungen, Prellungen und Schwellungen eingesetzt.

– Ein sauberes Leinen- oder Baumwolltuch in heißem Kräutertee einweichen und auf den betroffenen Bereich auflegen; das Tuch so heiß machen, wie es vertragen wird.

– Ein Handtuch darüber decken, damit die Kompresse warm bleibt.
– Wenn die Kompresse abgekühlt ist, den Vorgang mit einem frischen Tuch wiederholen.
– Für eine kalte Kompresse dasselbe Verfahren mit kaltem Tee durchführen.

Umschlag

Diese aktivere Anwendung erfolgt mit frischen oder getrockneten Pflanzen, nicht mit deren flüssigem Auszug. Umschläge werden bei Hautausschlägen, Furunkeln, Abszessen, Schnittwunden und Zysten angewandt.

– Frische Pflanzen zerstampfen oder zerdrücken und mit einer kleinen Menge kochendem Wasser zu einem Brei verrühren, oder getrocknete Kräuter pulverisieren und mit heißem Wasser zu einem Brei vermischen.
– Den Brei so heiß wie möglich auf die Haut auftragen und mit Gaze an seinem Platz halten.
– Stark stimulierende Mittel wie Senf zwischen zwei Tuchlagen anwenden, um eine zu starke Hautreizung zu vermeiden.

Haarpflege

Pflanzen sind wunderbare Zutaten zu leicht herzustellenden Haarpflegemitteln, die nicht nur kosmetischen Wert, sondern auch eine milde arzneiliche Wirkung haben.

Kräutershampoo

1 dl nicht parfümiertes Shampoo
1 dl Kräutermischung entsprechend der Haarfarbe (siehe unten)

½ TL Rosmarinöl
½ TL Lavendelöl

Die Zutaten in einer Kunststoffflasche gut miteinander vermischen.

Pflanzliche Haarspülung

Die Kräutermischung (siehe unten) in ein großes Glasgefäß geben und mit Apfelessig bedecken.
Verschließen und zwei Wochen an einem warmen Ort stehen lassen.
Durch ein Sieb geben.
5 ml dieser Mischung in 1 l warmes Wasser geben und nach der letzten Shampoowäsche als Spülung verwenden; anschließend mit klarem Wasser nachspülen.

Kräutermischung für dunkles Haar

Salbei
Brennessel
Rosmarin
Gewürznelken
Beinwell

Die getrocknete Kräutermischung zu gleichen Teilen als Tee aufgießen und abkühlen lassen.

Kräutermischung für helles Haar

Kamille	2 Teile
Ringelblume	1 Teil
Beinwell	1 Teil
Safranblüte	1 Teil
Schafgarbe	1 Teil

Als Tee aufgießen und abkühlen lassen.

Gesichtspflegemittel

Die nachfolgende Mischung kann als Tee zum Waschen des Gesichts oder als Inhalation eingesetzt werden. Kräuterdampfbäder für das Gesicht entspannen die Muskeln, regen die Durchblutung an, erweichen die Haut und öffnen die Poren.

Gesichtsdampfbad

Kamille
Rosen
Lavendel
Beinwell
Zitronenverbene
Ringelblume

1 gehäuften TL der Kräutermischung mit 4 dl kochendem Wasser aufgießen, zudecken und 3–5 Minuten ziehen lassen. Nach dem Waschen des Gesichts die Haare zurückbinden, die Augen schließen und ein Handtuch über dem Kopf zu einem Zelt formen. Den Dampf 5 Minuten einwirken lassen. Zum Atemholen das »Zelt« öffnen.

Gesichtspackung

1 dl Mandeln
2 dl Hafer
1 Tasse Ton
4 TL gemahlene Rosen und Lavendel

Nach Wahl: Ringelblume, Pfefferminze, Beinwellblatt, Kamille
Mandeln, Hafer und Kräuter in einer Gewürzmühle mahlen und Ton hinzugeben. Diese Gesichtspackung kann man trocken in einem Behälter aufbewahren und bei Bedarf mit Rosenwasser, Leitungswasser und/oder Honig vermischen; in die Gesichtshaut einmassieren und abspülen. Anschließend kann man ein Dampfbad durchführen.

Lippenbalsam

1 dl Öl (Mandel, Aprikose, Raps)
3 EL Bienenwachs
½ EL Vitamin-E-Öl
1 EL Honig
Natürliche Aromastoffe: Versuchen Sie es mit einigen Tropfen Orangenöl, Pfefferminzöl oder Anisöl.

Das Bienenwachs mit dem Mandelöl auf kleiner Flamme vorsichtig erhitzen, bis das Wachs gerade geschmolzen ist.
Leicht abkühlen lassen. Vitamin-E-Öl, Honig und Aromastoffe (falls gewünscht) hinzufügen. Beim Abkühlen erhärtet der Balsam. Für eine hervorragende Salbe die Kräuter zuerst in dem Öl ziehen lassen und vor der Verwendung durch ein Sieb geben. (In diesem Fall ein wenig mehr Bienenwachs zufügen.)

Feuchtigkeitscreme

1 EL geriebenes Bienenwachs
2 EL Kokosöl
5 ml Mandelöl (oder Ringelblumenöl)

Die Öle bei sehr schwacher Hitze erhitzen, bis das Wachs gerade schmilzt. Im Kühlschrank abkühlen lassen, bis die Ränder zu erstarren beginnen. In der Zwischenzeit in einem Mixer 1 dl Rosenwasser oder Orangenblütenwasser, 2 EL Aloe-vera-Saft oder -Gel, ¼ EL Vitamin-E-Öl und etwa 10 Tropfen ätherisches Öl bereitstellen (Lavendel, Geranie oder Lemone; 1 Tropfen Pfefferminze ergibt eine herrlich erfrischende Fußcreme!). Wenn die Öle abgekühlt sind, den Mixer auf höchste Stufe stellen und die Öle langsam zugeben (wie bei der Zubereitung einer Mayonnaise). Die Mischung an einem kühlen Ort aufbewahren.

Materia Medica

Die Materia Medica, die uns zur Verfügung steht, ist im Grunde die ganze wunderbare Flora der Erde. Auf den nachfolgenden Seiten sind relativ wenige Pflanzen beschrieben, doch bilden sie eine repräsentative Auswahl. Weitere Informationen zu diesen und vielen anderen Heilpflanzen finden sich in den Büchern, die im bibliographischen Anhang aufgeführt werden.
Die hier ausgewählten Heilpflanzen sind nach folgendem Schema beschrieben:

Allgemeiner Name
Botanischer Name

Verwendete Teile: Der Teil oder die Teile der Pflanzen, die arzneiliche Anwendung finden.
Wirkungen: Eine Darstellung der physiologischen Wirkungen der Pflanze (Näheres im Einleitungskapitel, Seite 43).
Indikationen: Eine kurze Darstellung der klinischen Verwendung der Pflanze, wie sie sich dem Verfasser aufgrund seiner Ausbildung und praktischen Erfahrung darstellt. Da es so viele Unterschiede unter Menschen wie unter Pflanzen gibt, gehen die in Kräuterbüchern angegebenen Indikationen oft weit auseinander. Wenn im folgenden einiges nicht Ihre Zustimmung findet, nehmen Sie dies bitte als Anlaß zu weiteren persönlichen Forschungen. Vertrauen Sie Autoritäten niemals blind!
Zubereitung und Dosierung: Hier ist die für den älteren Menschen geeignete Dosierung angegeben. Je älter oder gebrechlicher der Patient, desto niedriger die anzuwendende Dosis (Näheres hierzu in dem Abschnitt über die Zubereitung von Arzneimitteln, siehe Seite 335).

Ackerschachtelhalm
Equisetum arvense

Verwendete Teile: Getrocknete oberirdische Teile.
Wirkungen: Adstringierend, harntreibend, wundheilend.
Indikationen: Schachtelhalm ist ein hervorragendes adstringierendes Mittel für die Harn- und Fortpflanzungsorgane, da er aufgrund seines hohen Gehalts an Kieselsäure Blutungen stillt und Wunden heilt. Er wirkt leicht harntreibend und ist andererseits durch seine tonisierende und adstringierende Wirkung sehr wertvoll bei der Behandlung von unwillkürlichem Wasserlassen und Bettnässen bei Kindern. Er gibt als Spezifikum bei Entzündungen oder gutartiger Vergrößerung der Vorsteherdrüse. Äußerlich wirkt er wundheilend. In einigen Fällen wurde auch eine Besserung rheumatischer Schmerzen und eine Unterstützung bei der Heilung von Frostbeulen beobachtet.
Zubereitung und Dosierung: Mit 2 TL getrocknetem Schachtelhalm einen Aufguß zubereiten und 3x täglich trinken. Von der Tinktur 2 ml 3x täglich einnehmen. Bei rheumatischen Schmerzen und Frostbeulen kann man ein gut wirkendes Bad zubereiten: 100 g Schachtelhalm eine Stunde in heißem Wasser ziehen lassen und dies dem Badewasser zugeben.

Alant, Echter
Inula helenium

Verwendete Teile: Wurzelstock.
Wirkungen: Auswurffördernd, hustenlindernd, schweißtreibend, leberstärkend, antiseptisch.
Indikationen: Alant ist ein Spezifikum gegen bronchialen Reizhusten, insbesondere bei Kindern. Er wird vor allem bei reichlicher Sekretbildung (Bronchitis oder Emphysem) eingesetzt. Dieses Mittel zeigt exemplarisch die komplexe und integrierte

Wirkungsweise von Heilpflanzen. Der Schleim hat entspannende Wirkung, zu der die Stimulation durch ätherische Öle hinzutritt. Dadurch wird die Auswurfförderung ergänzt, die bei dieser Pflanze noch mit einer antiseptischen Eigenschaft verbunden ist. Alant kommt bei Asthma und bronchitischem Asthma zum Einsatz und wurde auch schon zur Behandlung von Tuberkulose verwendet. Durch seine Bitterkeit ist er auch zur Anregung der Verdauung und des Appetits geeignet.
Zubereitung und Dosierung: Aus 1 TL zerkleinerten Wurzeln einen Aufguß zubereiten und 3x täglich trinken. Von der Tinktur 1–2 ml 3x täglich einnehmen.

Ampfer, Krauser
Rumex crispus

Verwendete Teile: Wurzel.
Wirkungen: Umstimmend, abführend, leberstärkend, tonisierend, galletreibend.
Indikationen: Krauser Ampfer wird sehr häufig zur Behandlung chronischer Hauterkrankungen wie Schuppenflechte eingesetzt. Die in der Pflanze enthaltenen Antrachinone wirken normalerweise stark abführend, während beim Krausen Ampfer die Wirkung schwächer ist, was möglicherweise am Tanningehalt der Pflanze liegt. Sie ist durch ihre umfassende Wirkung ein wertvolles Mittel bei Verstopfung. Krauser Ampfer regt den Galleﬂuß an und hat »blutreinigende« Eigenschaften. Durch seine Wirkung auf die Gallenblase spielt er auch bei der Behandlung von Gelbsucht eine Rolle, wenn diese durch einen Stauungszustand verursacht ist.
Zubereitung und Dosierung: Aus 1 TL getrocknetem Krausen Ampfer eine Abkochung herstellen und 3x täglich trinken. Von der Tinktur 1–2 ml 3x täglich einnehmen.

Andorn, Gemeiner
Marrubium vulgare

Verwendete Teile: Getrocknete Blätter und Blütenstände.
Wirkungen: Auswurffördernd, krampflindernd, Bittermittel, wundheilend, menstruationsfördernd.
Indikationen: Andorn ist eine wertvolle Pflanze bei der Behandlung von Bronchitis mit trockenem Husten. Er entspannt die glatte Muskulatur der Bronchien und regt gleichzeitig die Schleimproduktion an, womit er das Abhusten erleichtert. Er hat sich erfolgreich bei der Behandlung von Keuchhusten bewährt. Durch seine bitteren Eigenschaften steigert er die Absonderung von Gallensaft und unterstützt damit die Verdauung. Äußerlich wird Andorn zur Wundheilung eingesetzt.
Zubereitung und Dosierung: Aus 1 TL getrocknetem Andorn einen Aufguß herstellen und 3x täglich trinken. Von der Tinktur 1–2 ml 3x täglich einnehmen.

Anis
Pimpinella anisum

Verwendete Teile: Getrocknete Früchte.
Wirkungen: Auswurffördernd, krampflösend, blähungstreibend, antiseptisch, aromatisch, milchtreibend.
Indikationen: Das aromatische Öl in Anissamen ist die Grundlage für die innere Anwendung bei Darmkoliken und Blähungen. Weiterhin wirkt es auswurffördernd und krampflösend und kann bei Bronchitis mit hartnäckigem Reizhusten sowie bei Keuchhusten eingesetzt werden. Das Öl findet äußerlich Anwendung auf Salbenbasis zur Behandlung von Krätze. In reiner Form wirkt das Öl gegen Läuse. In der Volksmedizin wurde es zur Anregung des Milchflusses, zur Erleichterung der Geburt und zur Steigerung der Libido eingesetzt.
Zubereitung und Dosierung: Die Samen sollten vor der Verwen-

dung leicht angequetscht werden, damit die flüchtigen Öle frei werden. Mit 1 TL Anissamen einen Aufguß zubereiten und 3x täglich trinken. Zur Behandlung von Blähungen den Tee in kleinen Schlucken vor den Mahlzeiten trinken.

Arnika
Arnica montana

Verwendete Teile: Blüten.
Wirkungen: Entzündungshemmend, wundheilend.
Indikationen: Diese Heilpflanze sollte nicht eingenommen werden, da sie toxisch wirken kann. Andererseits ist sie eines der besten Mittel für die äußere lokale Anwendung, und sie gilt bei der Behandlung von Prellungen und Zerrungen als Spezifikum. Die homöopathische Zubereitung kann jedoch unbedenklich eingenommen werden, wenn die Anweisungen beachtet werden. Bei äußerer Anwendung lindert die Pflanze rheumatische Muskelschmerzen und hilft bei Venenentzündung. Arnika kann bei allen schmerzhaften oder entzündlichen Zuständen der Haut verwendet werden, solange die Haut nicht verletzt ist.
Zubereitung und Dosierung: Arnika wie erforderlich auf die unverletzte Haut auftragen. Man kann selbst eine Tinktur aus dieser Heilpflanze zubereiten: ½ l Alkohol mit 70 % vol auf 50 Gramm frisch gepflückte Blüten geben. In ein helles Glasgefäß geben, fest verschließen und mindestens eine Woche in der Sonne oder an einem warmen Ort stehen lassen. Nach der Filtration ist die Zubereitung anwendungsfertig. In einem geschlossenen Behältnis aufbewahren und vor direktem Sonnenlicht schützen.

Augentrost, Aufrechter
Euphrasia officinalis

Verwendete Teile: Getrocknete oberirdische Teile.
Wirkungen: Antikatarrhalisch, adstringierend, entzündungshemmend.
Indikationen: Augentrost ist ein hervorragendes Mittel bei Erkrankung der Schleimhäute. Durch die Verbindung von entzündungshemmenden und adstringierenden Eigenschaften ist er vielfältig einsetzbar. Innerlich wirkt die Pflanze stark antikatarrhalisch und kann daher bei Schnupfen, Nebenhöhlenbeschwerden und anderen Stauungszuständen verwendet werden. Bekannt ist die Pflanze vor allem für ihre Wirkung auf das Auge, wo sie bei akuten und chronischen Entzündungen, brennenden und tränenden Augen sowie bei Überempfindlichkeit gegen Licht hilft. Sie wird äußerlich als Kompresse bei gleichzeitiger Einnahme verwendet und hat sich bei Bindehaut- und Lidentzündung bewährt.
Zubereitung und Dosierung: Aus 1 TL getrocknetem Augentrost einen Aufguß zubereiten und 3x täglich trinken. Von der Tinktur 1–2 ml 3x täglich einnehmen. Für eine Kompresse 1 TL getrocknete Kräuter mit ½ l Wasser 10 Minuten kochen; abkühlen lassen. Eine Kompresse in die lauwarme Flüssigkeit tauchen, leicht ausdrücken und auf die Augen legen. Die Kompresse 15 Minuten an ihrem Platz lassen. Mehrmals täglich wiederholen.

Baldrian, Gemeiner
Valeriana officinalis

Verwendete Teile: Wurzelstock, Ausläufer und Wurzeln.
Wirkungen: Nervenstärkend, schlaffördernd, krampflösend, blähungstreibend, blutdrucksenkend, menstruationsfördernd.
Indikationen: Die Hauptindikationen für Baldrian sind ängstliche Unruhe, nervöse Schlaflosigkeit und körperliche Spannungs-

symptome wie Muskelkrämpfe oder Verdauungsbeschwerden. Baldrian kann unbedenklich bei solchen Beschwerden angewandt werden, gleich ob die Symptome seelisch bedingt oder körperlicher Natur sind. Bei manchen Menschen hat Baldrian gute Wirkung als schmerzstillendes Mittel. Er ist eines der besten pflanzlichen Schlafmittel. Beim älteren Menschen, der weniger Schlaf braucht, stellt er darüber hinaus sicher, daß auch bloßes Liegen im Bett entspannend und oft ebenso erfrischend wie Schlaf ist. Baldrian ist ein wirksames krampflösendes Mittel und kann daher bei Muskelkrämpfen, Gebärmutterkrämpfen und Darmkoliken eingesetzt werden. Baldrian wird in der ganzen Welt als entspannendes Mittel bei hohem Blutdruck und streßbedingten Herzbeschwerden verwendet. Seine Wirkung geht über die bloße Beruhigung der Nerven hinaus, da er auch leicht blutdrucksenkende Inhaltsstoffe besitzt.

Zubereitung und Dosierung: Baldrian entfaltet seine Wirksamkeit nur in ausreichend hoher Dosierung. Von der Tinktur müssen 2,5–5 ml (½–1 TL) und in einigen Fällen bis zu 10 ml (2 TL) verordnet werden. In Situationen extremer Anspannung, in denen die schnelle Anwendung eines beruhigenden oder krampflösenden Mittels notwendig ist, kann eine Einzeldosis von 1 TL 2–3x in kurzen Abständen gegeben werden. Aus 2 TL getrockneten Wurzeln kann 1 Tasse Tee zubereitet werden, damit die ätherischen Öle nicht verlorengehen. Einen Kaltwasserauszug kann man aus 1 Glas kalten Wassers herstellen, mit dem man 2 TL Baldrianwurzeln übergießt. Dies 8 bis 10 Stunden stehen lassen. Die Dosis für die Nacht setzt man am besten am Morgen an, die Dosis für den Morgen am besten am Abend davor.

Bärentraube, Immergrüne
Arctostaphylos uva-ursi

Verwendete Teile: Blätter.
Wirkungen: Harntreibend, adstringierend, antiseptisch, lindernd.
Indikationen: Bärentraube hat eine spezifische antiseptische und adstringierende Wirkung auf die Gefäßwände der harnableitenden Wege, indem sie tonisiert und Reizungen lindert. Sie wird besonders bei Harngrieß und Geschwürbildungen in Nieren und Blase eingesetzt. Die Pflanze läßt sich weiterhin zur Behandlung von Infektionen wie Nierenbeckenentzündung und Blasenentzündung im Rahmen einer ganzheitlichen Behandlung chronischer Nierenerkrankungen verwenden. Aufgrund ihrer starken Adstringenz wird sie auch manchmal gegen Bettnässen verwendet. Als Spülung kann sie bei Scheidengeschwüren und -infektionen hilfreich sein.
Zubereitung und Dosierung: Aus 1–2 TL getrockneter Bärentraube einen Aufguß zubereiten und 3x täglich trinken. Von der Tinktur 1–2 ml 3x täglich einnehmen.

Beifuß, Gemeiner
Artemisia vulgaris

Verwendete Teile: Blätter und Wurzeln.
Wirkungen: Stärkendes Bittermittel, anregend, nervenstärkend, menstruationsfördernd.
Indikationen: Beifuß kann immer dann eingesetzt werden, wenn ein verdauungsanregendes Mittel benötigt wird. Sein Bittergeschmack regt die Verdauungssäfte an und enthält zugleich ein blähungstreibendes Öl. Die leicht nervenstärkende Wirkung bei Niedergeschlagenheit und Spannungszuständen beruht vermutlich auf seinen ätherischen Ölen, die bei der Zubereitung nicht verlorengehen dürfen. Weiterhin kann Beifuß als menstruationsförderndes Mittel eingesetzt werden.

Zubereitung und Dosierung: Aus 1–2 TL getrocknetem Beifuß einen Aufguß zubereiten und 3x täglich trinken. Von der Tinktur 1–2 ml 3x täglich einnehmen. Beifuß ist als Aromamittel in einigen Aperitifs enthalten – nicht die unangenehmste Art, das Mittel einzunehmen!

Beinwell, Gemeiner
Symphytum officinale

Verwendete Teile: Wurzel und Wurzelstock, Blatt.
Wirkungen: Wundheilend, lindernd, entzündungswidrig, adstringierend, auswurffördernd.
Indikationen: Die beeindruckende wundheilende Wirkung von Beinwell beruht zum Teil auf dem Vorhandensein von Allantoin, einem Stoff, der das Zellwachstum anregt und dadurch die Wundheilung verbessert. Da die Pflanze außerdem reichlich Schleimstoff enthält, ist sie ein überaus wirksames Mittel bei Magen- und Zwölffingerdarmgeschwüren, Zwerchfellbruch und Schleimhautentzündungen des Dickdarms. Durch seine Adstringenz wirkt Beinwell allgemein gegen Blutungen. Er wird erfolgreich bei Bronchitis und Reizhusten eingesetzt, wobei er die Reizung verringert sowie das Abhusten erleichtert. Beinwell kann äußerlich zur Beschleunigung der Wundheilung und gegen die Bildung von Narbengewebe eingesetzt werden. Bei sehr tiefen Wunden ist jedoch Vorsicht geboten, da die äußere Anwendung von Beinwell dazu führen kann, daß sich die Wunde schließt, bevor sie in der Tiefe verheilt ist, wodurch Abszesse entstehen können. Beinwell kann gegen alle äußeren Geschwüre angewandt werden. Er hat sich bei chronischem Unterschenkelgeschwür sehr gut bewährt. Angeblich besitzt er auch eine Wirkung gegen Krebs.
Zubereitung und Dosierung: Aus 2 TL getrockneten Wurzeln eine Abkochung zubereiten und 3x täglich trinken. Von der Tinktur 2 ml 3x täglich einnehmen.

Birke
Betula alba

Verwendete Teile: Blätter und Rinde.
Wirkungen: Harntreibend, entzündungshemmend, antiseptisch, tonisierend.
Indikationen: Birkenblätter sind ein wirksames Mittel gegen Blasenentzündungen und andere Infektionen der harnableitenden Wege. Sie wirken allgemein entwässernd. Vermutlich wegen dieser Wirkung wird die Pflanze bei Gicht, Rheumatismus und leichteren arthritischen Beschwerden eingesetzt. Die Rinde lindert bei äußerer Anwendung Muskelschmerzen, wobei die frische, feuchte Innenseite der Rinde auf die Haut aufgelegt wird.
Zubereitung und Dosierung: Aus 1–2 TL der getrockneten Blätter einen Aufguß herstellen und 3x täglich trinken. Von der Tinktur 1–2 ml 3x täglich einnehmen.

Blasentang
Fucus vesiculosus

Verwendete Teile: Ganze Pflanze.
Wirkungen: Gegen Schilddrüsenunterfunktion, antirheumatisch.
Indikationen: Blasentang hat sich zur Behandlung einer Unterfunktion der Schilddrüse und des Kropfes sehr bewährt. Durch die Regulierung der Schilddrüsenfunktion tritt eine Besserung aller damit verbundenen Symptome ein. Wenn im Zusammenhang mit Schilddrüsenbeschwerden Fettleibigkeit besteht, kann diese Pflanze sehr wirksam zur Beseitigung des Übergewichts beitragen. Bekannt ist seine Wirkung bei Rheumatismus und rheumatoider Arthritis, wobei er sowohl eingenommen als auch äußerlich an den entzündeten Gelenken angewandt wird.
Zubereitung und Dosierung: Blasentang kann in Tablettenform

als Ernährungsergänzung eingenommen oder als Aufguß aus 2–3 TL der getrockneten Pflanze zubereitet und 3x täglich getrunken werden (die Tabletten schmecken besser!).

Blutwurzel, Kanadische
Sanguinaria canadensis

Verwendete Teile: Getrocknetes Rhizom.
Wirkungen: Auswurffördernd, krampflösend, brechreizauslösend, blutreinigend, nervenstärkend, herzstärkend, hautreizend.
Indikationen: Blutwurzel wird hauptsächlich bei der Behandlung von Bronchitis eingesetzt. Während die stimulierenden Eigenschaften als Brechmittel und Expektorans zum Ausdruck kommen, hat die Pflanze gleichzeitig entspannende Wirkung auf die Bronchialmuskeln und damit einen Platz bei der Behandlung von Asthma, Krupp und Kehlkopfentzündung. Die weitaus wichtigste Wirkung von Blutwurzel betrifft jedoch Stauungszustände der Lunge wie chronische Bronchitis, Emphysem und Bronchiektase. Sie wirkt stimulierend bei Störungen der peripheren Durchblutung. Bei Nasenpolypen kann sie als Schnupfmittel eingesetzt werden.
Zubereitung und Dosierung: Mit 1 TL des getrockneten Wurzelstocks eine Abkochung herstellen und 3x täglich trinken. Von der Tinktur 0,5–1 ml 3x täglich einnehmen.
Achtung: Wegen potentieller Toxizität nicht überdosieren.

Bockshornklee
Trigonella foenum-graecum

Verwendete Teile: Samen.
Wirkungen: Auswurffördernd, schleimstoffbildend, wundheilend, entzündungshemmend, krampflösend, tonisierend, menstruationsfördernd, milchtreibend, blutdrucksenkend.

Indikationen: Bockshornklee ist eine Heilpflanze mit alter Geschichte. Die umfassendsten Darstellungen dieser Pflanze findet man in den Kräuterbüchern oder einer Materia Medica der alten indischen Ayurveda-Medizin. Er ist erprobt als Wundheilungsmittel, bei der Heilung und Linderung von Entzündungen, Furunkeln, Fisteln und Tumoren. Bockshornklee kann gegen Bronchitits eingenommen und bei Halsentzündung als Gurgelmittel verwendet werden. Durch seine bitteren Eigenschaften kommt er auch bei Verdauungsstörungen zum Einsatz.
Zubereitung und Dosierung: Für die äußere Anwendung die Samen pulverisieren und daraus einen Umschlag bereiten. Aus 1 TL Samen eine Abkochung herstellen und 3x täglich trinken. Von der Tinktur 1–2 ml 3x täglich einnehmen.

Boldo
Peumus boldus Molina

Verwendete Teile: Getrocknete Blätter.
Wirkungen: Galletreibend, leberstärkend, harntreibend.
Indikationen: Boldo ist ein Spezifikum bei Gallenblasenbeschwerden (Steine und Entzündungen). Die Pflanze wird auch bei durch Leber oder Gallenblase hervorgerufene Eingeweideschmerzen eingesetzt. Boldo hat lindernde und leicht antiseptische Eigenschaften und kann daher auch bei Blasenentzündungen hilfreich sein.
Zubereitung und Dosierung: Aus 1 TL der getrockneten Blätter einen Aufguß zubereiten und 3x täglich trinken. Von der Tinktur 1–2 ml 3x täglich einnehmen.

Braunwurz, Knotige
Scrophularia nodosa

Verwendete Teile: Oberirdische Teile.
Wirkungen: Umstimmend, harntreibend, abführend, Anregungsmittel für das Herz.
Indikationen: Braunwurz wird hauptsächlich bei der Behandlung von Hauterkrankungen eingesetzt. Sie unterstützt in umfassender Weise die Körperfunktionen und reinigt den Körper von innen. Sie findet Verwendung bei Ekzem, Schuppenflechte und allen Hauterkrankungen, die mit Juckreiz verbunden sind. Ein Teil der Reinigung erfolgt über die abführende und harntreibende Wirkung. Bei Verstopfung kann Braunwurz als mild abführendes Mittel verwendet werden. Als Herzstimulans darf Braunwurz bei erhöhtem Puls nicht angewandt werden.
Zubereitung und Dosierung: Aus 1–2 TL der getrockneten Pflanze einen Aufguß herstellen und 3x täglich trinken. Von der Tinktur 2–4 ml 3x täglich einnehmen.

Breitwegerich
Plantago major

Verwendete Teile: Blätter und oberirdische Teile.
Wirkungen: Wundheilend, auswurffördernd, schleimhautschützend, entzündungshemmend, adstringierend, harntreibend, antiseptisch.
Indikationen: Breitwegerich und Spitzwegerich sind beide wertvolle Heilpflanzen. Sie wirken mild auswurffördernd und beruhigen gleichzeitig entzündete und wunde Schleimhäute, wodurch sie zu idealen Mitteln bei Husten und leichter Bronchitis werden. Die adstringierende Wirkung hilft bei Durchfall, Hämorrhoiden sowie bei Blasenentzündung mit Blutungen.

Zubereitung und Dosierung: Aus 2 TL der getrockneten Pflanze einen Aufguß zubereiten und 3x täglich trinken. Von der Tinktur 1–2 ml 3x täglich einnehmen.

Brennessel
Urtica dioica

Verwendete Teile: Oberirdische Teile.
Wirkungen: Adstringierend, harntreibend, tonisierend, blutdrucksenkend.
Indikationen: Die Brennessel, die zu den Heilpflanzen mit dem umfassendsten Anwendungsgebiet zählt, kräftigt und unterstützt den ganzen Körper. Sie wird als »Frühjahrskur« und allgemein entgiftendes Mittel eingesetzt. In einigen Fällen von Rheumatismus und Arthritis lassen sich mit ihr erstaunliche Erfolge erzielen. Sie wirkt spezifisch bei Hautausschlag. Als adstringierendes Mittel kann die Brennessel bei Nasenbluten oder allen Blutungen im Körper eingesetzt werden, unter anderem Gebärmutterblutungen.
Zubereitung und Dosierung: Aus 1–2 TL der getrockneten Pflanze einen Aufguß zubereiten und 3x täglich trinken. Von der Tinktur 1–2 ml 3x täglich einnehmen.

Bucco
Barosma betulina

Verwendete Teile: Blätter.
Wirkungen: Harntreibend, antiseptisch im Harntrakt.
Indikationen: Bucco kann bei allen Infektionen der Harn- und Geschlechtsorgane wie zum Beispiel Blasenentzündung, Harnleiterentzündung und Prostatitis eingesetzt werden. Die Eigenschaften der Pflanze wirken besonders den Beschwerden beim Wasserlassen entgegen. Der Ölgehalt ist möglicherweise für Pa-

tienten, die bereits einmal an einer schweren Nierenkrankheit litten, zu stark reizend.
Zubereitung und Dosierung: Aus 1–2 TL der getrockneten Pflanze einen Aufguß zubereiten und 3x täglich trinken. Von der Tinktur 1–2 ml täglich einnehmen.

Cascara Sagrada
Rhamnus purshiana

Verwendete Teile: Getrocknete Rinde.
Wirkungen: Abführend, leberstärkend, Bittermittel.
Indikationen: Cascara Sagrada kann bei chronischer Verstopfung eingesetzt werden. Das Mittel regt die Peristaltik an und tonisiert erschlaffte Muskulatur des Verdauungssystems.
Zubereitung und Dosierung: Aus 1–2 TL Rinde eine Abkochung herstellen und vor dem Zubettgehen trinken. Von der Tinktur 0,5–1 ml 2x täglich einnehmen.

Cayennepfeffer
Capsicum fructescens

Verwendete Teile: Früchte.
Wirkungen: Stimulierend, blähungstreibend, antikatarrhalisch, speicheltreibend, rötend, antiseptisch.
Indikationen: Cayennepfeffer ist das nützlichste aller allgemeinwirksamen Stimulanzien. Er regt den Kreislauf an und kräftigt Herz, Arterien, Haargefäße und Nerven. Er wirkt nicht nur allgemein tonisierend, sondern auch spezifisch auf das Kreislaufsystem und die Verdauungsorgane. Er kann bei Verdauungsbeschwerden mit Blähungen und Koliken verwendet werden. Cayennepfeffer kann hilfreich sein bei ungenügender peripherer Durchblutung, wodurch der Patient an kalten Händen und Füßen und möglicherweise an Frostbeulen leidet; er wird auch

bei Schwäche und zur Abwehr von Erkältungen verwendet. Äußerlich kommt er als Rötungsmittel bei Hexenschuß und rheumatischen Schmerzen zum Einsatz. Als Salbe entfaltet er gute Wirkung an nicht offenen Frostbeulen, doch muß er mit Vorsicht eingesetzt werden, da dies eine brennende Empfindung auf der Haut auslösen kann. Als Gurgelmittel bei Halsentzündungen läßt er sich gut mit Myrrhe kombinieren. (Diese Kombination eignet sich auch gut für antiseptische Spülungen.)
Zubereitung und Dosierung: Aus ½–1 TL Cayennepfeffer einen Aufguß herstellen. Einen Eßlöffel dieses Aufgusses mit heißem Wasser mischen und bei Bedarf trinken. Von der Tinktur 0,25–1 ml 3x täglich oder nach Bedarf einnehmen.

Damiana
Turnera diffusa

Verwendete Teile: Getrocknete Blätter und Stengel.
Wirkungen: Nerventonikum, Antidepressivum, Antiseptikum für die harnableitenden Wege, Abführmittel.
Indikationen: Damiana ist ein hervorragendes Stärkungsmittel für das Nervensystem. Es ist seit jeher als Aphrodisiakum bekannt. Unabhängig von diesem Ruf hat die Pflanze eindeutig tonisierende Wirkung auf das Zentralnervensystem sowie das Hormonsystem. Damiana ist ein nützliches Antidepressivum und gilt als Spezifikum bei ängstlicher Unruhe und Niedergeschlagenheit, wenn dies mit sexuellen Problemen zusammenhängt. Es kann zur Kräftigung der männlichen Geschlechtsorgane eingesetzt werden.
Zubereitung und Dosierung: Aus 1 TL getrockneter Kräuter einen Aufguß herstellen und 3x täglich trinken. Von der Tinktur 1 ml 3x täglich einnehmen.

Dill
Anethum graveolens

Verwendete Teile: Samen.
Wirkungen: Blähungstreibend, Gewürzkraut, krampflösend, entzündungshemmend, milchtreibend.
Indikationen: Dill ist ein hervorragendes Mittel gegen Blähungen und die manchmal damit verbundenen Krämpfe. Gegen schlechten Atem kann man die Samen kauen.
Zubereitung und Dosierung: Aus 1–2 TL der leicht angequetschten Samen einen Aufguß zubereiten und 3x täglich trinken. Von der Tinktur 1–2 ml 3x täglich einnehmen.

Ehrenpreis, Virginischer
Leptandra virginica

Verwendete Teile: Wurzel und Wurzelstock.
Wirkungen: Galletreibend, leberstärkend, entspannend, schweißtreibend, krampflösend.
Indikationen: Virginischer Ehrenpreis wird zur Auflösung von Leberstauungen und Entzündungen der Gallenblase eingesetzt. Chronische Verstopfung kann oft auf einer Dysfunktion der Leber beruhen; in diesem Fall ist diese Pflanze ebenfalls ideal.
Zubereitung und Dosierung: Aus 1–2 TL der getrockneten Wurzeln eine Abkochung herstellen und 3x täglich trinken. Von der Tinktur 1–2 ml 3x täglich einnehmen.

Eibisch
Althaea officinalis

Verwendete Teile: Wurzel und Blatt.
Wirkungen: Schleimhautschützend, erweichend, harntreibend, entzündungshemmend, auswurffördernd.

Indikationen: Aufgrund seines hohen Schleimgehalts ist Eibisch ein hervorragendes schleimschützendes Mittel. Die Wurzeln werden eher für das Verdauungssystem eingesetzt, die Blätter hauptsächlich für die Harnorgane und Lunge. Alle entzündlichen Erkrankungen des Magen-Darm-Trakts sprechen gut auf Eibisch an, wie zum Beispiel Entzündungen im Mund, Magenschleimhautentzündung, Magengeschwür und Dickdarmentzündung. Die Blätter sind wirksam bei Blasenentzündung, Harnleiterentzündungen und Harngrieß sowie bei Bronchitis, Katarrhen der Atemwege und Reizhusten. Äußerlich wird die Pflanze vielfach bei der Zubereitung von Salben gegen Abszesse und Furunkel verwendet oder als erweichendes Mittel bei Krampfadern und Unterschenkelgeschwüren eingesetzt.
Zubereitung und Dosierung: 2–4 g der Pflanze mit 2 dl kaltem Wasser aufgießen und über Nacht stehen lassen. Diesen Kaltwasserauszug 3x täglich oder nach Bedarf trinken. Von der Tinktur 1–4 ml 3x täglich einnehmen.

Einhornwurzel, Falsche
Chamaelirium luteum (Helonias dioica)

Verwendete Teile: Getrockneter Wurzelstock und Wurzel.
Wirkungen: Gebärmuttertonikum, harntreibend, wurmtreibend, entzündungshemmend, menstruationsfördernd.
Indikationen: Diese Pflanze, ein altes Heilmittel der Indianer, ist eines der besten Tonika für die Fortpflanzungsorgane. Sie wird meist bei Frauen eingesetzt, hat aber auch bei Männern gute Wirkung. Sie enthält Vorläufer der Östrogene. Im Körper bewirkt die Pflanze eine Harmonisierung und Tonisierung und hilft deshalb bei anscheinend entgegengesetzten Krankheitsbildern. Sie wird nicht nur bei Gebärmutterbeschwerden, sondern vor allem auch bei verzögerter oder ausbleibender Regelblutung erfolgreich verwendet. Bei Eierstockschmerzen kann Falsche Einhornwurzel unbedenklich eingesetzt werden. Sie ist weiterhin

bei drohender Fehlgeburt und zur Bekämpfung des Brechreizes bei Schwangerschaft indiziert. Hohe Dosen können ihrerseits zu Übelkeit und Erbrechen führen.
Zubereitung und Dosierung: Aus 1–2 TL der getrockneten Pflanze eine Abkochung zubereiten und 3x täglich trinken. Von der Tinktur 2–4 ml 3x täglich einnehmen.

Eisenkraut
Verbena officinalis

Verwendete Teile: Oberirdische Teile.
Wirkungen: Nervenstärkend, beruhigend, krampflösend, schweißtreibend, blutdrucksenkend, leberstärkend.
Indikationen: Eisenkraut stärkt das Nervensystem und löst gleichzeitig Anspannungen und Streß. Es kann gegen Depressionen und Melancholie eingesetzt werden und bei Hysterie helfen. Es wird als schweißtreibendes Mittel benutzt und hat sich bei Entzündungen der Gallenblase und Gelbsucht bewährt. Als Mundwasser beugt es Karies und Zahnfleischerkrankungen vor.
Zubereitung und Dosierung: Aus 1–2 TL der getrockneten Pflanze einen Aufguß zubereiten und 3x täglich trinken. Von der Tinktur 2–4 ml 3x täglich einnehmen.

Engelwurz
Angelica archangelica

Verwendete Teile: Wurzeln und Blätter werden arzneilich genutzt, während Stengel und Samen zur Zubereitung aromatischer Liköre Verwendung finden.
Wirkungen: Adstringierend, tonisierend, harntreibend, wundheilend, galletreibend, entzündungshemmend.
Indikationen: Diese Pflanze ist ein mildes auswurfförderndes Mittel bei Husten, Bronchitis und Rippenfellentzündung, insbe-

sondere bei gleichzeitig bestehendem Fieber, Erkältungen oder Grippe. Engelwurz enthält blähungstreibendes ätherisches Öl, was ihre Wirkung bei Koliken und Flatulenz erklärt. Als Digestivum regt sie den Appetit an und kann zur Behandlung der Anorexia nervosa eingesetzt werden. Auch bei rheumatischen Entzündungen hat sie sich als wirksam erwiesen. Bei Blasenentzündungen wirkt sie als Antiseptikum für den Harntrakt. Engelwurz wird häufig zur Aromatisierung von Likören (zum Beispiel Chartreuse) sowie für Gin und Wermut verwendet. Die Blätter dienen zur Garnierung oder als Salat, und die kandierten Stengel finden sich in Kuchen und Pudding.
Zubereitung und Dosierung: Aus 1 TL der getrockneten Pflanze eine Abkochung bereiten und 3x täglich trinken. Von der Tinktur 1–2 ml 3x täglich einnehmen.

Enzian, Gelber
Gentiana lutea

Verwendete Teile: Getrockneter Wurzelstock und Wurzel.
Wirkungen: Bittermittel, leberstärkend, antiseptisch, menstruationsfördernd.
Indikationen: Enzian ist ein hervorragendes Bittermittel, das (wie alle Bittermittel) über eine allgemeine Anregung der Verdauungssäfte den Appetit und die Verdauung fördert. Er steigert die Absonderung von Speichel, Magensaft und Galle. Außerdem beschleunigt er die Entleerung des Magens. Enzian ist bei Appetitmangel und Verdauungsträgheit indiziert. Er findet damit Anwendung bei Verdauungsbeschwerden und Flatulenz. Durch die Stimulation der Verdauung wirkt er allgemein kräftigend.
Zubereitung und Dosierung: Aus ½ TL der zerkleinerten Wurzel eine Abkochung herstellen. Warm etwa 15–30 Minuten vor den Mahlzeiten oder jederzeit bei akuten Magenschmerzen durch Völlegefühl trinken. Von der Tinktur 1–2 ml 3x täglich einnehmen.

Ephedra (Ma Huang)
Ephedra sinica

Verwendete Teile: Junge Rutenzweige.
Wirkungen: Gefäßerweiternd, blutdrucksteigernd, kreislaufanregend, antiallergisch.
Indikationen: Ephedra wird in China seit mindestens 5000 Jahren bei den verschiedensten Erkrankungen angewandt, insbesondere jedoch solchen der Atemwege. Durch die Entdeckung der Alkaloide in Ephedra wurde die alte Kräuterweisheit bestätigt, und die moderne Medizin bekam ein wichtiges Heilmittel an die Hand. In Ephedra findet sich eine Fülle therapeutisch wirksamer Alkaloide, die teilweise bis zu 2 Prozent der getrockneten Droge ausmachen. Verschiedene Ephedraarten dienen als Quelle für die häufig eingesetzten Alkaloide Ephedrin und Pseudoephedrin. Ephedra ist ein wirksames und sicheres Mittel bei verstopfter Nase und Druck in den Nebenhöhlen, gleich ob dies durch Schnupfen, Allergien, Nebenhöhlenentzündung oder anderes verursacht ist. Die Pflanze wird wegen ihrer krampflösenden Wirkung auf die Bronchien sehr erfolgreich bei der Behandlung von Asthma und asthmaähnlichen Erkrankungen verwendet. Außerdem dämpft das Mittel allergische Reaktionen, wodurch es eine Rolle bei der Behandlung von Heuschnupfen und anderen Allergien spielt. Weiterhin kann es bei niedrigem Blutdruck und Kreislaufschwäche eingesetzt werden.
Zubereitung und Dosierung: Aus 1 TL der getrockneten Pflanze eine Abkochung herstellen und 3x täglich trinken. Von der Tinktur 1–2 ml 3x täglich einnehmen.
Achtung: Ephedra ist kontraindiziert bei Erkrankungen der Herzkranzgefäße, Schilddrüsenerkrankungen, Diabetes und Beschwerden beim Wasserlassen aufgrund einer Prostatavergrößerung, da das Mittel diese Erkrankungen verschlimmern kann. Sportler müssen beachten, daß ephedrinhaltige Arzneimittel auf der Dopingliste stehen!

Fenchel
Foeniculum vulgare

Verwendete Teile: Samen.
Wirkungen: Blähungstreibend, Gewürzpflanze, krampflösend, entzündungshemmend, milchtreibend, leberstärkend.
Indikationen: Fenchel ist ein hervorragendes Mittel für Magen und Darm, das gegen Blähungen und Koliken hilft sowie die Verdauung und den Appetit fördert. Hinsichtlich seiner lindernden Wirkung bei Bronchitis und Husten ähnelt er Anis. Fenchel kann zur Aromatisierung von Hustenmitteln verwendet werden. Äußerlich hilft das Mittel bei Muskel- und rheumatischen Schmerzen. Zur Behandlung von Bindehautentzündung und Entzündungen der Augenlider kann Fenchel als Kompresse angewandt werden.
Zubereitung und Dosierung: Aus 1–2 TL der angequetschten Samen einen Aufguß zubereiten und 3x täglich trinken. Gegen Blähungen eine halbe Stunde vor den Mahlzeiten eine Tasse trinken. Von der Tinktur 1–2 ml 3x täglich einnehmen.

Fieberklee
Menyanthes trifoliata

Verwendete Teile: Blätter.
Wirkungen: Bittermittel, harntreibend, galletreibend, antirheumatisch.
Indikationen: Fieberklee ist ein äußerst nützliches Mittel bei der Behandlung von Rheumatismus, Osteoarthritis und rheumatoider Arthritis. Er hat stimulierende Wirkung auf die Wände des Dickdarms und wirkt abführend, weshalb er nicht gegen Rheumatismus eingesetzt werden darf, wenn eine Dickdarmentzündung oder Diarrhöe besteht. Er hat eine ausgeprägt anregende Wirkung auf die Verdauungssäfte und die Galle und hilft daher bei Schwächezuständen, die auf Darmträgheit, Verdau-

ungsbeschwerden und Erkrankungen von Leber und Gallenblase beruhen.
Zubereitung und Dosierung: Aus 1–2 TL der getrockneten Blätter einen Aufguß zubereiten und 3x täglich trinken. Von der Tinktur 1–2 ml 3x täglich einnehmen.

Fischfänger, Gemeiner
Piscidia erythrina

Verwendete Teile: Stammrinde.
Wirkungen: Beruhigend, schmerzlindernd, krampflösend.
Indikationen: Fischfänger ist ein starkes Beruhigungsmittel und wird in seiner westindischen Heimat als Fischgift verwendet. Auch wenn es für den Menschen nicht giftig ist, sollte die angegebene Dosierung nicht überschritten werden. Fischfänger eignet sich sehr gut zur Bekämpfung von Nervenschmerzen und Migräne. Außerdem kann er gegen Schmerzen der Eierstöcke und der Gebärmutter verwendet werden. Seine hauptsächliche Anwendung ist Schlaflosigkeit aufgrund nervöser Anspannung.
Zubereitung und Dosierung: Von 1 TL der Wurzel eine Abkochung zubereiten und 3x täglich trinken. Die Tinktur 1–2 ml 3x täglich einnehmen.

Frauenmantel, Gemeiner
Alchemilla vulgaris

Verwendete Teile: Blätter und blühende Sprosse.
Wirkungen: Adstringierend, harntreibend, entzündungshemmend, menstruationsfördernd, wundheilend.
Indikationen: Diese und andere Alchemilla-Arten sind in Europa sehr verbreitet. Frauenmantel wird gegen Menstruationsschmerzen eingesetzt und lindert die mit der Menopause verbundenen Beschwerden. Frauenmantel findet sowohl bei zu

schwacher wie bei zu starker Regelblutung Verwendung. Eine solche paradoxe Wirkung ist typisch für viele pflanzliche Mittel. Mit seiner adstringierenden Wirkung wird er bei Durchfall, als Mundwasser bei Abszessen und als Gurgelmittel bei Halsentzündungen eingesetzt.

Zubereitung und Dosierung: Aus 2 TL des getrockneten Frauenmantels einen Aufguß herstellen und 3x täglich trinken. Bei Durchfall und zur Herstellung eines Mundwassers oder einer Lotion eine stärkere Dosierung erzeugen, indem man die Pflanze einige Minuten kocht, um das gesamte Tannin zu extrahieren. Von der Tinktur 1–2 ml 3x täglich einnehmen.

Frauenwurzel
Caulophyllum thalictroides

Verwendete Teile: Wurzel und Wurzelstock.

Wirkungen: Gebärmuttertonisierend, menstruationsfördernd, krampflösend, antirheumatisch, harntreibend.

Indikationen: Ein hervorragendes Gebärmuttertonikum, das bei allen Schwächen oder mangelhaftem Tonus eingesetzt werden kann. Frauenwurzel ist auch jederzeit während der Schwangerschaft anwendbar. Ebenso lindert sie wegen ihrer spasmolytischen Wirkung falschen Wehenschmerz und kolikartige Menstruationsschmerzen. Wenn die Wehen einsetzen, trägt Frauenwurzel zur Erleichterung des Gebärvorgangs bei. In all diesen Fällen ist das Mittel sehr sicher. Als menstruationsförderndes Mittel kann es dazu eingesetzt werden, eine verzögerte Menstruation in Gang zu bringen, wobei es gleichzeitig damit verbundene Schmerzen lindert. Frauenwurzel ist auch in allen anderen Fällen anwendbar, in denen ein Spasmolytikum benötigt wird, so zum Beispiel auch bei Koliken, Asthma oder nervösem Husten. Das Mittel steht im Ruf, rheumatische Schmerzen lindern zu können.

Zubereitung und Dosierung: Aus 1 TL der getrockneten Wurzel eine Abkochung zubereiten und 3x täglich trinken. Von der Tinktur 1–2 ml 3x täglich einnehmen.

Gagel
Myrica cerifera

Verwendete Teile: Rinde der Wurzel.
Wirkungen: Adstringierend, durchblutungsfördernd, schweißtreibend.
Indikationen: Als durchblutungsförderndes Mittel kommt Gagel bei vielen Erkrankungen zum Einsatz, wenn man ganzheitlich vorgehen will. Aufgrund seiner spezifischen Wirkungen ist er ein wertvolles adstringierendes Mittel bei Diarrhöe und Ruhr. Er ist indiziert bei Reizkolon. Als Gurgelmittel hilft er bei Heiserkeit. Gagel kann örtlich auf blutendes Zahnfleisch aufgetragen werden und als Spülung bei Weißfluß hilfreich sein. Er ist weiterhin einsetzbar zur Behandlung von Erkältungen und fiebrigen Infekten.
Zubereitung und Dosierung: Aus 1 TL Rinde eine Abkochung herstellen und 3x täglich trinken. Von der Tinktur 1–2 ml 3x täglich einnehmen.

Geißraute
Galega officinalis

Verwendete Teile: Getrocknete oberirdische Teile.
Wirkungen: Blutdrucksenkend, milchtreibend, harntreibend, schweißtreibend.
Indikationen: Geißraute ist eines der vielen pflanzlichen Mittel, die den Blutzuckerspiegel senken. Sie kann daher die Behandlung von Diabetes begleiten. Dabei darf jedoch nicht auf die Insulintherapie verzichtet werden, und die Anwendung

darf nur unter fachlicher Aufsicht erfolgen. Geißraute ist außerdem ein wirksames milchtreibendes Mittel, das in einigen Fällen die Milchproduktion um bis zu 50 Prozent gesteigert hat. Möglicherweise stimuliert es auch die Entwicklung der Brustdrüsen.
Zubereitung und Dosierung: Aus 1 TL der getrockneten Pflanze einen Aufguß zubereiten und 3x täglich trinken. Von der Tinktur 1–2 ml 3x täglich einnehmen.

Gelbholz, Eichenblättriges
Xanthoxylum americanum

Verwendete Teile: Rinde und Beeren.
Wirkungen: Durchblutungsfördernd, tonisierend, umstimmend, blähungstreibend, schweißtreibend, antirheumatisch, leberstärkend.
Indikationen: Gelbholz kann ganz ähnlich wie Cayennepfeffer verwendet werden, wirkt jedoch langsamer. Es kommt bei vielen chronischen Erkrankungen wie Rheuma und bei Hauterkrankungen zum Einsatz. Bei allen Durchblutungsstörungen (zum Beispiel Frostbeulen, Wadenkrämpfe, Krampfadern und Krampfadergeschwür) ist diese Pflanze indiziert. Äußerlich kann Gelbholz bei Rheuma und Bindegewebsentzündungen als anregendes Einreibemittel verwendet werden. Durch die stimulierende Wirkung auf das Lymphsystem, die Durchblutung und die Schleimhäute spielt es eine Rolle in der ganzheitlichen Behandlung.
Zubereitung und Dosierung: Aus 1 TL der getrockneten Pflanze einen Aufguß zubereiten und 3x täglich trinken. Von der Tinktur 1–2 ml 3x täglich einnehmen.

Gelbwurz, Kanadische
Hydrastis canadensis

Verwendete Teile: Wurzel und Wurzelstock.
Wirkungen: Bittermittel, leberstärkend, umstimmend, antikatarrhalisch, antiseptisch, entzündungshemmend, adstringierend, abführend, auswurffördernd, menstruationsfördernd, wehenanregend.
Indikationen: Die Kanadische Gelbwurz ist eines unserer nützlichsten Heilkräuter. Ihr Wert liegt vor allem in der tonisierenden Wirkung auf die Schleimhäute. Sie hat sich vorzüglich bei allen Verdauungsbeschwerden bewährt, vom Magengeschwür bis zur Dickdarmentzündung. Als Bittermittel hilft sie bei Appetitmangel, und die in der Pflanze enthaltenen Alkaloide stimulieren die Galleerzeugung und die Sekretion von Verdauungssäften. Alle katarrhalischen Erkrankungen sprechen gut auf Gelbwurz an, insbesondere, wenn gleichzeitig Nebenhöhlenbeschwerden bestehen. Die antiseptische Wirkung dürfte auf die vorhandenen Alkaloide zurückzuführen sein. Die Forschungen, die heute hinsichtlich pflanzlicher Inhaltsstoffe durchgeführt werden, können am Beispiel Berberin illustriert werden: Berberin, das auch in einigen anderen Heilkräutern vorkommt, hat antiseptische, das Immunsystem stimulierende, krampflösende, beruhigende, blutdrucksenkende, gebärmuttertonisierende, galletreibende und blähungstreibende Wirkung. Gelbwurz wird seit jeher zur Steigerung der Wehentätigkeit eingesetzt; aus demselben Grund sollte sie während der Schwangerschaft nicht gegeben werden. Äußerlich kann sie zur Behandlung von Ekzemen, Fadenpilzerkrankungen, Hautjucken, Ohrenschmerzen und Bindehautentzündung dienen.
Zubereitung und Dosierung: Aus ½–1 TL der getrockneten Pflanze einen Aufguß zubereiten und 3x täglich trinken. Von der Tinktur 1 ml 3x täglich einnehmen.

Giftesche
Chionanthus virginicus

Verwendete Teile: Wurzelrinde.
Wirkungen: Leberstärkend, galletreibend, umstimmend, harntreibend, tonisierend, erbrechenlindernd, abführend.
Indikationen: Diese wertvolle Pflanze kann unbedenklich bei allen Lebererkrankungen eingesetzt werden, insbesondere wenn Gelbsucht auftritt. Giftesche ist ein Spezifikum für die Behandlung von Gallenblasenentzündungen und wertvolle Hilfe bei Gallensteinen. Das Mittel unterstützt allgemein die Leberfunktionen und wird oft im Rahmen einer umfassenderen Behandlung des ganzen Körpers eingesetzt. Durch die galleanregende Wirkung eignet es sich auch als mildes und wirksames Abführmittel.
Zubereitung und Dosierung: Aus 1–2 TL Rinde einen Aufguß zubereiten und 3x täglich trinken. Von der Tinktur 1–2 ml 3x täglich einnehmen.

Giftlattich
Lactuca virosa

Verwendete Teile: Getrocknete Blätter.
Wirkungen: Nervenstärkend, schmerzlindernd, schlaffördernd, krampflösend.
Indikationen: Der Milchsaft des Giftlattichs wurde früher als »Lattichopium« verkauft, womit die Wirkung der Pflanze bereits gekennzeichnet ist. Sie ist ein wertvolles Mittel bei Schlaflosigkeit, Unruhe, Reizbarkeit und anderen Symptomen eines überaktiven Nervensystems. Als krampflösendes Mittel kann es im Rahmen einer ganzheitlichen Behandlung von Keuchhusten und trockenem Reizhusten eingesetzt werden. Es lindert Kolikschmerzen der Därme und der Gebärmutter und findet daher Verwendung bei schmerzhafter Monatsblutung. Giftlattich lin-

dert Muskelschmerzen bei Rheumatismus. Auch als anaphrodisierendes Mittel wird er verwendet.
Zubereitung und Dosierung: Aus 1–2 TL der getrockneten Blätter einen Aufguß zubereiten und 3x täglich trinken. Von der Tinktur 1–2 ml 3x täglich einnehmen.

Ginkgo
Ginkgo biloba

Verwendete Teile: Blätter. In der östlichen Kräuterheilkunde finden die Samenkörner häufig Verwendung.
Wirkungen: Entzündungshemmend, gefäßerweiternd, entspannend, verdauungsförderndes Bittermittel, gebärmutterstärkend.
Indikationen: Ginkgo ist zwar traditionell als antiseptisches und antituberkulöses Mittel bekannt, doch haben neuere Forschungen eine ausgeprägte Wirkung auf Herz und Kreislauf sowie die Gehirnfunktion gezeigt. Klinisch hat er sich bei einer Reihe von Gefäßerkrankungen als wirksam erwiesen. Ginkgo wird für eine Fülle von Erkrankungen empfohlen: Schwindel, Ohrgeräusche, Innenohrerkrankungen, Gedächtnisschwund und Rückgang der Konzentrationsfähigkeit, Rückgang der geistigen Fähigkeiten aufgrund einer Mangeldurchblutung, Komplikationen von Schlaganfall und Schädelverletzungen, gefäßbedingte Seh- und Hörschwäche, Hinken aufgrund einer arteriellen Blockade, Kälteempfindlichkeit und Blässe der Zehen, Akrozyanose, Mangelernährung und -durchblutung des Gehirns, altersbedingte arterielle Durchblutungsstörungen, Diabetes und Nikotinmißbrauch, Arteriosklerose, Gefäßleiden der unteren Gliedmaßen, diabetische Gewebeschädigungen mit Gangrängefahr, chronische arterielle Obliteration, Durchblutungsstörungen der Haut.
Zubereitung und Dosierung: Ginkgo ist in unterschiedlichen Zubereitungsformen erhältlich. Die klinisch empfohlene Dosis beträgt 3x täglich 40 mg der getrockneten Pflanze in Tablettenform.

Ginseng
Panax spp.

Verwendete Teile: Wurzel.
Wirkungen: Adaptogen, tonisierend, anregend, blutzuckersenkend.
Indikationen: Ginseng hat eine lange Geschichte, weshalb eine Fülle von Wirkungen und Verwendungsmöglichkeiten bekannt sind. Die lateinische Gattungsbezeichnung *Panax* geht auf das lateinische *Panacea* zurück, das »Allheilmittel« bedeutet. Viele Behauptungen über Ginseng sind leider übertrieben, doch steht andererseits fest, daß er eine wichtige Heilpflanze ist. Als starkes Adaptogen hat er viele therapeutische Einsatzmöglichkeiten. Die beste Wirksamkeit entfaltet er bei schwachen oder älteren Menschen. Ginseng darf nicht wahllos angewandt werden, da bei bestimmten Krankheitsbildern die stimulierenden Eigenschaften kontraindiziert sind; so warnt zum Beispiel die chinesische Phytotherapie vor der Verwendung von Ginseng bei akut entzündlichen Erkrankungen und Bronchitis.
Zubereitung und Dosierung: Die Wurzel wird vielfach gekaut; man kann jedoch auch aus ½ TL der pulverisierten Wurzel eine Abkochung herstellen und 3x täglich trinken.

Goldkreuzkraut, Amerikanisches
Senecio aureus

Verwendete Teile: Getrocknete oberirdische Teile. Niemals die Frischpflanze verwenden.
Wirkungen: Gebärmutterstärkend, harntreibend, auswurffördernd, entzündungshemmend, menstruationsfördernd.
Indikationen: Als Gebärmuttertonikum kann Goldkreuzkraut unbedenklich in allen Fällen eingesetzt werden, in denen eine Kräftigung und Unterstützung erwünscht ist. Besonders bewährt hat es sich bei klimakterischen Beschwerden. Auch bei einer ver-

späteten oder ausbleibenden Menstruation kann Goldkreuzkraut eingesetzt werden. Bei Weißfluß wird es zur Scheidenspülung verwendet. Weiterhin gilt die Pflanze als allgemeines Tonikum bei Schwächezuständen sowie Erkrankungen wie Tuberkulose.
Zubereitung und Dosierung: Aus 1–2 TL der getrockneten Pflanze einen Aufguß zubereiten und 3x täglich trinken. Von der Tinktur 1–2 ml 3x täglich einnehmen.

Goldrute, Gemeine
Solidago virgaurea

Verwendete Teile: Getrocknete oberirdische Teile.
Wirkungen: Antikatarrhalisch, entzündungshemmend, antiseptisch, adstringierend, schweißtreibend, blähungstreibend, harntreibend.
Indikationen: Goldrute ist möglicherweise die erste Pflanze, an die man bei akuten oder chronischen Katarrhen der oberen Atemwege denkt. Sie kann in Kombination mit anderen Heilpflanzen bei der Behandlung von Grippe benutzt werden. Durch ihre blähungstreibende Wirkung spielt sie eine Rolle bei der Behandlung von Verdauungsstörungen. Als entzündungshemmendes und antiseptisches Mittel für die Harnorgane kann Goldrute bei Blasen- und Harnröhrenentzündungen eingesetzt werden. Sie kann die Wundheilung anregen. Als Gurgelmittel kann sie bei Kehlkopf- und Rachenentzündung verwendet werden.
Zubereitung und Dosierung: Aus 2 TL der getrockneten Pflanze einen Aufguß herstellen und 3x täglich trinken. Von der Tinktur 2 ml 3x täglich einnehmen.

Grießwurzel
Collinsonia canadensis

Verwendete Teile: Wurzel und Wurzelstock.
Wirkungen: Verhindert Steinbildung, harntreibend, schweißtreibend.
Indikationen: Wie der Name schon andeutet, findet Grießwurzel hauptsächlich bei der Behandlung von Steinen und Grieß in den Harnorganen und in der Galle Anwendung. Sie kann prophylaktisch eingesetzt werden, bewährt sich aber auch, wenn der Körper Steine oder Grieß ausscheiden möchte. Grießwurzel ist außerdem ein starkes harntreibendes Mittel.
Zubereitung und Dosierung: Aus 1–2 TL der getrockneten Wurzel eine Abkochung zubereiten und 3x täglich trinken. Von der Tinktur 1–2 ml 3x täglich einnehmen.

Grindelia
Grindelia spp.

Verwendete Teile: Getrocknete oberirdische Teile.
Wirkungen: Krampflösend, auswurffördernd, blutdrucksenkend.
Indikationen: Grindelia entspannt die glatte Muskulatur und den Herzmuskel. Dies erklärt ihre Verwendung bei der Behandlung von Asthma und Bronchialerkrankungen, insbesondere, wenn diese mit einem beschleunigten Puls und nervösen Reaktionen einhergehen. Die Pflanze kann bei Asthma, Bronchitis, Keuchhusten und Katarrh der oberen Atemwege eingesetzt werden. Wegen der beruhigenden Wirkung auf Herz und Puls kann eine Senkung des Blutdrucks eintreten. Äußerlich wird Grindelia bei Hautausschlägen verwendet, die durch die Pflanze Giftsumach verursacht sind.
Zubereitung und Dosierung: Aus 1 TL der getrockneten Pflanze einen Aufguß zubereiten und 3x täglich trinken. Von der Tinktur 1–2 ml 3x täglich einnehmen.

Guajak
Guaiacum officinale

Verwendete Teile: Kernholz.
Wirkungen: Antirheumatisch, entzündungshemmend, abführend, schweißtreibend, harntreibend.
Indikationen: Guajak wirkt spezifisch bei rheumatischen Beschwerden. Besonders wertvoll ist er bei schweren Entzündungen und Schmerzen, weshalb er vor allem bei chronischem Rheumatismus und rheumatoider Arthritis eingesetzt wird. Er unterstützt die Gichtbehandlung und kann einem erneuten Auftreten der Krankheit vorbeugen. Aufgrund des hohen Harzgehalts muß diese wertvolle Heilpflanze bei Patienten mit Magenentzündungen oder -geschwüren vorsichtig eingesetzt werden.
Zubereitung und Dosierung: Aus 1 TL des getrockneten Holzes eine Abkochung zubereiten und 3x täglich trinken. Von der Tinktur 1–2 ml 3x täglich einnehmen.

Hafer
Avena sativa

Verwendete Teile: Samen und ganze Pflanze.
Wirkungen: Nervenstärkend, gegen Depression, nährend, schleimhautschützend, wundheilend.
Indikationen: Hafer ist eines der besten kräftigenden Mittel für das Nervensystem, insbesondere bei Streßbelastung. Er gilt als Spezifikum bei nervösen Schwäche- und Erschöpfungszuständen, die von Depressionen begleitet sind. Er kann in Kombination mit den meisten anderen entspannenden und anregenden Nervenmitteln zur Kräftigung des gesamten Nervensystems verwendet werden. Hafer kommt auch bei allgemeiner Schwäche zum Einsatz. Der hohe Kieselsäuregehalt des Strohs erklärt seine Verwendung bei Hautbeschwerden.

Zubereitung und Dosierung: Aus 1–3 TL der getrockneten Pflanze einen Aufguß zubereiten und 3x täglich trinken. Von der Tinktur 3–5 ml 3x täglich einnehmen. Zur Anwendung bei Nervenschmerzen kann man aus ½ kg feingehäckseltem Stroh, das man eine halbe Stunde in 2 l Wasser kocht, ein linderndes Bad herstellen. Die Flüssigkeit abseihen und zum Badewasser geben, oder gekochten Hafer in einen Mousselinebeutel geben und diesen in das Badewasser legen.

Heil-Batunge
Betonica officinalis

Verwendete Teile: Getrocknete oberirdische Teile.
Wirkungen: Nervenstärkend, Bittermittel.
Indikationen: Heil-Batunge tonisiert und kräftigt das Nervensystem und wirkt darüber hinaus entspannend. Sie findet Anwendung bei der Behandlung nervöser Schwäche, die mit ängstlicher Unruhe und Anspannung einhergeht. Die Pflanze hilft bei Kopfschmerzen und Nervenschmerzen, insbesondere, wenn hoher Blutdruck ursächlich ist.
Zubereitung und Dosierung: Aus 1–2 TL der getrockneten Pflanze einen Aufguß zubereiten und 3x täglich trinken. Von der Tinktur 1–2 ml 3x täglich einnehmen.

Helmkraut
Scutellaria laterifolia

Verwendete Teile: Oberirdische Teile.
Wirkungen: Nervenstärkend, krampflösend, blutdrucksenkend.
Indikationen: Helmkraut dürfte das Nervenmittel mit den umfassendsten Anwendungsmöglichkeiten sein. Es entspannt bei nervöser Anspannung und belebt und regeneriert gleichzeitig das Zentralnervensystem. Es wird spezifisch bei der Behandlung hy-

sterischer Zustände sowie bei Epilepsie eingesetzt. Es eignet sich zur Behandlung von allen Erschöpfungs- und Depressionszuständen und kann unbedenklich zur Linderung von prämenstruellen Spannungszuständen verwendet werden.
Zubereitung und Dosierung: Aus 1–2 TL der getrockneten Pflanze einen Aufguß zubereiten und 3x täglich trinken. Von der Tinktur 2–4 ml 3x täglich einnehmen.

Herzgespann
Leonorus cardiaca

Verwendete Teile: Oberirdische Teile.
Wirkungen: Nervenstärkend, menstruationsfördernd, krampflösend, leberstärkend, herzstärkend, blutdrucksenkend.
Indikationen: Wie der Name der Pflanze schon sagt, wird sie hauptsächlich bei Erkrankungen von Herz und Kreislauf eingesetzt. Darüber hinaus kann sie eine verzögerte oder ausbleibende Menstruation in Gang bringen, insbesondere, wenn dies mit ängstlicher Unruhe oder Anspannung zusammenhängt. Herzgespann ist bewährt als entspannendes Tonikum für die Wechseljahre. Es kann gegen falsche Wehenschmerzen eingesetzt werden. Es ist ein hervorragendes Herztonikum, das kräftigt, ohne zu belasten. Es gilt als Spezifikum, wenn durch ängstliche Unruhe oder Anspannung Herzjagen hervorgerufen wird.
Zubereitung und Dosierung: Aus 1–2 TL der getrockneten Pflanze einen Aufguß zubereiten und 3x täglich trinken. Von der Tinktur 1–2 ml 3x täglich einnehmen.

Hirtentäschelkraut
Capsella bursa-pastoris

Verwendete Teile: Oberirdische Teile.
Wirkungen: Adstringierend, harntreibend, entzündungshemmend.
Indikationen: Diese an ihren taschenartigen Früchten leicht erkennbare Pflanze kommt immer dann zum Einsatz, wenn ein mild harntreibendes Mittel benötigt wird, zum Beispiel bei Wasseransammlungen aufgrund von Nierenproblemen. Als adstringierendes Mittel eignet es sich zur Behandlung von Durchfall, Wunden, Nasenbluten und ähnlichen Beschwerden. Besonders wirksam ist es zur Anregung der Menstruation, kann aber auch zu starke Blutungen dämpfen.
Zubereitung und Dosierung: Aus 1–2 TL der getrockneten Pflanze einen Aufguß zubereiten und 3x täglich trinken. Bei Menstruationsbeschwerden davon alle 2–3 Stunden vor und während der Periode trinken. Außerhalb dieser Zeit den Tee 3x täglich trinken. Von der Tinktur 1–2 ml 3x täglich einnehmen.

Holunder
Sambucus nigra

Verwendete Teile: Rinde, Blüten, Beeren, Blätter.
Wirkungen: Rinde: Abführend, brechreizauslösend, harntreibend. Blätter: Äußerlich lindernd und wundheilend, innerlich abführend, auswurffördernd, harntreibend und schweißtreibend. Blüten: Schweißtreibend, antikatarrhalisch, krampflösend. Beeren: Schweißtreibend, harntreibend, abführend.
Indikationen: Der Holunderstrauch ist eine Apotheke für sich. Die Blätter werden bei Prellungen, Zerrungen, Wunden und Frostbeulen verwendet. Es wurde berichtet, daß Holunderblätter als Salbe bei Tumoren wirksam sein können. Holunderblüten sind ideal für die Behandlung von Erkältungen und grippalen In-

fekten. Sie sind indiziert bei allen katarrhalischen Entzündungen der oberen Atemwege wie Heuschnupfen und Nebenhöhlenbeschwerden. Katarrhalische Taubheit spricht gut auf Holunderblüten an. Holunderbeeren haben ähnliche Eigenschaften wie die Blüten und wirken außerdem bei Rheumatismus.
Zubereitung und Dosierung: Aus 2 TL der getrockneten oder frischen Blüten einen Aufguß herstellen und 3x täglich heiß trinken. Eine Salbe stellt man aus 1 Teil frischer Holunderblätter her, die man mit 2 Teilen Vaseline erhitzt, bis die Blätter spröde sind. Diese Mischung durch ein Sieb geben und bei Bedarf verwenden. Von der Tinktur (aus den Blüten) 2–4 ml 3x täglich einnehmen.

Hopfen
Humulus lupulus

Verwendete Teile: Blüten.
Wirkungen: Beruhigend, schlaffördernd, antiseptisch, krampflösend, adstringierend.
Indikationen: Hopfen ist ein Mittel mit ausgeprägt entspannender Wirkung auf das Zentralnervensystem. Er wird vor allen Dingen zur Behandlung von Schlaflosigkeit eingesetzt. Er lindert Anspannung und Ängstlichkeit und kann verwendet werden, wenn diese Anspannung zu Unruhe, Kopfschmerzen und eventuell Verdauungsstörungen führt. Da Hopfen außerdem adstringierend wirkt, kommt er auch bei Entzündungen der Dickdarmschleimhaut zum Einsatz. Äußerlich wird die antiseptische Wirkung bei der Behandlung von Geschwüren genutzt.
Achtung: Hopfen sollte nicht bei schweren depressiven Zuständen eingesetzt werden.
Zubereitung und Dosierung: Aus 1 TL der getrockneten Blüten einen Aufguß herstellen und 3x täglich trinken. Von der Tinktur 1–2 ml 3x täglich einnehmen.

Hortensie, Baumartige
Hydrangea arborescens

Verwendete Teile: Getrocknete Wurzel und Wurzelstock.
Wirkungen: Harntreibend, steinbildungsverhindernd.
Indikationen: Das bedeutendste Einsatzgebiet der Hortensie liegt in der Behandlung der entzündeten oder vergrößerten Prostata. Daneben wird sie gegen Nierensteine und Harngrieß im Zusammenhang mit Infektionen eingesetzt.
Zubereitung und Dosierung: Aus 2 TL der getrockneten Wurzel eine Abkochung zubereiten und 3x täglich trinken. Von der Tinktur 2 ml 3x täglich einnehmen.

Huflattich, Gemeiner
Tussilago farfara

Verwendete Teile: Getrocknete Blüten und Blätter.
Wirkungen: Hustenmittel, auswurffördernd, krampflösend, lindernd, antikatarrhalisch, harntreibend.
Indikationen: Huflattich vereint eine lindernde auswurffördernde Wirkung mit einem krampflösenden Effekt. In den Blättern findet sich Zink, das ausgeprägt entzündungshemmende Wirkung hat. Huflattich kann eingesetzt werden bei chronischer oder akuter Bronchitis, Reizhusten, Keuchhusten und Asthma. Durch seine lindernde und auswurffördernde Wirkung kommt Huflattich bei den meisten Beschwerden der Atemwege einschließlich chronischem Emphysem zum Zuge. Als mild harntreibendes Mittel wird es auch bei Blasenentzündungen eingesetzt. Die frischen zerdrückten Blätter können auf Furunkel, Abszesse und eitrige Geschwüre gelegt werden.
Zubereitung und Dosierung: Aus 1–2 TL der getrockneten Blüte einen Aufguß herstellen und 3x täglich trinken. Von der Tinktur 2–4 ml 3x täglich einnehmen.

Indigo, Wilder
Baptisia tinctoria

Verwendete Teile: Wurzel.
Wirkungen: Antiseptisch, antikatarrhalisch.
Indikationen: Wilder Indigo ist das Mittel gegen lokale Infektionen. Er erweist sich als besonders hilfreich bei der Behandlung von Infektionen und Katarrhen der Ohren, Nase und des Halses. Er kann eingesetzt werden bei Kehlkopfentzündung, Mandelentzündung, Rachenentzündung und katarrhalischen Infekten von Nase und Nebenhöhle. Bei Einnahme wie auch als Mundspülung heilt er Mundgeschwüre, Zahnfleischentzündung und Zahnfleischvereiterung. Als systemisches Mittel kann er bei der Behandlung vergrößerter und entzündeter Lymphdrüsen helfen und fiebersenkend wirken. Die Salbe von Wildem Indigo hilft gegen entzündete Geschwüre und bei wunden Brustwarzen.
Zubereitung und Dosierung: Aus ½–1 TL der getrockneten Wurzel eine Abkochung herstellen und 3x täglich trinken. Von der Tinktur 1–2 ml 3x täglich einnehmen.

Ingwer
Zingiber officinale

Verwendete Teile: Wurzelstock.
Wirkungen: Stimulierend, blähungstreibend, krampflösend, rötend, schweißtreibend, menstruationsfördernd.
Indikationen: Ingwer kann bei schlechter Durchblutung, Frostbeulen und Krämpfen als durchblutungsförderndes Mittel eingesetzt werden. Bei Fieberzuständen ist er ein wirksames schweißtreibendes Mittel. Als Gurgelmittel hilft er gegen Halsschmerzen. Äußerlich findet er bei der Behandlung von Zerrungen Anwendung. Ingwer wird in der ganzen Welt als würziges blähungstreibendes Mittel und starker Appetitanreger eingesetzt. In Indien und in anderen Ländern mit feuchtheißem Klima

wird Ingwer täglich genossen und ist ein bekanntes Mittel gegen Verdauungsbeschwerden. Seine weite Verbreitung verdankt er nicht nur seinem Aroma, sondern auch den oxidationshemmenden und antiseptischen Wirkungen, die in diesen Klimazonen für die Konservierung von Nahrungsmitteln wichtig sind.
Zubereitung und Dosierung: Aus 1 TL der frischen Wurzel einen Aufguß zubereiten und bei Bedarf trinken. Aus 1 ½ TL der getrockneten Wurzel in pulverisierter oder feingehackter Form eine Abkochung herstellen. Diese Abkochung bei Bedarf trinken. Ingwertinktur ist in zwei Formen erhältlich: Als schwache Tinktur, von der 3x täglich eine Dosis von 1,5–3 ml eingenommen werden kann, und als starke Tinktur, von der 3x täglich 0,25–0,5 ml eingenommen werden.

Irisches Moos
Chondrus crispus

Verwendete Teile: Der getrocknete Pflanzenkörper. Es handelt sich um eine Seealge.
Wirkungen: Auswurffördernd, schleimhautschützend, entzündungshemmend.
Indikationen: Bei der heutigen Sucht nach »Wundermitteln« tut es gut, sich der nährenden und kräftigenden Arzneimittel wie Irisches Moos zu erinnern. Traditionell lag die Hauptanwendung von Irischem Moos bei den Erkrankungen der Atemwege. Es steht oft im Mittelpunkt von Verordnungen zur Behandlung von Reizhusten und Bronchitis. Es kann uneingeschränkt bei Erkrankungen der Verdauungswege verwendet werden, die den Einsatz einer Schleimstoffdroge verlangen, wie zum Beispiel Magenentzündung und Geschwüre in Magen und Zwölffingerdarm. Die lindernde Wirkung hat sich auch bei Entzündungen der Harnwege bewährt, weshalb die Pflanze früher ähnlich umfassend wie heute Maisgriffel eingesetzt wurde. Ihre Hauptrolle lag jedoch in der Beschleunigung der Genesung nach Tuberkulose

und Lungenentzündung. Irisches Moos und andere tonisierende nährende Mittel leisten einen sehr wichtigen Beitrag zur raschen Wiederherstellung der Gesundheit. In der heutigen Zeit mit ihren degenerativen Erkrankungen hätten solche Perspektiven größere Aufmerksamkeit verdient.
Zubereitung und Dosierung: Zur Frischzubereitung die Pflanze sorgfältig waschen und 2 dl Irisches Moos auf 6 dl Milch oder Wasser geben und nach Bedarf würzen. Auf kleinem Feuer garen, bis sich die Alge weitgehend aufgelöst hat. Nicht aufgelöste Pflanzenteile entfernen und abkühlen lassen. Aus dem getrockneten Moos stellt man am besten eine Abkochung her, indem man 15 g der Pflanze 15 Minuten in kaltem Wasser stehen läßt und anschließend 10–15 Minuten in 1 ½ l Wasser (oder Milch) kocht. Durch ein Sieb geben und Süßholzwurzel, Limone, Ingwer oder Zimt hinzufügen. Nach Geschmack süßen.

Isländisches Moos
Cetraria islandica

Verwendete Teile: Die ganze Pflanze. Es handelt sich um eine Flechte.
Wirkungen: Schleimhautschützend, entzündungshemmend, brechreizstillend, auswurffördernd.
Indikationen: Als linderndes Mittel mit hohem Schleimstoffgehalt findet Isländisches Moos Verwendung bei der Behandlung von Magenschleimhautentzündungen, Erbrechen und Verdauungsstörungen. Vielfach kommt es auch bei Katarrhen der Atemwege und Bronchitis zum Einsatz. Wegen seines Nährwerts wird es auch zur Behandlung der Kachexie eingesetzt, einem Mangelernährungs- und Schwächezustand.
Zubereitung und Dosierung: Aus 1 TL der zerkleinerten Flechte eine Abkochung herstellen. Davon am Morgen und Abend eine Tasse trinken. Von der Tinktur 1–2 ml 3x täglich einnehmen.

Johanniskraut
Hypericum perforatum

Verwendete Teile: Oberirdische Teile.
Wirkungen: Entzündungshemmend, adstringierend, wundheilend, nervenstärkend, antiseptisch.
Indikationen: Innerlich angewandt hat Johanniskraut eine beruhigende und schmerzstillende Wirkung, wodurch es einen Platz bei der Behandlung von Nervenschmerzen, ängstlicher Unruhe, Anspannung und ähnlichen Beschwerden hat. Besonders bewährt ist es bei klimakterischen Beschwerden, die Reizbarkeit und ängstliche Unruhe auslösen. In zunehmendem Maße wird es für die Behandlung von Depressionen empfohlen. Es lindert nicht nur Nervenschmerzen, sondern wirkt auch bei Bindegewebsentzündungen, Ischias und rheumatischen Schmerzen. Äußerlich ist es ein wertvolles entzündungshemmendes und heilendes Mittel. Als Lotion beschleunigt es die Heilung von Wunden, Prellungen, Krampfadern und leichteren Verbrennungen. Das Öl eignet sich besonders gut zur Behandlung von Sonnenbrand.
Zubereitung und Dosierung: Aus 1–2 TL der getrockneten Pflanze einen Aufguß zubereiten und 3x täglich trinken. Von der Tinktur 1–2 ml 3x täglich einnehmen.

Kamille
Matricaria chamomilla

Verwendete Teile: Blütenköpfchen.
Wirkungen: Nervenstärkend, krampflösend, blähungstreibend, entzündungshemmend, antiseptisch, Bittermittel, wundheilend.
Indikationen: Eine Liste der medizinischen Einsatzmöglichkeiten von Kamille umfaßt unter anderem Schlaflosigkeit, ängstliche Unruhe, Niedergeschlagenheit im Klimakterium, Appetitmangel, Verdauungsstörungen, Durchfall, Koliken, Schmerzen

durch grippale Infekte, Migräne, Nervenschmerzen, Zahnen, Schwindel, Reisekrankheit, Bindehautentzündung, Hautentzündungen und Nesselsucht. Kamille ist möglicherweise das am häufigsten eingesetzte nervenstärkende pflanzliche Mittel in der westlichen Welt. Es entspannt und tonisiert das Nervensystem und ist insbesondere dann wertvoll, wenn Ängstlichkeit und Anspannung Verdauungsbeschwerden hervorrufen wie Blähungen, Kolikschmerzen oder auch Geschwüre. Kamille eignet sich für alle Formen von streß- und unruhebedingten Beschwerden und ergibt einen vorzüglichen Tee für den späten Abend, der für ruhigen Schlaf sorgt. Als Badezusatz hilft sie ängstlichen Kindern oder zahnenden Kleinkindern. Als krampflösendes Mittel wirkt sie auf die peripheren Nerven und Muskeln und entspannt dadurch den ganzen Körper. Wenn der physische Körper entspannt ist, können sich auch Herz und Geist entspannen. Kamille beugt Muskelkrämpfen vor oder lindert sie. Die ätherischen Öle wirken auf das Verdauungssystem, gegen Bauchschmerzen und helfen gegen Blähungen. Eine Tasse heißer Kamillentee ist eine einfache und wirksame Möglichkeit, Verdauungsstörungen zu beseitigen, hilft gegen Entzündungen wie Gastritis und beugt der Entstehung von Magengeschwüren vor. Bei der Verwendung als Dampfbad gelangen die ätherischen Öle an die entzündeten Schleimhäute der Nebenhöhlen und in die Lunge. Als mild antiseptisches Mittel hilft Kamille dem Körper, pathogene Erreger zu zerstören oder abzuwehren. Sie hilft auch bei der Beseitigung von übermäßigen Schleimabsonderungen im Nebenhöhlenbereich, was bei Erkältungen und Heuschnupfen willkommen ist.

Zubereitung und Dosierung: Die frische oder getrocknete Pflanze wird am besten als Tee aufgegossen. Die Tinktur stellt sicher, daß alle wertvollen Inhaltsstoffe der Pflanze ausgezogen werden und für den Körper verfügbar sind. Der Aufguß wird aus 2 TL der getrockneten Pflanze hergestellt und 3x täglich getrunken. Von der Tinktur 1–4 ml 3x täglich einnehmen.

Katechu
Acacia catechu

Verwendete Teile: Extrakte aus Blättern und Schößlingen.
Wirkungen: Adstringierend.
Indikationen: Dieses hochwirksame adstringierende Mittel kann bei chronischem Durchfall, Ruhr und chronischem Katarrh eingesetzt werden. Es dient zur Normalisierung von übermäßiger Schleimabsonderung und zum Stillen von Blutungen, wird aber auch als lokale Anwendung bei Mund- und Zahnfleischentzündungen empfohlen. In der Praxis gibt es jedoch viele andere blutdrucksenkende Mittel ohne die mögliche Nebenwirkung einer Verstopfung.
Zubereitung und Dosierung: Aus 0,3–2 g der getrockneten Pflanze einen Aufguß zubereiten und 2x täglich trinken. Die Tinktur wird im Verhältnis 1 : 5 in Alkohol mit 45 % vol zubereitet und in einer Dosis zwischen 2,5 und 5 ml 2x täglich eingenommen.

Keuschlamm
Vitex agnus-castus

Verwendete Teile: Früchte.
Wirkungen: Gebärmuttertonikum.
Indikationen: Keuschlamm kann als harmonisierendes Mittel bezeichnet werden, da es scheinbar gegensätzliche Wirkungen hervorruft. Es ist als Aphrodisiakum – und als Antaphrodisiakum bekannt! Es sorgt normalerweise dafür, daß dasjenige eintreten kann, was eintreten soll. Das häufigste Anwendungsgebiet von Keuschlamm ist die Normalisierung der weiblichen Geschlechtshormone; es wird verwendet bei Menstruationskrämpfen, prämenstruellem Syndrom und anderen Beschwerden, die hormonell bedingt sind. Besonders wirksam ist es bei den im Klimakterium eintretenden Veränderungen. Ebenso kann es dazu verwendet werden, dem Körper nach dem Gebrauch von oralen Empfängnis-

verhütungsmitteln wieder zu einem natürlichen Gleichgewicht zu verhelfen. Nach Auffassung der Wissenschaftler wirkt es regulierend auf die Hypophyse, die einen erhöhten Östrogenspiegel registriert und an die Eierstöcke den Befehl schickt, weniger Östrogen zu erzeugen. Neuere Befunde bestätigen, daß Keuschlamm hilft, ein normales Gleichgewicht zwischen Östrogen und Progesteron herzustellen. Im Laufe der Zeit kann es das prämenstruelle Syndrom beseitigen, das im Zusammenhang mit einem abnorm hohen Östrogenspiegel gesehen wird. Keuschlamm ist auch bei Myomen angezeigt. Manchmal tritt bereits innerhalb von etwa zehn Tagen eine Wirkung auf das hormonelle Ungleichgewicht ein, doch kann dies auch ein halbes Jahr und länger dauern.
Zubereitung und Dosierung: Aus 1 TL der getrockneten Beeren einen Aufguß herstellen und 3x täglich trinken. Von der Tinktur 1 ml 3x täglich einnehmen.

Klette, Große
Arctium lappa

Verwendete Teile: Wurzeln und Wurzelstock.
Wirkungen: Umstimmend, harntreibend, Bittermittel.
Indikationen: Klette ist ein äußerst wertvolles Mittel für die Behandlung von Hauterkrankungen, die zu einer trockenen und schuppenden Haut führen. Bei längerer Anwendungsdauer kann sie auch bei Schuppenflechte sehr gut wirksam sein. Sie ist hilfreich im Rahmen einer umfassenderen Behandlung rheumatischer Beschwerden. Ein Teil der Wirksamkeit beruht auf der Anregung der Verdauungssäfte und insbesondere der Gallensekretion. Dadurch kräftigt sie die Verdauung und den Appetit. Die Klette wurde bereits bei Anorexia nervosa und ähnlichen Erkrankungen sowie zur Unterstützung der Nierenfunktion und zur Heilung von Blasenentzündungen eingesetzt. Die Klette führt ganz allgemein den Körper in einen Zustand der Integration und Gesundheit. Äußerlich kann sie als Kom-

presse oder Umschlag eingesetzt werden. Ekzem und Schuppenflechte können ebenfalls in dieser Weise behandelt werden, doch darf dabei nicht übersehen werden, daß solche Hautprobleme letztlich nur mit Hilfe innerer Mittel geheilt werden können.
Zubereitung und Dosierung: Aus 1 TL der getrockneten Wurzel eine Abkochung zubereiten und 3x täglich trinken. Von der Tinktur 1–2 ml 3x täglich einnehmen.

Klettenlabkraut
Galium aparine

Verwendete Teile: Getrocknete oberirdische Teile und frisch gepreßter Saft.
Wirkungen: Harntreibend, umstimmend, entzündungshemmend, tonisierend, adstringierend.
Indikationen: Klettenlabkraut ist eine sehr wertvolle Pflanze und möglicherweise das beste bekannte Tonikum für das Lymphsystem. Durch seine umstimmende und diuretische Wirkung kann man es bei einer großen Fülle von Beschwerden unbedenklich einsetzen, an denen das Lymphsystem beteiligt ist. Hierzu zählen unter anderem Drüsenschwellungen in allen Körperregionen, insbesondere bei Mandelentzündung und Nasenpolypen. Es hilft bei Hauterkrankungen, vor allem den trockenen Formen wie Schuppenflechte. Es eignet sich zur Behandlung von Blasenentzündungen und anderen schmerzhaften Beschwerden der harnableitenden Wege und kann in diesem Fall mit Schleimstoffdrogen kombiniert werden. Die Verwendung von Klettenlabkraut bei der Behandlung von Geschwüren und Geschwulsten hat eine lange Tradition. Dies könnte darauf beruhen, daß die Pflanze die Ableitung der Lymphe anregt, wodurch das Gewebe entgiftet wird. Klettenlabkraut ist darüber hinaus ein hervorragendes Gemüse.

Zubereitung und Dosierung: Aus 2 TL der getrockneten Pflanze einen Aufguß herstellen und 3x täglich trinken. Von der Tinktur 2–4 ml 3x täglich trinken.

Knoblauch
Allium sativum

Verwendete Teile: Zwiebel.
Wirkungen: Antiseptisch, schweißtreibend, galletreibend, blutdrucksenkend, krampflösend.
Indikationen: Knoblauch zählt zu den wenigen Heilpflanzen, die universell eingesetzt werden können und allgemein anerkannt sind. Täglicher Gebrauch von Knoblauch unterstützt den Körper in einer Weise, wie es keine andere Heilpflanze vermag. Knoblauch ist eine der wirksamsten antiseptischen Pflanzen, die wir kennen, und wirkt gegen Bakterien, Viren und in der Nahrung enthaltene Erreger. Das flüchtige Öl ist sehr wirksam; da es weitgehend über die Lungen ausgeschieden wird, wird es bei Infektionen der Atemwege wie chronischer Bronchitis, Katarrh, häufig wiederkehrenden Erkältungen und grippalen Infekten eingesetzt. Es kann bei der Behandlung von Keuchhusten und im Rahmen einer umfassenderen Therapie von Bronchialasthma verwendet werden. Überhaupt kann Knoblauch als vorbeugendes Mittel gegen die meisten Infektionskrankheiten des Verdauungssystems und der Atemwege angewandt werden. Für den Verdauungstrakt wurde festgestellt, daß Knoblauch die Entwicklung der natürlichen Bakterienflora fördert und zugleich Krankheitserreger abtötet. Neben diesen erstaunlichen Eigenschaften ist international anerkannt, daß Knoblauch den Blutdruck und den Cholesterinspiegel senkt und generell Herz und Kreislauf stärkt. Es wurde eine Studie mit zwei Gruppen durchgeführt, wobei die eine Gruppe aus 20 gesunden Freiwilligen bestand, die andere aus 62 Patienten mit Herzgefäßerkrankungen und erhöhtem Cholesterinspiegel. Beide Gruppen bekamen

sechs Monate lang Knoblauch. Bei allen Beteiligten zeigten sich positive Veränderungen, die nach acht Monaten ein Maximum erreichten. Die Besserung des Cholesterinspiegels hielt auch während der zweimonatigen klinischen Nachsorge an. Die Kliniker zogen hieraus den Schluß, daß das ätherische Öl des Knoblauchs sowohl bei Gesunden als auch bei Patienten mit Herzgefäßerkrankungen eine ausgeprägte fettabbauende Wirkung hat. Knoblauch muß als Grundnahrungsmittel gelten, das die körperliche Gesundheit stärkt und allgemeine Schutzfunktion hat. Äußerlich wurde Knoblauch zur Behandlung von Tinea und Fadenwürmern eingesetzt.
Zubereitung und Dosierung: 3x täglich eine Zehe essen. Wenn der Geruch stört, Knoblauchölkapseln nehmen; prophylaktisch 3 Kapseln täglich und bei Infektionen 3x 3 Kapseln täglich einnehmen.

Kolanuß
Cola vera

Verwendete Teile: Kern des Samens.
Wirkungen: Anregung des Zentralnervensystems, antidepressiv, adstringierend, harntreibend.
Indikationen: Kolanuß regt den Geist an. Sie kann immer dann eingesetzt werden, wenn die Notwendigkeit einer direkten Stimulation besteht, was weniger häufig ist, als gemeinhin angenommen wird. Für eine kurzfristige Behandlung kann sie bei nervösen Erschöpfungszuständen und Schwächezuständen verwendet werden. Sie eignet sich als Spezifikum bei nervös bedingtem Durchfall. Kolanuß hilft bei depressiven Zuständen und löst bei manchen Menschen Euphorie aus. Bei einigen Formen von Migräne ist sie außerordentlich hilfreich. Durch die anregende Wirkung ist sie auch ein wertvolles Element bei der Behandlung von Appetitmangel. Bei Depressionen, die mit Schwäche- und Erschöpfungszuständen einhergehen, kann sie als Spezifikum gelten.

Zubereitung und Dosierung: Aus 1 TL Kernen eine Abkochung zubereiten und 3x täglich trinken. Von der Tinktur 1–2 ml 3x täglich einnehmen.

Königskerze, Kleinblütige
Verbascum thapsus

Verwendete Teile: Getrocknete Blätter und Blüten.
Wirkungen: Auswurffördernd, schleimhautschützend, harntreibend, entzündungshemmend, nervenstärkend, krampflösend, wundheilend, umstimmend, adstringierend.
Indikationen: Königskerze ist bei den meisten Beschwerden der Atemwege ein sehr bewährtes Mittel. Sie tonisiert die Schleimhäute, dämpft Entzündungen und regt die Sekretabsonderung an, wodurch das Abhusten erleichtert wird. Sie gilt als Spezifikum bei Bronchitis, wenn diese mit einem bellenden, schmerzhaften Husten einhergeht. Durch ihre entzündungshemmenden und schleimhautschützenden Eigenschaften ist sie bei Entzündungen der Luftröhre und ähnlichen Erkrankungen indiziert. Äußerlich hat der Auszug in Olivenöl hervorragende Wirkung bei entzündeten Hautstellen oder Ohrenbeschwerden.
Zubereitung und Dosierung: Aus 1–2 TL der getrockneten Pflanze einen Aufguß zubereiten und 3x täglich trinken. Von der Tinktur 1–2 ml 3x täglich einnehmen.

Küchenschelle, Gemeine
Anemone pulsatilla

Verwendete Teile: Oberirdische Teile.
Wirkungen: Nervenstärkend, krampflösend, keimhemmend.
Indikationen: Küchenschelle ist ein hervorragendes entspannendes Nervenmittel bei Erkrankungen, die mit nervlicher Anspannung und Krämpfen der Fortpflanzungsorgane zusammenhän-

gen. Man kann sie unbedenklich zur Linderung schmerzhafter Monatsblutungen, bei Eierstockschmerzen und schmerzhaften Erkrankungen der Hoden einsetzen. Sie lindert Spannungszustände und damit verbundene Kopfschmerzen. Hilfreich ist sie auch bei Schlaflosigkeit und allgemeiner Überaktivität. Durch die antiseptische Wirkung spielt diese Heilpflanze eine Rolle bei der Behandlung von Hautinfektionen, insbesondere Furunkeln. In ähnlicher Weise kommt sie bei der Behandlung von Infektionen der Atemwege und Asthma zur Anwendung. Das Öl und die Tinktur lindern Ohrenschmerzen.
Zubereitung und Dosierung: Aus ½–1 TL der getrockneten Pflanze einen Aufguß zubereiten und 3 x täglich trinken. Von der Tinktur 1 ml 3x täglich einnehmen.

Kümmel
Carum carvi

Verwendete Teile: Samen.
Wirkungen: Blähungstreibend, krampflösend, hustenlösend, menstruationsfördernd, milchtreibend, adstringierend, antiseptisch.
Indikationen: Kümmel wird als beruhigende Heilpflanze zur Linderung von Verdauungsbeschwerden mit Blähungen und Darmkoliken eingesetzt, vor allem bei Kindern. Er wirkt außerdem appetitanregend. Durch seine Adstringenz unterstützt er die Behandlung von Diarrhöe und kann bei Halsentzündungen als Gurgelmittel sowie bei Bronchitis und Bronchialasthma eingesetzt werden. Durch seine krampflösende Wirkung lindert er Menstruationsbeschwerden. Er wird auch zur Anregung des Milchflusses bei stillenden Müttern verwendet.
Zubereitung und Dosierung: Aus 1 TL der frisch zerdrückten Samen einen Aufguß herstellen und 3x täglich trinken. Von der Tinktur 1–2 ml 3x täglich einnehmen.

Lavendel
Lavandula officinalis

Verwendete Teile: Blüten.
Wirkungen: Blähungstreibend, krampflösend, antidepressiv, rötend, menstruationsfördernd, blutdrucksenkend.
Indikationen: Diese schöne Pflanze wird nicht nur in der Medizin, sondern auch in Küche und Kosmetik eingesetzt. Sie wirkt bei Kopfschmerzen, besonders wenn diese durch Streß bedingt sind. Lavendel kann bei der Beseitigung von Depressionen sehr wirksam sein, vor allem in Kombination mit anderen Mitteln. Als mild stärkendes Mittel für das Nervensystem hilft er bei nervöser Schwäche und Erschöpfung. Er wirkt beruhigend und fördert den natürlichen Schlaf. Äußerlich kann das Öl als anregendes Einreibemittel zur Linderung rheumatischer Schmerzen verwendet werden.
Zubereitung und Dosierung: Aus 1 TL der getrockneten Blüten einen Aufguß herstellen und 3x täglich trinken. Das Öl darf nicht eingenommen werden, kann aber inhaliert, in die Haut eingerieben oder als Badezusatz verwendet werden.

Lebensbaum
Thuja occidentalis

Verwendete Teile: Junge Zweige.
Wirkungen: Auswurffördernd, antiseptisch, harntreibend, adstringierend, umstimmend.
Indikationen: Die Hauptwirkung des Lebensbaums beruht auf seinem anregenden und umstimmenden ätherischen Öl. Bei Bronchialkartarrh vereint Lebensbaum schleimlösende Wirkung mit einer allgemein systemanregenden Eigenschaft, die besonders bei Herzschwäche sehr erwünscht ist. Das Mittel sollte nicht eingenommen werden, wenn der Husten auf einer Überreizung beruht, wie bei trockenem Reizhusten. Wenn eine ge-

wöhnliche Harninkontinenz durch einen zu schwachen Muskeltonus bedingt ist, ist Lebensbaum sehr zu empfehlen. Er spielt eine Rolle bei der Behandlung von Schuppenflechte und Rheumatismus und kann äußerlich zur Behandlung von Warzen eingesetzt werden. Angeblich hilft er auch gegen die Nebenwirkungen der Pockenimpfung. Seine ausgeprägte Wirkung auf Pilze erweist sich bei äußerer Anwendung gegen Fadenpilz- und Soorpilzerkrankungen.
Achtung: Das Mittel nicht während der Schwangerschaft einnehmen, da es eine ausgeprägte Wirkung auf die Gebärmutter hat.
Zubereitung und Dosierung: Aus 1 TL der getrockneten Zweige einen Aufguß zubereiten und 3x täglich trinken. Von der Tinktur 1–2 ml 3x täglich einnehmen.

Lindenblüten
Tilia europea

Verwendete Teile: Getrocknete Blüten.
Wirkungen: Nervenstärkend, krampflösend, blutdrucksenkend, schweißtreibend, harntreibend, entzündungshemmend, menstruationsfördernd, adstringierend.
Indikationen: Linde ist ein Beruhigungsmittel bei nervlicher Anspannung. Sie gilt als vorbeugendes Mittel gegen Arteriosklerose und Bluthochdruck. Durch ihre entspannende Wirkung und die allgemeine Beeinflussung des Kreislaufs spielt Linde auch eine Rolle bei der Behandlung bestimmter Migräneformen. Ihr Wert bei fiebrigen Erkältungen und grippalen Infekten liegt in der schweißtreibenden und entspannenden Wirkung.
Zubereitung und Dosierung: Aus 1 TL der getrockneten Blüten einen Aufguß zubereiten und 3x täglich trinken. Von der Tinktur 1–2 ml 3x täglich einnehmen.

Lobelie
Lobelia inflata

Verwendete Teile: Oberirdische Teile.
Wirkungen: Antiasthmatisch, krampflösend, auswurffördernd, brechreizfördernd, nervenstärkend.
Indikationen: Lobelie zählt zu den besten verfügbaren Entspannungsmitteln. Sie wirkt allgemein dämpfend auf das zerebrospinale und autonome Nervensystem und die neuromuskulären Vorgänge. Sie kann bei vielen Beschwerden mit anderen Heilkräutern kombiniert werden, um deren Wirksamkeit zu steigern, wenn eine entspannende Wirkung erwünscht ist. Das spezifische Einsatzgebiet der Lobelie ist Bronchialasthma und Bronchitis. Die vorhandenen Alkaloide zeigen eine scheinbar paradoxe Wirkung. Lobelie wirkt stark anregend auf die Atemwege, während Isolobelanin den Brechreiz fördert und die Atemwege entspannt; damit regt Lobelie die Schleimabsonderung an und erleichtert das Abhusten des Schleims, während sie gleichzeitig die Muskeln des Atemsystems entspannt. So vereinigt die Pflanze in einer wirklich ganzheitlichen Weise Anregung und Entspannung!
Zubereitung und Dosierung: Aus $1/4$–$1/2$ TL der getrockneten Blätter einen Aufguß zubereiten und 3x täglich trinken. Von der Tinktur $1/2$ ml 3x täglich einnehmen.

Löwenzahn
Taraxacum officinale

Verwendete Teile: Wurzel und Blatt.
Wirkungen: Harntreibend, leberstärkend, galletreibend, antirheumatisch, abführend, tonisierend, Bittermittel.
Indikationen: Löwenzahn ist ein sicheres und sehr wirksames harntreibendes Mittel. Bei Mitteln, die die Nierenfunktion anregen, tritt üblicherweise ein Verlust von Kalium aus dem Körper auf, wodurch Herz- und Gefäßbeschwerden verschlimmert wer-

den können. Löwenzahn aber ist gerade eine der besten natürlichen Kaliumquellen! Er ist damit ein ideales Diuretikum, das unbedenklich eingesetzt werden kann, auch in Fällen von Wasseransammlungen, die durch Herzerkrankungen bedingt sind. Als leberwirksames Mittel kann Löwenzahn bei Entzündungen und Stauungszuständen von Leber und Gallenblase verwendet werden. Im Rahmen einer umfassenderen Behandlung von Muskelrheumatismus hat er sich sehr bewährt. Diese Pflanze ist ein überaus wertvolles allgemeines Tonikum und vielleicht das Diuretikum und Lebertonikum mit dem breitesten Anwendungsbereich.
Zubereitung und Dosierung: Aus 2–3 TL der Wurzel eine Abkochung herstellen und 3x täglich trinken. Die Blätter kann man roh in Salaten essen. Von der Tinktur 5 ml 3x täglich einnehmen.

Lungenkraut
Pulmonaria officinalis

Verwendete Teile: Blätter.
Wirkungen: Schleimhautschützend, auswurffördernd, adstringierend, entzündungshemmend, wundheilend.
Indikationen: Lungenkraut hat zwei Hauptanwendungsbereiche. Der eine Bereich, dem die Pflanze ihren Namen verdankt, ist die Behandlung von Husten und Bronchitis, insbesondere im Zusammenhang mit einem Katarrh der oberen Atemwege. Der andere Anwendungsbereich hängt mit ihrer adstringierenden Wirkung zusammen. Dies erklärt ihre Verwendung bei Durchfall, insbesondere bei Kindern, und zur Linderung von Hämorrhoiden. Wie bei allen Pflanzen müssen diese beiden Anwendungsbereiche als Teile der Gesamtaktivität der Pflanze gesehen werden. Äußerlich kann diese Pflanze zur Heilung von Schnittverletzungen und Wunden eingesetzt werden.

Zubereitung und Dosierung: Aus 1–2 TL der getrockneten Pflanze einen Aufguß zubereiten und 3x täglich trinken. Von der Tinktur 1–2 ml 3x täglich einnehmen.

Mädesüß
Filipendula ulmaria

Verwendete Teile: Oberirdische Teile.
Wirkungen: Antirheumatisch, entzündungshemmend, blähungstreibend, säurebindend, brechreizstillend, adstringierend.
Indikationen: Mädesüß ist eines der besten Verdauungsmittel und damit für die verschiedensten Beschwerden angezeigt, die ganzheitlich angegangen werden sollen. Sie wirkt schützend und lindernd auf die Schleimhäute des Verdauungstrakts, bindet überschüssige Säure und bekämpft Übelkeit. Mädesüß kommt zum Einsatz bei Sodbrennen, Übersäuerung, Magenschleimhautentzündung und Magengeschwüren. Durch seine mild astringierende Wirkung eignet es sich auch zur Behandlung von Durchfall bei Kindern. Der Gehalt an aspirinähnlichen Substanzen erklärt die fiebersenkende und schmerzlindernde Wirkung von Mädesüß bei Muskel- und Gelenkrheumatismus.
Zubereitung und Dosierung: Aus 1–2 TL der getrockneten Pflanze einen Aufguß zubereiten und 3x täglich trinken. Von der Tinktur 1–2 ml 3x täglich einnehmen.

Mahonienrinde
Berberis aquifolium

Verwendete Teile: Wurzel und Wurzelstock.
Wirkungen: Umstimmend, galletreibend, abführend, brechreizstillend, antikatarrhalisch, tonisierend.
Indikationen: Mahonienrinde ähnelt in ihrer Wirkung Gelbwurz und Berberitze. Die Hauptanwendung liegt in der Behandlung

chronischer Hauterkrankungen wie Schuppenflechte und Ekzem. Da Hauterkrankungen dieser Art systembedingt sind, könnte die Erklärung für die Wirksamkeit dieser Pflanze in ihrer tonisierenden Wirkung auf Leber und Gallenblase liegen. Mahonienrinde kann bei Magen- und Gallenblasenerkrankungen eingesetzt werden, insbesondere, wenn Übelkeit und Erbrechen bestehen. Zur Beseitigung von Verstopfung ist sie unbedenklich als Abführmittel verwendbar.
Zubereitung und Dosierung: Aus 1 TL der getrockneten Wurzel eine Abkochung herstellen und 3x täglich trinken. Von der Tinktur 1 ml 3x täglich trinken.

Maisgriffel
Zea maydis

Verwendete Teile: Die Griffel der weiblichen Maisblüten. Feine, weiche, 10–20 cm lange Fäden.
Wirkungen: Harntreibend, lindernd, entzündungshemmend, tonisierend.
Indikationen: Als linderndes Diuretikum helfen Maisgriffel bei allen Reizungen der Harnorgane. Sie werden bei Nierenbeschwerden von Kindern und in Kombination mit anderen Heilpflanzen als Heilmittel für die Harnwege bei der Behandlung von Blasenentzündung, Harnleiterentzündung, Prostatitis usw. eingesetzt.
Zubereitung und Dosierung: Aus 2 TL Fäden einen Aufguß zubereiten und 3x täglich trinken. Von der Tinktur 2 ml 3x täglich einnehmen.

Mariendistel
Carduus marianus

Verwendete Teile: Samen.
Wirkungen: Leberstärkend, galletreibend, schleimhautschützend, milchtreibend.
Indikationen: Die traditionelle Verwendung der Mariendistel als Lebertonikum wurde von neueren Forschungen bestätigt, denen zufolge die Pflanze Inhaltsstoffe besitzt, die die Leberzellen vor Schädigungen durch chemische Substanzen schützt. Die Pflanze wird heute phytotherapeutisch bei den verschiedensten Erkrankungen von Leber und Gallenblase genutzt, unter anderem Hepatitis und Zirrhose. Sie erweist sich weiterhin wertvoll bei der Behandlung von chronischen Gebärmutterbeschwerden. Neuere Forschungen haben aufregende Ergebnisse hinsichtlich einer Umkehr toxischer Leberschädigungen sowie der Schutzwirkung gegenüber potentiell lebergiftigen Substanzen erbracht. Es steht heute fest, daß verschiedene chemische Inhaltsstoffe der Pflanze eine solche Schutzwirkung auf Leberzellen haben. Die Pflanze regt darüber hinaus den Milchfluß an und kann von allen stillenden Müttern unbedenklich eingenommen werden.
Zubereitung und Dosierung: Aus 1 TL der gemahlenen Samen einen Aufguß zubereiten und 3x täglich trinken. Von der Tinktur 1–2 ml 3x täglich einnehmen.

Melisse
Melissa officinalis

Verwendete Teile: Getrocknete oberirdische Teile, oder während der Saison frisch.
Wirkungen: Blähungstreibend, nervenstärkend, krampflösend, antidepressiv, schweißtreibend, antiseptisch, leberstärkend.
Indikationen: Melisse ist ein vorzügliches Karminativum, das Darmkoliken lindert und bei Verdauungsstörungen mit Blähun-

gen eingesetzt wird. Wegen ihrer leicht antidepressiven Eigenschaften ist sie vor allem dann indiziert, wenn die Verdauungsstörungen mit ängstlicher Unruhe oder Niedergeschlagenheit einhergehen. Die mild sedierenden Öle bauen Spannungen und Streßreaktionen ab. Die flüchtigen Öle scheinen auf die Schnittstelle zwischen dem Verdauungstrakt und dem Nervensystem zu wirken. Einige Kräuterheilkundige haben eine regenerierende Wirkung auf das Nervensystem ähnlich wie beim Hafer beschrieben. Melisse kann eingesetzt werden bei Spannungskopfschmerz, Nervenschmerzen, durch Ängstlichkeit bedingtes Herzklopfen und Schlaflosigkeit. Sie hat stärkende Wirkung auf Herz und Kreislauf und bewirkt eine leichte Erweiterung der peripheren Gefäße, womit sie auch blutdrucksenkende Eigenschaften hat. Sie kann auch bei fiebrigen Zuständen wie grippalen Infekten eingesetzt werden. Heißwasserextrakte wirken antiseptisch, was zum Teil auf die Anwesenheit von Rosmarinsäure und anderen Polyphenolen zurückzuführen sein könnte. Der Extrakt kann in einer Lotion für die Hautläsionen bei Herpes simplex verwendet werden; die Antiviruswirkung wurde im Labor wie in klinischen Versuchen bestätigt.
Zubereitung und Dosierung: Aus 2–3 TL der getrockneten Pflanze oder vier bis fünf Blättern der Frischpflanze einen Aufguß herstellen. Morgens und abends oder nach Bedarf eine Tasse dieses Tees trinken. Von der Tinktur 2–4 ml 3x täglich einnehmen.

Mohn, Kalifornischer
Eschscholzia californica

Verwendete Teile: Getrocknete oberirdische Teile.
Wirkungen: Nervenstärkend, einschlaffördernd, krampflösend, schmerzstillend.
Indikationen: Kalifornischer Mohn hat den Ruf, eine nicht suchterzeugende Alternative zum Opium zu sein, auch wenn er weni-

ger wirksam ist. Er wird als Beruhigungsmittel und Einschlafmittel für Kinder verwendet, die an Übererregbarkeit und Schlaflosigkeit leiden. Er kann immer dann eingesetzt werden, wenn ein krampflösendes Mittel benötigt wird. Die Indianer verwendeten ihn gegen Kolikschmerzen. Er kann auch bei der Behandlung von Gallenkoliken hilfreich sein.
Zubereitung und Dosierung: Aus 1–2 TL der getrockneten Pflanze einen Aufguß zubereiten und 3x täglich trinken. Abends eine Tasse trinken, um einen erholsamen Schlaf sicherzustellen. Von der Tinktur 1–4 ml 3x täglich einnehmen.

Möhre, Wilde
Daucus carota

Verwendete Teile: Getrocknete oberirdische Teile und Samen.
Wirkungen: Harntreibend, steinbildungsverhindernd, blähungstreibend, krampflösend.
Indikationen: Das ätherische Öl der wilden Möhre wirkt antiseptisch auf das Harnsystem, und hierauf beruht ihre Verwendung bei Erkrankungen wie Blasen- und Prostataentzündung. Sie gilt seit jeher als spezifisches Mittel zur Behandlung von Nierensteinen. Bei der Behandlung von Gicht und Rheuma wird sie in Kombination mit anderen Mitteln verwendet, die ihre harntreibende Wirkung unterstützen. Bei Blähungen und Koliken dienen die Samen als blähungstreibendes Mittel.
Zubereitung und Dosierung: Aus 1 TL der getrockneten Pflanze einen Aufguß zubereiten und 3x täglich trinken. Von der Tinktur 1–2 ml 3x täglich einnehmen.

Mutterkraut
Chrysanthemum parthenium

Verwendete Teile: Blätter.
Wirkungen: Entzündungshemmend, gefäßerweiternd, Bittermittel, menstruationsfördernd.
Indikationen: Mutterkraut hat seinen verdienten Ruf als Hauptmittel zur Behandlung von Migräne wiedergewonnen, insbesondere solchen Formen, die durch Wärmeanwendung am Kopf gebessert werden. Es hilft auch bei Arthritis in der schmerzhaften entzündlichen Phase. Gelindert werden auch Schwindel und Ohrengeräusche, insbesondere in Kombination mit anderen Mitteln. Mutterkraut lindert schmerzhaften Monatsfluß und träge Menstruation. Es ist die einzige Pflanze der europäischen Phytotherapie, die als Spezifikum für die Behandlung von Migräne gilt. Es ist auch das beste Beispiel für ein Mittel, das Kräuterheilkundigen längst bekannt ist und in jüngster Zeit nun auch von der allopathischen Medizin akzeptiert und eingesetzt wird. Es fand in der ganzen Medizingeschichte Verwendung als tonisierendes Bittermittel und Heilmittel bei starken Kopfschmerzen.
Zubereitung und Dosierung: Am besten verwendet man 1–3x täglich die entsprechende Menge eines frischen Blattes. Mutterkraut am besten frisch verwenden, doch kommen auch Tinktur oder Tabletten in Frage. In diesem Fall sind gefriergetrocknete Zubereitungen der Pflanze am besten (50–100 mg täglich).

Odermennig, Gewöhnlicher
Agrimonia eupatoria

Verwendete Teile: Getrocknete oberirdische Teile.
Wirkungen: Adstringierend, tonisierendes Bittermittel, harntreibend, wundheilend, krampflösend, schweißtreibend, blähungstreibend, leberstärkend, galletreibend.

Indikationen: Odermennig ist ein leicht stimulierendes verdauungswirksames Tonikum, das für den älteren Menschen besonders geeignet ist. Die Kombination von adstringierender oder tonisierender Eigenschaft macht Odermennig zu einem sehr wertvollen Mittel, insbesondere, wenn eine adstringierende Wirkung im Verdauungssystem erwünscht wird, da er durch seine bitteren Inhaltsstoffe auch die Sekretionstätigkeit des Verdauungstrakts und der Leber anregt. Er kommt zum Einsatz bei der Behandlung von Dickdarmentzündungen und anderen entzündlichen Erkrankungen der Eingeweide. Er wird bei Verdauungsstörungen verordnet und besitzt eine lange Tradition als tonisierende Frühjahrskur. Die Pflanze kann auch zur Behandlung von Harninkontinenz und Blasenentzündung eingesetzt werden. Als Gurgelmittel wirkt sie gegen Heiserkeit und Kehlkopfentzündung. Als Salbe beschleunigt Odermennig die Heilung von Wunden und Prellungen.
Zubereitung und Dosierung: Aus 1–2 TL der getrockneten Pflanze einen Aufguß zubereiten und 3x täglich trinken. Von der Tinktur 1– 2 ml 3x täglich einnehmen.

Passionsblume
Passiflora incarnata

Verwendete Teile: Blätter und ganze Pflanze.
Wirkungen: Nervenstärkend, schlaffördernd, krampflösend, schmerzstillend, blutdrucksenkend.
Indikationen: Passionsblume hat beruhigende Wirkung auf das zentrale Nervensystem und blutdrucksenkende Wirkung; sie beugt Herzjagen vor und bessert Schlaflosigkeit. Sowohl die Alkaloide als auch die Flavonoide zeigten bei Tieren beruhigende Wirkung. Viele ihrer Flavonoide sind auch wegen ihrer krampflösenden und entzündungshemmenden Wirkung bekannt. Passionsblume sorgt für einen ruhigen Schlaf ohne narkotischen »Kater«. Sie kann immer dann eingesetzt werden, wenn ein

krampflösendes Mittel indiziert ist, wie zum Beispiel bei Parkinson-Krankheit, Krampfanfällen und Hysterie. Sie ist teilweise außerordentlich wirkungsvoll bei Nervenschmerzen wie Neuralgie und Gürtelrose, einer Virusinfektion der Nerven. Bei Asthma ist sie indiziert, wenn schwere Krämpfe, begleitet von Spannungszuständen auftreten.
Zubereitung und Dosierung: Aus 1 TL der getrockneten Pflanze einen Aufguß zubereiten und 3x täglich trinken. Von der Tinktur 1–2 ml 3x täglich einnehmen. Bei Schlaflosigkeit 2 dl am Abend trinken, bei anderen Beschwerden 2x täglich 2 dl.

Petersilie
Petroselinum crispum

Verwendete Teile: Pfahlwurzel, Blätter und Samen.
Wirkungen: Harntreibend, auswurffördernd, menstruationsfördernd, blähungstreibend, krampflösend, blutdrucksenkend.
Indikationen: Die in der Küche so vielfältig verwendete Frischpflanze ist reich an Vitamin C. Medizinisch wird Petersilie in drei Hauptbereichen eingesetzt. Zunächst ist sie ein sehr wirksames Diuretikum, das dem Körper hilft, sich von überschüssigem Wasser zu befreien. Hierbei ist jedoch zu beachten, daß stets die Ursache solcher Beschwerden geklärt und behandelt werden muß; es hat keinen Sinn, nur Symptome zu bekämpfen. Der zweite Einsatzbereich betrifft die menstruationsfördernde Wirkung. Es empfiehlt sich, Petersilie während der Schwangerschaft nicht in arzneilicher Dosierung zu verwenden, da dies eine übermäßige Stimulierung der Gebärmutter zur Folge haben kann. Die dritte Verwendung ist diejenige als blähungstreibendes Mittel, das die mit Flatulenz verbundenen krampfartigen Schmerzen lindert.
Zubereitung und Dosierung: Aus 1–2 TL der getrockneten Pflanze einen Aufguß zubereiten und 3x täglich trinken. Von der Tinktur 1–2 ml 3x täglich einnehmen.

Pfaffenhütchen
Eunonymus atropurpureus

Verwendete Teile: Wurzelrinde.
Wirkungen: Galletreibend, leberstärkend, abführend, harntreibend, kreislaufanregend.
Indikationen: Pfaffenhütchen ist eines der wichtigsten Lebermittel. Es beseitigt Stauungszustände der Leber, ermöglicht den freien Fluß der Galle und unterstützt dadurch die Verdauung. Es kann zur Behandlung von Gelbsucht und Gallenblasenbeschwerden wie Entzündungen, Schmerzen oder Stauungszuständen aufgrund von Steinen eingesetzt werden. Pfaffenhütchen ist wirksam bei Verstopfungen, die mit Leber- oder Gallenblasenproblemen zusammenhängen. Durch seine normalisierende Wirkung auf die Leber hilft es auch bei verschiedenen Hautbeschwerden, bei denen eine Beteiligung der Leber vermutet wird.
Zubereitung und Dosierung: Aus ½ –1 TL der Rinde eine Abkochung herstellen und 3x täglich trinken. Von der Tinktur 1–2 ml 3x täglich einnehmen.

Pfefferminze
Mentha piperita

Verwendete Teile: Oberirdische Teile.
Wirkungen: Blähungstreibend, entzündungshemmend, krampflösend, aromatisch, schweißtreibend, brechreizstillend, beruhigend, antiseptisch, schmerzstillend.
Indikationen: Pfefferminze ist ein hervorragendes blähungstreibendes Mittel, da es entspannend auf die Muskeln des Verdauungssystems wirkt. Es regt den Gallefluß und andere Verdauungssäfte an. Pfefferminze kommt zum Einsatz bei Darmkrämpfen, mit Blähungen verbundenen Verdauungsbeschwerden und ähnlichen Symptomen. Das flüchtige Öl wirkt leicht betäubend

auf die Magenwand, wodurch Übelkeit gelindert wird (zum Beispiel bei Schwangerschaft und Reisekrankheit). Pfefferminze kann eine Rolle bei der Behandlung von Darmgeschwüren spielen. Sie ist ein traditionelles Mittel bei Fieber, Erkältungen und Grippe. Zur kurzfristigen Linderung von Schnupfen kommt es als Inhalationsmittel zum Einsatz. Pfefferminze zeigt auch gute Wirkung, wenn Kopfschmerzen mit Verdauungsstörungen einhergehen. Als Nervenmittel wirkt sie gegen ängstliche Unruhe und Anspannung. Bei schmerzhafter Monatsblutung bekämpft die Pflanze die Schmerzen und lindert damit verbundene Spannungen. Äußerlich findet sie gegen Juckreiz und Entzündungen Anwendung.
Zubereitung und Dosierung: Aus 1 TL der getrockneten Pflanze einen Aufguß herstellen und 3x täglich trinken. Von der Tinktur 1–4 ml 3x täglich einnehmen.

Quecke
Agropyron repens

Verwendete Teile: Wurzelstock.
Wirkungen: Harntreibend, lindernd, antiseptisch.
Indikationen: Quecke kann bei Infektionen der Harnwege wie Blasenentzündung, Harnleiterentzündung und Prostatitis hilfreich sein. Sie wirkt lindernd bei Reizungen und Entzündungen. Quecke hat sich bei der Behandlung von Vergrößerungen der Vorsteherdrüse bewährt und kann auch bei Nierensteinen und -grieß eingesetzt werden. Als tonisierendes Diuretikum wird Quecke auch mit anderen Heilpflanzen zur Behandlung von Rheumatismus verwendet.
Zubereitung und Dosierung: Aus 2 TL des Wurzelstocks eine Abkochung herstellen und 3x täglich trinken. Von der Tinktur 2–4 ml 3x täglich einnehmen.

Rebhuhnbeere
Mitchella repens

Verwendete Teile: Oberirdische Teile.
Wirkungen: Wehenerleichternd, menstruationsfördernd, harntreibend, adstringierend, tonisierend.
Indikationen: Rebhuhnbeere ist eines der besten Mittel, die die Gebärmutter und den ganzen Körper auf den Geburtsvorgang vorbereiten. Sie eignet sich auch zur Linderung schmerzhafter Monatsblutungen. Als adstringierendes Mittel wird sie zur Behandlung von Dickdarmentzündung eingesetzt, insbesondere, wenn viel Schleim gebildet wird.
Zubereitung und Dosierung: Aus 1 TL der getrockneten Pflanze einen Aufguß zubereiten und 3x täglich trinken. Von der Tinktur 1–2 ml 3x täglich einnehmen.

Rhabarber
Rheum palmatum

Verwendete Teile: Wurzelstock von *Rheum palmatum* und anderen Arten, jedoch nicht vom Speiserhabarber.
Wirkungen: Bittermittel, abführend, adstringierend.
Indikationen: Rhabarberwurzel wirkt abführend bei Verstopfung, danach aber adstringierend. Damit hat er eine nachhaltig reinigende Wirkung auf den Darm, indem er Zellreste beseitigt und anschließend adstringierend und antiseptisch wirkt. Rhabarber kann den Harn gelb oder rot färben.
Zubereitung und Dosierung: Aus $1/2$–1 TL der gemahlenen Wurzel eine Abkochung zubereiten und morgens und abends trinken. Von der Tinktur 1–2 ml 3x täglich einnehmen.

Ringelblume
Calendula officinalis

Verwendete Teile: Blütenblätter, Blütenköpfchen.
Wirkungen: Entzündungshemmend, krampflösend, lymphwirksam, adstringierend, wundheilend, menstruationsfördernd, antiseptisch.
Indikationen: Ringelblume ist eines der besten pflanzlichen Mittel zur Behandlung lokaler Hautprobleme. Sie kann unbedenklich in allen Fällen einer Hautentzündung eingesetzt werden, ob dies auf eine Infektion oder eine mechanische Verletzung zurückzuführen ist. Sie kann für alle äußeren Blutungen oder Wunden, Prellungen und Zerrungen verwendet werden. Ringelblume hilft auch bei langsam heilenden Wunden und Hautgeschwüren und ist ideal für die Erste Hilfe bei kleineren Verbrennungen und Verbrühungen. Die lokale Behandlung kann in Form von Lotionen, Umschlägen und Kompressen erfolgen. Innerlich wirkt die Pflanze als wertvolles Mittel bei Entzündungen des Verdauungstrakts und kann daher zur Behandlung von Magen- und Zwölffingerdarmgeschwüren verwendet werden. Als galletreibendes Mittel unterstützt sie die Beseitigung von Gallenblasenbeschwerden und damit auch vieler unklarer Verdauungsbeschwerden, die unter dem Begriff »Verdauungsstörungen« zusammengefaßt werden. Ringelblume besitzt eine ausgeprägte Wirkung gegen Pilzbefall und kann sowohl innerlich als auch äußerlich gegen solche Infektionen eingesetzt werden. Als menstruationsförderndes Mittel ist es dafür bekannt, daß es bei verspäteter Menstruation und schmerzhaften Perioden hilft. Es normalisiert ganz allmählich den Menstruationsvorgang.
Zubereitung und Dosierung: Aus 1–2 TL der getrockneten Pflanze einen Aufguß herstellen und 3x täglich trinken. Von der Tinktur 1–2 ml 3x täglich einnehmen. Äußere Anwendung als Lotion oder Salbe bei Schnittwunden, Prellungen, Windeldermatitis, Schrunden der Brustwarzen und Verbrennungen.

Rosmarin
Rosmarinus officinalis

Verwendete Teile: Zweige.
Wirkungen: Blähungstreibend, krampflösend, antidepressiv, rötend, antiseptisch, menstruationsfördernd.
Indikationen: Rosmarin ist ein durchblutungsförderndes und kreislaufanregendes Mittel mit tonisierender und beruhigender Wirkung auf die Verdauung. Er wird bei psychischer Anspannung wie auch bei Verdauungsbeschwerden mit Blähungen, Kopfschmerzen oder Depressionen mit Nervenschwäche eingesetzt. Er regt das Wachstum der Haarwurzeln an und verbessert die Durchblutung der Kopfhaut, weshalb er ein geeignetes Mittel bei Haarausfall ist. Für diese Beschwerde ist das Öl am wirksamsten.
Zubereitung und Dosierung: Aus 1–2 TL der Nadeln einen Aufguß zubereiten und 3x täglich trinken. Von der Tinktur 1–2 ml 3x täglich einnehmen.

Roßkastanie
Aesculus hippocastanum

Verwendete Teile: Die Frucht, d. h. die Roßkastanie selbst.
Wirkungen: Adstringierend, entzündungshemmend.
Indikationen: Die besondere Wirkung der Roßkastanie richtet sich auf die Blutgefäße. Sie scheint vor allen Dingen die Venen zu kräftigen und zu tonisieren. Innerlich kann sie zur Unterstützung des Körpers bei Beschwerden wie Venenentzündung, Krampfadern und Hämorrhoiden eingesetzt werden. Äußerlich findet sie Verwendung als Lotion für dieselben Beschwerden sowie bei Beingeschwüren.
Zubereitung und Dosierung: Aus 1–2 TL der zerstoßenen Frucht einen Aufguß zubereiten und 3 x täglich trinken oder äußerlich anwenden. Von der Tinktur 1–2 ml 3x täglich einnehmen.

Rotklee
Trifolium pratense

Verwendete Teile: Blütenköpfchen.
Wirkungen: Umstimmend, auswurffördernd, krampflösend.
Indikationen: Rotklee ist eines der besten Mittel bei Hauterkrankungen der Kinder, eignet sich aber auch für Erwachsene. Durch seine auswurffördernde und krampflösende Wirkung spielt dieses Mittel auch bei der Behandlung von Husten und Bronchitis eine Rolle, vor allem aber von Keuchhusten. Als umstimmendes Mittel ist es bei einer Vielzahl von Beschwerden angezeigt, die ganzheitlich behandelt werden sollen.
Zubereitung und Dosierung: Aus 1–2 TL der getrockneten Blüten einen Aufguß zubereiten und 3x täglich trinken. Von der Tinktur 2 ml 3x täglich einnehmen.

Sägepalme
Serenoa serrulata

Verwendete Teile: Beeren.
Wirkungen: Harntreibend, antiseptisch in den Harnorganen, hormonwirksam.
Indikationen: Sägepalme tonisiert und stärkt die männlichen Geschlechtsorgane. Sie kann unbedenklich eingesetzt werden, wenn ein Anstieg der männlichen Geschlechtshormone erwünscht ist. Das Mittel wirkt insbesondere bei einer Vergrößerung der Prostata. Es ist bewährt bei Infektionen der Geschlechts- und Harnorgane.
Zubereitung und Dosierung: Aus ½–1 TL Beeren eine Abkochung zubereiten und 3x täglich trinken. Von der Tinktur 1–2 ml 3x täglich einnehmen.

Salbei, Roter
Salvia officinalis var. rubia

Verwendete Teile: Blätter.
Wirkungen: Blähungstreibend, krampflösend, antiseptisch, adstringierend, entzündungshemmend.
Indikationen: Salbei ist das klassische Mittel für Entzündungen im Mundbereich, im Hals und an den Mandeln. Seine flüchtigen Öle beruhigen die Schleimhäute. Er kann eingenommen und als Mundwasser bei entzündetem und blutendem Zahnfleisch, entzündeter Zunge oder bei Beschwerden im gesamten Mundbereich verwendet werden. Er ist ein hervorragendes Mittel bei Aphthen. Als Gurgelmittel unterstützt er die Behandlung von Kehlkopf-, Rachen- und Mandelentzündung. Salbei ist ein wertvolles blähungstreibendes Mittel bei Verdauungsstörungen. Innerlich eingenommen wirkt er gegen Nachtschweiß. Als Kompresse fördert er die Wundheilung.
Zubereitung und Dosierung: Aus 1–2 TL Blätter einen Aufguß herstellen und 3x täglich trinken. Zur Herstellung eines Mundwassers 2 TL der Blätter mit ½ l Wasser aufkochen und 15 Minuten stehen lassen. Mit dem heißen Tee mehrmals täglich 5 bis 10 Minuten tief gurgeln. Von der Tinktur 2–4 ml 3x täglich einnehmen.

Sarsaparilla
Smilax officinalis

Verwendete Teile: Wurzeln und Wurzelstock.
Wirkungen: Umstimmend, antirheumatisch, harntreibend, schweißtreibend.
Indikationen: Sarsaparilla ist ein häufig eingesetztes umstimmendes Mittel. Es harmonisiert die Körperfunktionen im allgemeinen und hilft bei Haut- und rheumatischen Beschwerden. Besonders gute Wirkung hat es bei schuppenden Hauterkrankun-

gen wie Schuppenflechte, vor allem, wenn diese mit starkem Juckreiz verbunden sind. Die Pflanze läßt sich sinnvoll im Behandlungsrahmen von chronischem Rheuma einsetzen und hat sich insbesondere bei rheumatoider Arthritis bewährt. Es wurde gezeigt, daß einige Inhaltsstoffe von Sarsaparilla die Wirkung von Testosteron im Körper unterstützen.
Zubereitung und Dosierung: Aus 1–2 TL der Wurzel eine Abkochung zubereiten und 3x täglich trinken. Von der Tinktur 1– 2 ml 3x täglich einnehmen.

Schafgarbe, Gemeine
Achillea millefolium

Verwendete Teile: Oberirdische Teile.
Wirkungen: Schweißtreibend, blutdrucksenkend, adstringierend, entzündungshemmend, harntreibend, antiseptisch, Bittermittel, leberstärkend.
Indikationen: Schafgarbe ist eines der besten schweißtreibenden Mittel und kommt gegen Fieber zum Einsatz. Durch Erweiterung der peripheren Gefäße senkt es den Blutdruck. Schafgarbe regt die Verdauung an und tonisiert die Blutgefäße. Als Antiseptikum für die Harnwege ist sie bei Infektionen wie Blasenentzündung indiziert. Äußerlich unterstützt sie die Wundheilung. Schafgarbe gilt als Spezifikum bei thrombotischen Beschwerden im Zusammenhang mit Bluthochdruck.
Zubereitung und Dosierung: Aus 1–2 TL der getrockneten Pflanze einen Aufguß zubereiten und 3x täglich trinken. Von der Tinktur 1–2 ml 3x täglich einnehmen.

Schildblumenkraut, Kahles
Chelone glabra

Verwendete Teile: Getrocknete oberirdische Teile.
Wirkungen: Galletreibend, leberstärkend, gegen Erbrechen, stimulierend, abführend.
Indikationen: Kahles Schildblumenkraut ist ein hervorragendes Mittel gegen Leberbeschwerden. Es wirkt tonisierend auf das ganze Verdauungs- und Resorptionssystem. Es stimuliert die Verdauungssäfte und entfaltet dadurch in ganz natürlicher Weise seine abführende Wirkung. Kahles Schildblumenkraut wird eingesetzt bei Gallensteinen, Gallenblasenentzündungen und Gelbsucht. Es regt den Appetit an, lindert Koliken, Verdauungsbeschwerden und »gallige« Stimmung und hilft bei Schwäche. Äußerlich wird es bei Brustentzündung, schmerzhaften Geschwüren und Hämorrhoiden eingesetzt. Es gilt als Spezifikum bei Gallensteinen, die zu einer Stauungsgelbsucht führen. Das Mittel eignet sich für Kinder und ältere Menschen, insbesondere bei Beschwerden des Magen-Darm-Trakts nach langer Krankheit.
Zubereitung und Dosierung: Aus 1– 2 TL der getrockneten Pflanze einen Aufguß zubereiten und 3x täglich trinken. Von der Tinktur 1–2 ml 3x täglich einnehmen.

Schneeball, Gemeiner
Viburnum opulus

Verwendete Teile: Getrocknete Rinde.
Wirkungen: Krampflindernd, entzündungshemmend, nervenstärkend, blutdrucksenkend, adstringierend, menstruationsfördernd.
Indikationen: Gemeiner Schneeball wirkt lösend bei Muskelkrämpfen. Die Haupteinsatzbereiche sind Krämpfe der Skelettmuskulatur sowie Beschwerden der Eierstöcke und Gebärmut-

ter. Schneeball entspannt den Uterus und beseitigt dadurch schmerzhafte Krämpfe bei der Menstruation. In ähnlicher Weise kann er bei drohender Fehlgeburt eingesetzt werden. Durch seine adstringierende Wirkung hilft er gegen übermäßigen Blutverlust während der Periode und insbesondere Blutungen während der Menopause.
Zubereitung und Dosierung: Aus 2 TL der getrockneten Rinde eine Abkochung herstellen und 3x täglich trinken. Von der Tinktur 2 –4 ml 3x täglich einnehmen.

Schneeballbaum, Amerikanischer
Viburnum prunifolium

Verwendete Teile: Getrocknete Rinde von Wurzeln, Stengel oder Stamm.
Wirkungen: Krampflösend, nervenstärkend, blutdrucksenkend, adstringierend.
Indikationen: Amerikanischer Schneeballbaum wird in ganz ähnlicher Weise eingesetzt wie Gemeiner Schneeball, mit dem er eng verwandt ist. Er ist ein wirksames entspannendes Mittel für die Gebärmutter und wird eingesetzt bei Menstruationsbeschwerden, falschen Wehen und drohender Fehlgeburt. Seine entspannenden und beruhigenden Eigenschaften erklären seine blutdrucksenkende Wirkung, die durch Weitung der peripheren Blutgefäße eintritt. Amerikanischer Schneeballbaum kann als krampflösendes Mittel auch zur Behandlung von Asthma eingesetzt werden.
Zubereitung und Dosierung: Aus 2–3 TL der getrockneten Rinde eine Abkochung herstellen und 3x täglich trinken. Von der Tinktur 5 ml 3x täglich einnehmen.

Seidenpflanze, Knollige
Asclepias tuberosa

Verwendete Teile: Wurzelstock.
Wirkungen: Schweißtreibend, auswurffördernd, krampflösend, blähungstreibend, entzündungshemmend.
Indikationen: Seidenpflanze ist ein wirksames Mittel bei Infektionen der Atemwege, wo sie Entzündungen lindert und die Schleimlösung unterstützt. Sie eignet sich zur Behandlung von Bronchitis und anderen Brustbeschwerden. Da die Pflanze darüber hinaus schweißtreibende und krampflösende Wirkung besitzt, ist sie bei der Behandlung von Rippenfell- und Lungenentzündungen ein sehr geschätztes Heilmittel. Die Seidenpflanze kommt auch bei Grippe zum Einsatz.
Zubereitung und Dosierung: Aus 1 TL der getrockneten Pflanze einen Aufguß zubereiten und 3x täglich trinken. Von der Tinktur 1–2 ml 3x täglich einnehmen.

Sellerie, Echter
Apium graveolens

Verwendete Teile: Samen.
Wirkungen: Antirheumatisch, entzündungshemmend, harntreibend, blähungstreibend, krampflösend, nervenstärkend.
Indikationen: Selleriesamen werden hauptsächlich zur Behandlung von Muskelrheumatismus und Arthritis eingesetzt. Ihre harntreibende Wirkung wird bei rheumatischen Beschwerden genutzt, doch werden sie hauptsächlich wegen des Ölgehalts an flüchtigem Apiol als Antiseptikum für die harnableitenden Wege eingesetzt.
Zubereitung und Dosierung: Aus 1–2 TL der frisch zerdrückten Samen einen Aufguß zubereiten und 3x täglich trinken. Von der Tinktur 1–2 ml 3x täglich einnehmen.

Senf

Brassica alba, Brassica nigra

Verwendete Teile: Samen.
Wirkungen: Rötend, reizend, anregend, harntreibend, brechreizfördernd.
Indikationen: Dieses bekannte Gewürz wird in der Medizin vor allem als anregendes äußeres Mittel verwendet. Die leicht hautreizende Wirkung regt die Durchblutung in dem betreffenden Bereich an und lindert Muskel- und Knochenschmerzen. Durch die stimulierende und schweißtreibende Wirkung kann Senf ähnlich wie Paprika und Ingwer eingesetzt werden. Bei Fieber, Erkältungen und Grippe kann Senf als Tee eingenommen oder feingemahlen dem Badewasser zugegeben werden. Durch die durchblutungsfördernde Wirkung hilft das Mittel auch bei Frostbeulen. Bei Bronchitis ist ein Aufguß oder eine Packung mit Senf hilfreich.
Zubereitung und Dosierung: Senf wird meist als Packung angewandt. Hierzu 100 g frisch gemahlenen Senfsamen mit heißem Wasser (etwa 45 °Celsius) zu einer dicken Paste verrühren. Die Paste auf ein Tuch streichen, das die Größe des zu bedeckenden Körperbereichs hat. Damit die Paste nicht auf der Haut klebt, feuchte Gaze auf die Haut legen. Die Packung auflegen und nach einer Minute abnehmen. Wenn die Haut durch diese Behandlung gerötet ist, anschließend Olivenöl auftragen. Für einen Aufguß 1 TL Senfmehl mit 2 dl kochendem Wasser übergießen und 5 Minuten ziehen lassen, nicht länger, damit der Tee nicht bitter wird. 3x täglich trinken. Für ein Fußbad einen Aufguß mit 1 EL zerquetschtem Samen auf 1 l kochendes Wasser herstellen.

Senna
Cassia angustifolia, Cassia senna

Verwendete Teile: Getrocknete Fruchtschoten und Blätter.
Wirkung: Abführend.
Indikationen: Senna ist ein starkes Abführmittel, das die Darmperistaltik anregt. Dabei ist jedoch stets zu beachten, daß Verstopfung Symptom einer Grunderkrankung ist, die geklärt und gezielt behandelt werden muß.
Zubereitung und Dosierung: Zur Zubereitung eines Aufgusses die getrockneten Schoten oder Blätter 6–12 Stunden in warmem Wasser ziehen lassen. Bei Alexandriner-Senna (Cassia senna) 3–6 Schoten auf 2 dl Wasser nehmen; von Tinnevelly-Senna (Cassia angustifolia) 4–12 Schoten auf 2 dl Wasser nehmen. Von der Tinktur 1– 2 ml vor dem Zubettgehen einnehmen.

Sonnenhut
Echinacea spp.

Verwendete Teile: Wurzel.
Wirkungen: Antiseptisch, Immunmodulator, antikatarrhalisch, umstimmend.
Indikationen: Sonnenhut ist eines der besten pflanzlichen Mittel zur Kräftigung der körpereigenen Abwehr. Es wirkt sowohl gegen bakterielle wie virale Infektionen. In Kombination mit anderen Heilpflanzen kann es bei allen Infektionen des Körpers eingesetzt werden. In Kombination mit Schafgarbe oder Bärentraube hat es sichere Wirkung gegen Blasenentzündungen. Besonders wirksam ist Sonnenhut bei Infektionen der oberen Atemwege wie Halsentzündung und Mandelentzündung sowie bei katarrhalischen Erkrankungen der Nase und der Nebenhöhlen. Er kann umfassend und unbedenklich eingesetzt werden. Die Tinktur oder Abkochung kann bei der Behandlung von Zahnfleischerkrankungen verwendet werden. Als äußerlich

anzuwendende Lotion hilft er bei infizierten Wunden und Schnitten.
Zubereitung und Dosierung: Aus 1–2 TL der Wurzeln eine Abkochung herstellen und 3x täglich trinken. Von der Tinktur 3x täglich 1–4 ml einnehmen. Zur vorbeugenden Kräftigung des Immunsystems nimmt man Sonnenhut am besten das ganze Jahr über mit jeweils mehrwöchigen Unterbrechungen ein.

Stiefmütterchen
Viola tricolor

Verwendete Teile: Oberirdische Teile.
Wirkungen: Auswurffördernd, harntreibend, entzündungshemmend.
Indikationen: Das Stiefmütterchen, das traditionell bei Bronchitis und Rheuma eingesetzt wird, ist besonders wirksam bei der Behandlung von Hauterkrankungen. Innerlich wie äußerlich angewandt wirkt es gut bei Ekzem, Schuppenflechte und Akne. Die Pflanze wird weiterhin bei der Behandlung von häufigem und schmerzhaftem Wasserlassen bei Blasenentzündung eingesetzt. Sowohl die Salicylate wie das Rutin der Pflanze haben entzündungshemmende Wirkung, was die traditionelle Verwendung der Pflanze bei der Behandlung von Arthritis mit erklärt. Die Saponine sind für die auswurffördernde Wirkung verantwortlich, und der Schleimstoffgehalt wirkt lindernd auf den Brustraum. Stiefmütterchen kommt bei einer Reihe von Erkrankungen der Atemwege zum Einsatz, unter anderem Bronchitis und Keuchhusten. Aufgrund der hohen Konzentration von Rutin in den Blüten kann diese Pflanze auch zur Vorbeugung gegen geplatzte Äderchen, zur Verhinderung von Flüssigkeitsansammlung im Gewebe und zur Bekämpfung der Arteriosklerose (und damit zur Senkung des Blutdrucks) verwendet werden. Außerdem wirkt Stiefmütterchen leicht abführend.

Zubereitung und Dosierung: Aus 1 TL der getrockneten Pflanze einen Aufguß zubereiten und 3x täglich trinken. Von der Tinktur 1–2 ml 3x täglich einnehmen.

Storchschnabel, Gefleckter
Geranium maculatum

Verwendete Teile: Wurzelstock.
Wirkungen: Adstringierend, blutungsstillend, entzündungshemmend, wundheilend.
Indikationen: Storchschnabel ist ein wirksames adstringierendes Mittel, das bei Durchfall, Ruhr und Hämorrhoiden eingesetzt wird. Wenn die Blutung im Zusammenhang mit Geschwüren des Zwölffingerdarms oder Magens steht, wird dieses Mittel mit anderen geeigneten Kräutern kombiniert. Wenn im Stuhl Blut vorhanden ist, hilft diese Pflanze zwar, doch ist in diesem Fall unbedingt eine genaue Diagnose erforderlich. Storchschnabel kann bei übermäßigem Blutverlust während der Menstruation oder Gebärmutterblutungen eingesetzt werden. Bei Weißfluß eignet er sich für Spülungen.
Zubereitung und Dosierung: Aus 1–2 TL des Wurzelstocks eine Abkochung herstellen und 3x täglich trinken. Von der Tinktur 2–4 ml 3x täglich einnehmen.

Süßholz
Glycyrrhiza glabra

Verwendete Teile: Getrocknete Wurzeln.
Wirkungen: Auswurffördernd, schleimhautschützend, entzündungshemmend, leberentgiftend, krampflösend, mild abführend.
Indikationen: Süßholz ist eine traditionelle Heilpflanze mit alter Geschichte und weltweiter Verwendung. Neuere Forschungen haben gezeigt, daß es insbesondere auf das Hormonsystem und

die Leber wirkt. Die in Süßholz enthaltenen Triterpene werden im Körper in Moleküle umgewandelt, deren Struktur derjenigen der Nebennierenhormone ähnelt. Hierauf könnte die entzündungshemmende Wirkung der Pflanze beruhen. Als leberentgiftendes Mittel kommt Süßholz bei der Behandlung der chronischen Hepatitis und Zirrhose zum Einsatz, wobei vor allem in Japan umfassende Erfahrungen vorliegen. Die Forschungen hinsichtlich der Leberwirksamkeit haben sich besonders auf das Triterpenglycyrrhizin konzentriert, das Schädigungen der Leberzellen durch Kohlenstofftetrachlorid, Benzolhexachlorid und Polychlorbiphenyl entgegenwirkt. Glycyrrhizin steigert die Bildung von Antikörpern, vermutlich durch die Bildung von Interleukin. Süßholz hat vielfältige Anwendungsmöglichkeiten bei Bronchialerkrankungen wie Katarrh, Bronchitis und allen Formen von Husten. In der allopathischen Medizin wird Süßholz zur Behandlung von Magengeschwüren verwendet, wie es auch die Kräuterheilkunde bei Magenschleimhautentzündungen und -geschwüren tut. Es eignet sich auch zur Bekämpfung von Bauchkrämpfen.

Zubereitung und Dosierung: Aus ½–1 TL der getrockneten Wurzel eine Abkochung zubereiten und 3x täglich trinken. Von der Tinktur 1–3 ml 3x täglich einnehmen.

Achtung: Bei längerfristiger Anwendung hoher Dosen kann der Elektrolythaushalt gestört werden. Süßholz hat eine ACTH-ähnliche Wirkung, d. h. es kommt zu einer Natriumretention und einem Anstieg des Blutdrucks. Die ganze Pflanze besitzt Inhaltsstoffe, die dem entgegenwirken, doch vermeidet man am besten die Anwendung von Süßholz, wenn der Patient an Bluthochdruck oder einer Nierenerkrankung leidet oder wenn eine Schwangerschaft besteht.

Süßholz-Tragant
Astragulus membramaceus

Verwendete Teile: Wurzeln.
Wirkung: Immunmodulator.
Indikationen: Der seit alter Zeit in der traditionellen chinesischen Medizin verwendete Tragant ist auch im Westen zu einer wichtigen Heilpflanze geworden, seit seine Wirkungen auf das Immunsystem bekannt wurden. Je mehr sich die Immunforschung auf Heilpflanzen konzentriert, desto mehr Wirkungen werden entdeckt. Es konnte gezeigt werden, daß die im Tragant enthaltenen Polysaccharide die Aktivität bestimmter weißer Blutkörperchen verstärken, die Tätigkeit von Hypophyse und Nebennierenrinde stimulieren und die Bildung roter Blutkörperchen im Knochenmark anregen. Tragant zählt auch zu denjenigen Heilpflanzen, die die Bildung von natürlichem Interferon im Körper anregen. Viele westliche Kräuterheilkundige haben hieraus den Schluß gezogen, daß Tragant ein ideales Mittel für alle Immunschwächekrankheiten darstellt und damit ebenso für häufig erkältete Menschen wie für Krebspatienten geeignet ist.
Zubereitung und Dosierung: Aus 1–2 TL der Wurzel eine Abkochung herstellen und 3x täglich trinken. Von der Tinktur 2 ml 3x täglich einnehmen.

Tea Tree
Melaleuca alternifolia

Verwendete Teile: Ätherisches Öl.
Wirkung: Antiseptisch
Indikationen: Das ätherische Öl von Tea Tree ist ein wichtiges Antiseptikum, das erst in neuerer Zeit im Westen verfügbar ist. Das Öl ist zweifellos wirksam, wird jedoch allzu marktschreierisch angepriesen. Man muß nicht alles glauben, was uns die Werbung verheißt. Die Versprechungen mögen ein Körnchen

Wahrheit enthalten, doch muß man dies selbst nachprüfen. Zu den Erkrankungen, die Tea Tree angeblich heilen kann, zählen Nebenhöhlenentzündung, Schnupfen, verstopfte Nebenhöhlen, Kehlkopfentzündung, Husten, Aphthen, Furunkel, Schnittverletzungen, Bisse, Sonnenbrand, Miliaria, Parasitenbefall, Kopfläuse, Herpes simplex, Herpes genitalis, Impetigo (Eiterflechte), Schuppenflechte, infiziertes seborrhoisches Ekzem, Kopfflechte, Tinea, Fußpilz, Pilzinfektionen der Nägel, Soor und Trichomoniasis.
Zubereitung und Dosierung: Das Öl wird äußerlich angewandt. Bei empfindlicher Haut kann es mit einem neutralen Öl wie Mandelöl verdünnt werden. Es gibt heute viele Produkte auf dem Markt, die Tea Tree enthalten, unter anderem Zahnpastas, Seifen, Haarshampoos und Deodorants.

Teufelskralle
Harpagophytum procumbens

Verwendete Teile: Wurzelstock.
Wirkungen: Entzündungshemmend, schmerzstillend, leberstärkend.
Indikationen: Diese wertvolle Pflanze hat sich bei der Behandlung einiger Fälle von Arthritis bewährt. Diese Wirkung beruht auf dem Glykosid Harpagosid, das gegen Gelenkentzündungen wirkt. Ackerhahnenfuß ist nicht immer wirksam, doch sollte man ihn in Arthritisfällen in Betracht ziehen, bei denen Entzündung und Schmerz bestehen. Die Pflanze hilft auch bei Leber- und Gallenblasenbeschwerden.
Zubereitung und Dosierung: Aus 1 TL des getrockneten Wurzelstocks eine Abkochung zubereiten und 3x täglich trinken. Von der Tinktur 1–2 ml 3x täglich einnehmen.

Thymian
Thymus vulgaris

Verwendete Teile: Blätter und Blütenköpfchen.
Wirkungen: Blähungstreibend, antiseptisch, krampflösend, auswurffördernd, wurmtreibend, adstringierend.
Indikationen: Mit seinem hohen Anteil ätherischer Öle ist Thymian ein gutes blähungstreibendes Mittel bei Verdauungsstörungen und Darmträgheit. Das Öl ist ein stark antiseptisches Mittel, das die vielfältigen Einsatzmöglichkeiten von Thymian erklärt. Er kann äußerlich als Lotion bei infizierten Wunden und innerlich zur Behandlung von Infektionen der Atemwege und des Verdauungstrakts eingesetzt werden. Er dient als Gurgelmittel bei Kehlkopf- und Mandelentzündung, hilft bei Heiserkeit und lindert Reizhusten. Thymian ist ein hervorragendes Hustenmittel, das den Schleim löst und die Krämpfe lindert. Er kommt bei Bronchitis, Keuchhusten und Asthma zur Anwendung. Als mild adstringierendes Mittel hat er sich bei Durchfall von Kindern und bei Bettnässen bewährt.
Zubereitung und Dosierung: Aus 1–2 TL der getrockneten Pflanze einen Aufguß zubereiten und 3x täglich trinken. Von der Tinktur 1–2 ml 3x täglich einnehmen.

Traubenkirsche
Prunus serotina

Verwendete Teile: Getrocknete Rinde.
Wirkungen: Hustenstillend, auswurffördernd, adstringierend, nervenstärkend, krampflösend.
Indikationen: Wegen ihrer stark beruhigenden Wirkung auf den Hustenreflex findet Traubenkirschenrinde hauptsächlich Anwendung bei der Behandlung von Reizhusten, Bronchitis und Keuchhusten. In Verbindung mit anderen Heilpflanzen wird sie gegen Asthma eingesetzt. Es darf jedoch nicht vergessen wer-

den, daß die bloße Unterdrückung des Hustens noch keine Heilung einer Infektion ist. Bei Darmträgheit kann sie auch als Bittermittel verwendet werden. Der Kaltauszug der Rinde kann als Spülung bei Augenentzündungen helfen.
Zubereitung und Dosierung: Aus 1 TL der getrockneten Rinde einen Aufguß zubereiten und 3x täglich trinken. Von der Tinktur 1–2 ml 3x täglich einnehmen.

Ulme
Ulmus fulva

Verwendete Teile: Innere Rinde.
Wirkungen: Schleimhautschützend, erweichend, nährend, adstringierend, entzündungshemmend.
Indikationen: Ulmenrinde ist ein linderndes, nährstoffreiches und schleimhautschützendes Mittel, das vorzügliche Wirkung auf empfindliche oder entzündete Schleimhäute des Verdauungssystems hat. Es wird eingesetzt bei Magenschleimhautentzündung, Magen- und Zwölffingerdarmgeschwür, Dünndarm- und Dickdarmentzündung usw. Während der Rekonvaleszenz wird Ulmenrinde oft als Nahrungsmittel genutzt, da sie mild ist und leicht vom Körper aufgenommen wird. Bei Durchfall wirkt sie beruhigend und adstringierend. Äußerlich ergibt sie einen vorzüglichen Umschlag bei Furunkeln, Abszessen und Geschwüren.
Zubereitung und Dosierung: Aus 1 Teil der pulverisierten Rinde und 8 Teilen Wasser eine Abkochung herstellen. Das Pulver zunächst mit ein wenig Wasser anmischen, um Klumpenbildung zu vermeiden. Aufkochen und 10–15 Minuten leise köcheln lassen. Davon 3x täglich 1 dl trinken. Für eine Packung die grob gepulverte Rinde mit soviel kochendem Wasser mischen, daß eine dicke Paste entsteht.

Veilchen, März-
Viola odorata

Verwendete Teile: Blätter und Blüten.
Wirkungen: Auswurffördernd, umstimmend, entzündungshemmend, harntreibend.
Indikationen: Das Veilchen wird seit jeher als Hustenmittel und vor allem zur Behandlung von Bronchitis eingesetzt. Weiterhin eignet es sich zur Behandlung von katarrhalischen Erkrankungen der oberen Atemwege. Aufgrund seiner Wirkstoffkombination wird es auch bei Hauterkrankungen wie Ausschlag und zur langfristigen Behandlung von Rheumatismus verwendet. Außerdem kommt es bei Infektionen der Harnwege in Frage. Das Veilchen steht im Ruf, ein »Krebsmittel« zu sein; auch wenn diese Bezeichnung sicher nicht gerechtfertigt ist, kann es zweifellos doch eine Rolle bei der ganzheitlichen Krebsbehandlung spielen.
Zubereitung und Dosierung: Aus 1 TL der getrockneten Pflanze einen Aufguß zubereiten und 3x täglich trinken. Von der Tinktur 1–2 ml 3x täglich einnehmen.

Vogel-Sternmiere
Stellaria media

Verwendete Teile: Getrocknete oberirdische Teile.
Wirkungen: Antirheumatisch, wundheilend, erweichend.
Indikationen: Vogel-Sternmiere wird meist als äußerlich anzuwendendes Mittel bei Schnittverletzungen, Wunden und insbesondere bei Juckreiz und Hautreizungen eingesetzt. Wenn die Ursache solcher Reizungen Ekzem oder Schuppenflechte sind, kann Vogel-Sternmiere mit großem Nutzen angewandt werden. Sie hat sich auch für die innere Anwendung bei Rheumatismus bewährt.
Zubereitung und Dosierung: Aus 2 TL der getrockneten Pflanze einen Aufguß herstellen und 3x täglich trinken. Gegen den

Juckreiz ergibt ein starker Aufguß der Frischpflanze einen wirksamen Zusatz zum Badewasser.

Wacholder, Heide-
Juniperus communis

Verwendete Teile: Getrocknete Früchte.
Wirkungen: Harntreibend, antiseptisch, blähungstreibend, antirheumatisch.
Indikationen: Wacholderbeeren sind ein Antiseptikum bei Beschwerden wie zum Beispiel Blasenentzündung. Das vorhandene ätherische Öl wirkt sehr stark auf die Nephronen, weshalb die Pflanze bei Nierenerkrankungen nicht angewendet werden sollte. Die bitteren Inhaltsstoffe unterstützen die Verdauung und lindern Blähungskrämpfe. Wacholder kommt weiterhin bei Rheuma und Arthritis zum Einsatz. Äußerlich angewandt lindert er Gelenk- und Muskelschmerzen.
Achtung: Durch ihre Wirkung auf die Nieren dürfen Wacholderbeeren bei Nierenerkrankungen nicht verwendet werden. Außerdem ist bei Schwangerschaft von ihrer Verwendung abzuraten.
Zubereitung und Dosierung: Aus 1 TL der getrockneten Beeren einen Aufguß zubereiten und 3x täglich trinken. Von der Tinktur 1 ml 3x täglich einnehmen.

Wanzenkraut
Cimicifuga racemosa

Verwendete Teile: Wurzel und Wurzelstock; getrocknet, nicht frisch.
Wirkungen: Menstruationsfördernd, krampflindernd, umstimmend, nervenstärkend, blutdrucksenkend.
Indikationen: Wanzenkraut ist eine überaus wertvolle Pflanze mit einer ausgeprägt entspannenden und normalisierenden Wirkung

auf die weiblichen Fortpflanzungsorgane. Es kann bei schmerzhafter oder verzögerter Menstruation sehr gut helfen. Wanzenkraut lindert Eierstockkrämpfe oder Krampfschmerzen in der Gebärmutter. Es zeigt Erfolge bei der Behandlung rheumatischer Schmerzen, rheumatoider Arthritis, primärchronischer Arthritis sowie bei Muskel- und Nervenschmerzen. Es wird außerdem zur Behandlung von Ischias und Neuralgien eingesetzt. Wanzenkraut hat sich in vielen Situationen bewährt, in denen ein entspannendes Nervin benötigt wird, sowie auch in Fällen von Ohrenklingen.
Zubereitung und Dosierung: Aus ½ –1 TL der getrockneten Wurzel eine Abkochung herstellen und 3x täglich trinken. Von der Tinktur 1–2 ml 3x täglich einnehmen.

Wasserdost
Eupatorium purpureum

Verwendete Teile: Wurzel und Wurzelstock.
Wirkungen: Harntreibend, steinbildungsverhindernd, antirheumatisch.
Indikationen: Wasserdost wird vor allem bei Nierensteinen und Nierengrieß verwendet. Bei Infektionen der Harnwege wie Blasen- und Harnröhrenentzündung hat er sich vielfach bewährt; außerdem ist er bei einer ganzheitlichen Behandlung von Rheuma und Gicht indiziert.
Zubereitung und Dosierung: Aus 1 TL der getrockneten Wurzel eine Abkochung herstellen und 3x täglich trinken. Von der Tinktur 1–2 ml 3x täglich einnehmen.

Wasserhanf
Eupatorium perfoliatum

Verwendete Teile: Getrocknete oberirdische Teile.
Wirkungen: Schweißtreibend, Bittermittel, abführend, tonisierend, krampflösend, blähungstreibend, adstringierend.
Indikationen: Wasserhanf ist eines der besten Mittel zur Linderung der Begleitsymptome von grippalen Infekten. Er lindert rasch Schmerzen und hilft bei der Senkung des Fiebers. Wasserhanf kann auch zur Erleichterung des Abhustens von Schleim aus den oberen Atemwegen eingesetzt werden. Die leicht abführende Wirkung hilft bei Verstopfung. Man kann das Mittel bei allen Formen von Fieber sowie als allgemein blutreinigendes Mittel verwenden. Bei Muskelrheumatismus ist es symptomatisch wirksam.
Zubereitung und Dosierung: Aus 1–2 TL der getrockneten Pflanze einen Aufguß zubereiten und 3x täglich trinken. Bei Fieber oder Grippe halbstündlich eine Tasse trinken. Von der Tinktur 1–2 ml 3x täglich einnehmen.

Weide
Salix spp.

Verwendete Teile: Rinde.
Wirkungen: Schmerzlindernd, entzündungshemmend, tonisierend.
Indikationen: Weide ist ein altes Mittel, das in unterschiedlichen Formen zur Behandlung von Rheuma, Gicht, Fieber und Schmerzen jeglichen Ursprungs verwendet wurde. Sie gilt als »natürliches Aspirin«.
Zubereitung und Dosierung: Aus 1–2 TL Rinde eine Abkochung herstellen und 3x täglich trinken. Von der Tinktur 1–2 ml 3x täglich einnehmen.

Weißdorn
Crataegus monogyna, C.oxyacantha

Verwendete Teile: Beeren und Blüten.
Wirkungen: Herzstärkend, harntreibend, adstringierend, blutdrucksenkend.
Indikationen: Weißdorn kann als spezifisches Mittel bei den meisten Erkrankungen von Herz und Kreislauf gelten; er ist ein Tonikum *par excellence*. Gute Wirkungen werden jedoch nur mit Zubereitungen der ganzen Pflanze erzielt. Sooft die isolierten Bestandteile im Labor untersucht wurden, waren die Einzelwirkungen unbedeutend, während die ganze Pflanze beeindruckende und wertvolle Eigenschaften besitzt. Nach einer vierjährigen Studie, die das deutsche Bundesgesundheitsministerium in Auftrag gegeben hatte, fand Weißdorn in ganz Europa volle Anerkennung als Herzmittel. Vor allen Dingen wurden keinerlei Kontraindikationen oder Nebenwirkungen festgestellt. Weißdorn verbessert die Durchblutung der Koronargefäße, erweitert die Koronararterien und verringert dadurch das Risiko von Herzanfällen. Die Pflanze hat direkte Wirkung auf die Zellen des Herzmuskels, indem es diesen mit Nährstoffen versorgt und seine Aktivität anregt. Die Wirkungsweise von Weißdorn unterscheidet sich deutlich von derjenigen der glykosidhaltigen Mittel. Letztere wirken auf die zusammenziehenden Fasern, während Weißdorn auf die Verfügbarkeit und Nutzung von Energie wirkt. Dadurch entsteht eine milde, aber nachhaltige Wirkung auf degenerative altersbedingte Veränderungen des Herzmuskels.
Schnelle Wirkungen sind nicht zu erwarten, doch sind einmal eingetretene Wirkungen dauerhaft. Weißdorn kann bei einer Reihe degenerativer Erkrankungen des Herzmuskels verwendet werden, die nicht pathologisch sind, sondern mit einem altersbedingten Funktionsverlust zusammenhängen. Es besteht keine Gefahr der Toxizität oder Gewöhnung; daher kann Weißdorn über sehr lange Zeiträume gegeben werden. Die Verwendung von Weißdorn beschleunigt die Heilung nach Herzanfällen. Ho-

her Blutdruck spricht ebenfalls gut auf diese Pflanze an, wenn sie mit anderen blutdrucksenkenden Mitteln kombiniert wird. Weißdorn hält das Herz in guter Verfassung und beugt der Entwicklung von Koronarerkrankungen vor.
Zubereitung und Dosierung: Aus 2 TL der getrockneten Pflanze einen Aufguß zubereiten und 3x täglich trinken. Von der Tinktur 1–2 ml 3x täglich einnehmen.

Wolfstrapp, Virginischer
Lycopus virginicus

Verwendete Teile: Oberirdische Teile.
Wirkungen: Harntreibend, peripher gefäßverengend, adstringierend, nervenstärkend, hustenstillend.
Indikationen: Wolfstrapp ist ein Spezifikum für überaktive Schilddrüsen, insbesondere bei Symptomen wie Atemnot, Herzklopfen und Zittern. Er kann unbedenklich bei Herzklopfen eingesetzt werden, das nervösen Ursprungs ist. Wolfstrapp unterstützt ein schwaches Herz, wenn Wasseransammlungen im Körper bestehen. Als beruhigendes Hustenmittel lindert es Reizhusten, insbesondere solchen nervösen Ursprungs.
Zubereitung und Dosierung: Aus 1–2 TL der getrockneten Pflanze einen Aufguß zubereiten und 3x täglich trinken. Von der Tinktur 1–2 ml 3x täglich einnehmen.

Yamswurzel
Dioscorea villosa

Verwendete Teile: Getrocknete Wurzelteile.
Wirkungen: Krampflösend, entzündungshemmend, antirheumatisch, leberstärkend, galletreibend, schweißtreibend.
Indikationen: Diese wertvolle Pflanze war einst das einzige Ausgangsmaterial für die Chemikalien, aus denen empfängnisverhü-

tende Hormone hergestellt wurden. In der Phytotherapie ist Yamswurzel ein Mittel, das zur Linderung von Eingeweidekoliken, zur Beruhigung der Divertikulitis sowie zur Linderung von schmerzhafter Regelblutung, Schmerzen der Eierstöcke und Gebärmutter eingesetzt wird. Besonders wertvoll ist sie bei der Behandlung rheumatoider Arthritis, insbesondere bei akuten Schüben.
Zubereitung und Dosierung: Aus 1–2 TL der getrockneten Wurzel eine Abkochung herstellen und 3x täglich trinken. Von der Tinktur 1–2 ml 3x täglich einnehmen.

Ysop
Ysopus officinalis

Verwendete Teile: Getrocknete oberirdische Teile.
Wirkungen: Krampflösend, auswurffördernd, schweißtreibend, beruhigend, entzündungshemmend, blähungstreibend, leberstärkend, menstruationsfördernd.
Indikationen: Ysop besitzt ein interessantes Spektrum von Anwendungsbereichen, die hauptsächlich auf der krampflösenden Wirkung seines ätherischen Öls beruhen. Er kommt bei Husten, Bronchitis und chronischen Katarrhen zum Einsatz. Wegen seiner schweißtreibenden Eigenschaften findet er auch bei Schnupfen Anwendung. Als Nervin kann er bei ängstlicher Unruhe, Hysterie und Petit mal (einer Form von Epilepsie) eingesetzt werden.
Zubereitung und Dosierung: Aus 1–2 TL der getrockneten Pflanze einen Aufguß zubereiten und 3x täglich trinken. Von der Tinktur 1–2 ml 3x täglich einnehmen.

Zaubernuß, Virginische
Hamamelis virginiana

Verwendete Teile: Rinde und Blätter.
Wirkungen: Adstringierend, entzündungshemmend.
Indikationen: Hamameliswasser gehört zum festen Bestandteil vieler Hausapotheken. Dieses sehr einfach anzuwendende adstringierende Mittel kann bei allen inneren und äußeren Blutungen eingesetzt werden. Besonders hilfreich ist es zur Linderung von Hämorrhoiden. Es ist bewährt bei der Behandlung von Prellungen, entzündeten Schwellungen und Krampfadern. Virginische Zaubernuß wirkt gegen Durchfall und lindert Ruhr.
Zubereitung und Dosierung: Aus 1 TL der getrockneten Teile einen Aufguß zubereiten und 3x täglich trinken. Von der Tinktur 1–2 ml 3x täglich einnehmen.

Zitterpappel
Populus tremuloides

Verwendete Teile: Rinde.
Wirkungen: Entzündungshemmend, adstringierend, antiseptisch, schmerzstillend, galletreibend, Bittermittel.
Indikationen: Die Zitterpappel ist ein hervorragendes Mittel gegen Arthritis und Rheumatismus, wenn starke Schmerzen und Schwellungen bestehen. In dieser Hinsicht wird sie ganz ähnlich eingesetzt wie Weide; ihre beste Wirksamkeit entfaltet sie im Rahmen eines umfassenderen therapeutischen Vorgehens. Besonders hilfreich ist sie bei akuten Schüben rheumatoider Arthritis. Als galletreibendes Mittel kann sie zur Anregung der Verdauung, insbesondere der Magen- und Lebertätigkeit eingesetzt werden, vor allem bei Appetitmangel. Sie kommt in Frage bei fiebrigen Erkältungen und Infektionen wie Blasenentzündung.

Als adstringierendes Mittel findet sie auch bei der Behandlung von Durchfall Anwendung.
Zubereitung und Dosierung: Aus 1–2 TL der getrockneten Rinde eine Abkochung herstellen und 3x täglich trinken. Von der Tinktur 1–2 ml 3x täglich einnehmen.

Verzeichnis wichtiger Anschriften

Wischmann
Flora Farm
29664 Walsrode
(Ginsenganbau)

Spreewald Pharma
15910 Gröditsch
(diverse Pflanzenextrakte)

Literaturhinweise

Pflanzen

Bremness, Leslie: Das große Buch der Kräuter. AT, Stuttgart 1988.

Funfgeld, E. W.: Rökan, Ginkgo biloba. Springer, Berlin 1988.

Green, James: The Herbal Medicine Maker's Handbook. Erhältlich beim Verfasser, Box 39, Forestville, CA 95436, USA 1989.

–: The Male Herbal. Crossings Press, Freedom, CA, USA 1991.

Grieve, M.: A Modern Herbal. Dover Publications, New York, USA 1971.

Griggs, Barbara: Green Pharmacy. Healing Arts Press, Rochester, Vt., USA 1991.

Hoffmann, David: Mit Kräutern gegen Streß. Weltbild, Augsburg 1992.

–: The New Holistic Herbal. Element Books, Shaftesbury, GB 1991.

Mabey, Richard: Das neue BLV-Buch der Kräuter. BLV, München.

Mowrey, Daniel: Next Generation Herbal Medicine. Keats Publishing, New Canaan, Ct., USA 1990.

Pizzorno, Joseph/Murray, Michael T.: Textbook of Natural Medicine. John Bastyr College Publications, Seattle, USA 1989.

Rose, Jeanne: Herbal Body Book. Grosset and Dunlap, New York, USA 1982.

Theiss, Peter/Theiss, Barbara: Gesünder leben mit Heilkräutern. Heyne, München 1989.

Allgemein

Dychtwald, Ken: The Age Wave. Jeremy Tarcher, Los Angeles, USA 1989.
Fries, James F.: Aging Well. Addison Wesley, Reading, Pa., USA 1989.
–: Arthritis. Addison Well, Reading, Pa., USA 1979.
Kübler-Ross, Elisabeth: On Death and Dying. Macmillan, New York, USA 1969.
MacLean, Helene: Caring for Your Parents: A Sourcebook of Options and Solutions for Both Generations. Doubleday, Garden City, N.Y. USA 1987.
Murray, Michael/Pizzorno, Joseph: Encyclopedia of Natural Medicine. Prima, Rocklin, Ca., USA 1990.
Portnow, Jay/Houtmann, Martha: Home Care for the Elderly: A Complete Guide. McGraw-Hill, New York, USA 1987.
Ojeda, Linda: Wechseljahre – der andere Weg. Kunstmann, München.
Simonton, Carl/Simonton, Stephanie: Wieder gesund werden. Rowohlt, Hamburg 1992.
Weil, Andrew: Natürliche Gesundheit – Natürliche Medizin. Econ, Düsseldorf 1993.
Wilson, Josleen: Woman: Your Body, Your Health. Harcourt, Brace, Jovanovich, New York, USA 1990.
Vickery, Donald: Taking Care of Today and Tomorrow. Center for Corporate Health, Reston, Va., USA 1991.

Register